LE

GUIDE MÉDICAL.

...

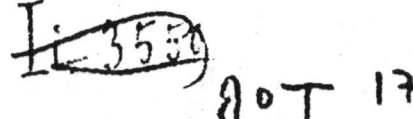

BESANÇON, IMPRIMERIE DE L. GAUTHIER.

LE
GUIDE MÉDICAL

DES

CURÉS, DES DAMES DE CHARITÉ,

DES GARDES-MALADES, DES CHEFS D'ÉTABLISSEMENTS,
DES MAITRES ET MAITRESSES DE PENSION,

ET DE TOUTES LES PERSONNES QUI,
SANS AVOIR FAIT UNE ÉTUDE SPÉCIALE DE L'ART DE GUÉRIR,
VEULENT NÉANMOINS SE RENDRE UTILES A L'HUMANITÉ SOUFFRANTE.

> Homines, nulla re propius ad Deum accedunt,
> quam sanitate hominibus danda.
> C'est en rendant la santé à son semblable, que l'homme
> se rapproche le plus de la divinité. — (Cicéron.)

Par le Docteur GUYÉTANT,

ANCIEN MÉDECIN DES EP DÉMIES, CHEVALIER DE LA LÉGION D'HONNEUR, MEMBRE DE L'ACADÉMIE ROYALE
DE MÉDECINE, DES ACADÉMIES DES SCIENCES DE BESANÇON, DIJON, ROUEN, ET DE PLUSIEURS AUTRES
SOCIÉTÉS SAVANTES NATIONALES ET ÉTRANGÈRES,

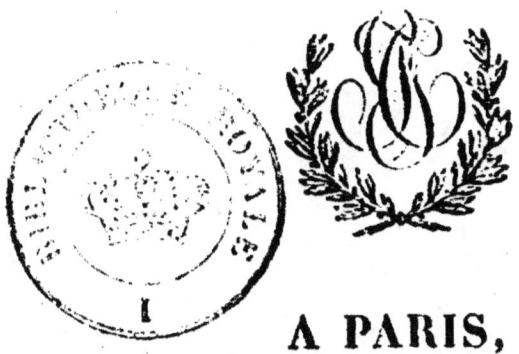

A PARIS,

CHEZ GAUTHIER FRÈRE ET Cie, LIBRAIRES,
Rue Hautefeuille, 22.
MÊME MAISON DE COMMERCE A BESANÇON.

—

1838.

AVANT-PROPOS.

———

Dans le siècle dernier, plusieurs médecins animés du désir de faire participer aux bienfaits de l'art de guérir, toutes les classes de la société et surtout celles qui, ayant le plus besoin de secours, en sont le moins pourvues, ont composé des ouvrages avidement accueillis par le public et destinés à l'initier non-seulement aux principes généraux de la médecine, mais encore à la connaissance des maladies, et à celle du traitement qui leur convient.

Parmi les auteurs qui se sont livrés avec le plus de zèle à cette entreprise inspirée par l'amour de l'humanité, Tissot est celui qui a acquis le plus de célébrité, et quelques personnes se rappellent encore la vogue prodigieuse qu'avait l'*Avis au peuple*, il y a cinquante ans.

Depuis ce temps jusqu'à nos jours, il a paru

une foule d'ouvrages de médecine populaire, les uns dus à des hommes aussi estimables que savants, les autres à des charlatans qui ont surpris, quelquefois, et exploité, dans un intérêt tout à fait sordide, la faveur momentanée du public.

Mais pendant le demi-siècle qui vient de s'écouler, les sciences physiques et médicales ont fait de grands progrès; les gens du monde se sont éclairés, et les bons esprits devenus plus nombreux dans toutes les classes de la société, ont sainement jugé qu'une science aussi vaste et aussi profonde que la médecine, d'une application aussi difficile et qui exige très souvent un tact exercé par une longue pratique, ne pouvait guère transmettre aux personnes qui n'en ont pas fait l'objet spécial de leurs études, que des principes généraux et un certain nombre de préceptes plus applicables à la conservation de la santé qu'à la guérison des maladies. Aussi voit-on, de nos jours, bien peu de malades disposés à se traiter eux-mêmes avec le secours seul des livres, quoique les médecins n'écrivent plus à présent qu'en langue vulgaire.

Cette défiance de soi-même dans l'application des préceptes écrits, atteste chez les personnes étrangères à l'art de guérir, les progrès de la raison publique, et la médecine populaire, pour rendre de véritables services aux masses, doit suivre une marche différente de celle que lui avaient imprimée les Tissot et les Buchan.

Il est, aujourd'hui, reconnu généralement de

tous les gens sensés, qu'il n'y a qu'un médecin
instruit et expérimenté, qui puisse diriger, avec
des chances de succès, le traitement d'une maladie grave.

Mais si l'on ne peut, sans imprudence, confier
au demi-savoir, dans beaucoup de cas, l'administration des remèdes, il est d'autres parties des
sciences médicales qui peuvent, qui doivent même
être mises à la portée des différentes classes de
la société, et dont toute personne de bon sens
est capable de faire son profit.

Au nombre des connaissances qui ne peuvent
être trop répandues, sont les préceptes qu'une
longue expérience a consacrés sur les moyens
de maintenir la santé dans les diverses conditions
où chacun peut être placé.

Des préceptes non moins importants à communiquer au public, sont ceux qui ont pour
objet de prévenir certaines maladies, qu'il est
facile de prévoir, quand on sait à quelles affections
disposent les âges, le sexe, le tempérament, les
saisons, les professions, etc.

On sent combien cette médecine préservative
aurait d'avantages pour le pauvre cultivateur,
pour le simple artisan, dont la maladie interrompt
nécessairement le travail, et augmente toujours
les dépenses.

Quelle ne serait pas l'utilité des bons conseils
auprès des malades de la campagne disposés
à prendre un médecin, mais qui l'appellent
souvent trop tard, ignorant la gravité de leur

état, ou qui se hâtent de le remercier dès que les moments du danger leur semblent passés, ce qui les expose à des rechutes et à des convalescences ruineuses !

L'application des connaissances qu'il est facile d'acquérir avec une intelligence ordinaire, l'enseignement des divers préceptes qui appartiennent soit à la médecine conservatrice, soit à la médecine préservative, seraient donc un service immense à rendre aux classes laborieuses de la société. On peut l'espérer aujourd'hui des personnes éclairées et charitables qui habitent les campagnes. On doit l'attendre surtout de messieurs les Curés qui sont la providence des hameaux, et qui pourraient être d'une utilité bien précieuse dans ces malheurs imprévus, dans ces accidents subits où ils sont appelés ordinairement les premiers, et où l'urgence du danger ne permet pas de rester inactif en attendant le médecin.

L'auteur du *Guide médical* que nous publions, a été mille fois témoin du zèle empressé de ces respectables ecclésiastiques qui regrettaient vivement de n'avoir pas des connaissances assez précises en médecine, pour oser, dans un cas pressant, donner des conseils, avec la certitude de ne pas nuire. C'est pour les avoir entendus bien souvent déplorer leur insuffisance en ces tristes conjonctures, et désirer un livre consciencieux qui les mît dans le cas d'assister utilement les malades, et de leur procurer, à temps, les secours de la religion, qu'il a entrepris cet ouvrage.

La première partie est consacrée tout entière à faire connaître les puissantes ressources qu'offre la médecine *conservatrice* pour maintenir la santé, en réglant, d'après l'expérience, l'emploi des choses au milieu desquelles nous vivons, et avec lesquelles nous entretenons des rapports nécessaires.

La seconde partie expose les préceptes de la médecine *préservative*, et fournit l'indication des moyens propres à prévenir une foule de maladies attachées aux diverses conditions de notre existence qui subit inévitablement l'influence de l'âge, du sexe, du tempérament, des saisons, des professions, etc.

C'est à cette partie de l'ouvrage qu'appartient la connaissance des procédés à la faveur desquels il est possible de se soustraire aux diverses contagions qui menacent la vie de l'homme.

La troisième partie renferme, sous le titre de médecine *curative*, des notions exactes sur tous les accidents, sur toutes les maladies qui compromettent l'existence dès leur apparition, et qui réclament les secours les plus prompts, comme les diverses espèces d'asphyxie ou de mort apparente, les évanouissements, les convulsions, la suffocation, les hémorragies, l'apoplexie, les empoisonnements, le croup, la morsure des animaux enragés, etc., etc.

Après avoir passé successivement en revue les

cas les plus fréquents parmi les plus dangereux, et indiqué ce que peuvent faire, en de telles circonstances, les personnes étrangères à l'art de guérir, en attendant le médecin, M. le docteur Guyétant fait connaître les signes qui font présager les approches de la mort et celles du délire, connaissance bien précieuse dans une foule de cas où il est d'une importance extrême de mettre à profit les instants, souvent très courts, pendant lesquels le malade conserve encore toute sa raison, soit pour lui offrir les dernières consolations de la religion, soit pour régler les intérêts temporels de sa famille.

Après avoir exposé, le plus clairement possible, les signes pronostics de notre fin dernière, il a consacré un chapitre aux soins dus aux mourants, soins qui, malheureusement, sont beaucoup trop négligés, et sur lesquels on ne trouve rien de satisfaisant dans les ouvrages de médecine. Un autre chapitre comprend les soins qu'on doit aux morts, ainsi que tout ce qui est relatif aux inhumations qui ne sont l'objet d'une surveillance sévère que dans quelques villes bien policées, mais qui, dans les campagnes, sont encore soumises à l'empire de l'habitude et des préjugés... Les abus révoltants auxquels ils donnent lieu, le conduisent à considérer l'influence des erreurs populaires dont il signale la plus funeste, sous le rapport du traitement des maladies, et il termine par l'indication des remèdes peu nombreux, mais efficaces, dont il convient d'être pourvu à

la campagne, et des préparations médicamen-
teuses qu'on emploie le plus fréquemment, et
avec lesquelles il convient de se familiariser pour
être utile aux malades.

Tel est le plan de cet ouvrage entrepris à la
demande d'un grand nombre d'ecclésiastiques,
et honoré des suffrages d'un de nos plus illustres
Prélats. L'auteur, déjà connu par plusieurs ouvrages justement appréciés, a déposé dans ce
nouvel œuvre le fruit de trente-cinq ans d'une
pratique sage et éclairée. Il s'est efforcé d'en
exclure toute notion vague et tout précepte
susceptible d'une fausse interprétation, car son
but est d'être utile à l'humanité et non de fournir
des armes contre elle à l'ignorance comme à la
présomption.

LE
GUIDE MÉDICAL.

PREMIÈRE PARTIE.

MÉDECINE CONSERVATRICE.

S'il est une branche des sciences médicales qui doive être mise à la portée de tout le monde, c'est incontestablement celle qui a pour objet la conservation de la santé et qui fournit des règles de conduite pour tous les âges, pour tous les tempéraments, pour toutes les conditions, en un mot, où chacun peut être placé.

Cette partie de la médecine que l'on nomme *hygiène*, est entièrement fondée sur l'observation et l'expérience. Elle n'admet rien d'hypothétique, considère chaque individu dans l'état sain, et cherche à apprécier, avec le plus d'exactitude possible, l'influence qu'exercent sur lui les divers agents au milieu desquels il doit vivre, ou ceux que la nature a destinés à satisfaire ses besoins. Apprendre à éviter les choses nuisibles et à faire un bon usage de celles qui sont utiles, tel est le but définitif de cette science que Jean-Jacques Rousseau rattachait à la morale, et dont il mettait la pratique au nombre des vertus.

L'hygiène, en effet, enseigne la tempérance, la répression des penchants vicieux, la modération en toutes choses, et l'emploi convenable de tous les moyens, de toutes les facultés que la nature a mises à notre disposition, et dont nous pouvons tirer quelque avantage pour notre conservation.

Le champ que l'hygiène embrasse, s'est agrandi successivement de toutes les conquêtes que l'homme a faites dans le monde physique ; il est immense aujourd'hui ; mais je suis loin de vouloir le parcourir en entier : il suffit à mon objet d'y chercher des règles applicables aux conditions les plus ordinaires de la vie.

La santé consiste dans l'exercice régulier, facile et agréable de toutes nos fonctions. Elle est le premier bienfait d'une heureuse organisation et la compagne ordinaire de la jeunesse et de l'âge de consistance, mais elle peut être aussi l'apanage de la vieillesse, et n'est pas toujours incompatible avec une constitution faible ou une conformation défectueuse. C'est surtout, dans ces circonstances, qu'elle a le plus de prix aux yeux des hommes, et qu'on les trouve mieux disposés soit à la conquérir par quelques sacrifices, soit à la conserver par des soins attentifs et journaliers.

Elle est aussi le garant et le présage de la longévité qui fait l'objet des vœux de la plupart des personnes avancées dans la vie, et ces personnes peuvent raisonnablement espérer qu'en se maintenant dans un bon état de santé, elles jouiront longtemps encore d'une existence agréable et même utile ; car, ainsi que l'a dit le poète Martial, ce n'est pas le tout que de vivre, l'essentiel est de se bien porter : *Non est vivere, sed valere vita.*

Enfin la santé, ce bien si précieux pour tous les hommes, l'est encore davantage pour ceux qui n'en ont pas d'autres, et qui, réduits à la nécessité de travailler sans relâche pour subvenir à leurs besoins, ne peuvent interrompre leurs occupations sans aggraver l'état de dénûment dans lequel ils vivent. Cette classe, la plus nombreuse et la plus intéressante de la société, dépourvue dans ses maladies des ressources qu'offre la fortune aux personnes aisées, ne doit donc négliger, pour prévenir les infirmités, aucun des moyens que comporte sa situation. L'observation des lois de l'hygiène s'accorde presque toujours avec l'économie bien entendue. La tempérance, par exemple, qui exerce une influence si puissante sur la conservation de la santé, multiplie les jours de travail et prolonge la période active de la vie jusqu'à l'âge le plus avancé. On sait combien le vice contraire entraîne après lui de désordres ruineux, de perte de temps, de maladies, et combien il accélère les progrès d'une vieillesse que rendent insupportable les infirmités et la misère.

Il faut convenir qu'à l'époque où nous vivons, les préceptes les plus importants de l'hygiène déjà familiers aux personnes éclairées des classes supérieures de la société, commencent à pénétrer dans les classes laborieuses, grâce au zèle des médecins et des écrivains philantropes. L'art usuel de la vie fait chaque jour d'incontestables progrès; la durée moyenne de l'existence humaine a augmenté très sensiblement en France, sans qu'on puisse attribuer uniquement à l'introduction de la vaccine ce fait bien remarquable, et l'on ne peut douter aujourd'hui que, par une application générale et bien entendue des préceptes de l'hygiène, le terme de la vie ne puisse être reculé d'un certain nombre d'années au delà de sa durée ordinaire.

Pour présenter dans un ordre facile à saisir l'ensemble des choses nécessaires au maintien de la santé, je me

1.

rapprocherai de la classification proposée par le savant Hallé, qui comprend, sous six titres principaux, tous les agents capables de modifier l'économie animale ; mais je commencerai par exposer quelques considérations sur les âges, les sexes et les tempéraments.

CHAPITRE PREMIER.

Considérations sur les âges de l'homme.

Une loi immuable, base fondamentale de l'ordre admirable de l'univers, a soumis tous les êtres organisés à des périodes successives de développement et de dépérissement, et a fixé des limites à la durée de leur existence. Tout être qui a reçu la vie, doit, selon les vues de la nature, se développer, se reproduire et mourir; et depuis le moment où l'homme a respiré, jusqu'à la fin de sa carrière, son existence se compose d'une succession de phénomènes qui constituent les âges ou les époques de sa vie.

Echappant à la rigoureuse précision du calcul, et variables comme tout ce qui tient à la vie, ces époques subissent l'influence d'une foule de circonstances dépendantes du sexe, du tempérament, du climat, du régime, etc.; c'est ce qui prouve avec évidence, contradictoirement à l'opinion généralement accréditée, que ce n'est point le temps qui mesure l'existence, mais bien les changements successifs que subit notre organisme pendant la série de phénomènes qui compose la vie : changements qui remplissent tel ou tel espace dans cette succession, et qui correspondent à différents points de sa durée.

Les diverses parties de notre corps se développant et se détériorant par degrés insensibles, lorsque rien ne vient changer l'ordre naturel, la transition des âges n'a rien de brusque et de tranché; ceux-ci se confondent, et nous passons, sans nous en apercevoir, de l'un à l'autre.

Les âges ont été comparés souvent aux saisons de l'année, et cette comparaison appliquée surtout aux premières périodes de la vie, a donné lieu à de gracieux rapprochements; mais il est plus exact d'établir la division des âges d'après la double considération des jours écoulés depuis la naissance, et des modifications survenues dans notre économie depuis cette époque.

Le premier âge, ou l'enfance proprement dite, comprend les sept ou huit premières années de la vie, et se divise en trois époques. La première commence à la naissance, et finit à l'éruption des premières dents, qui ne se fait pas ordinairement avant le septième mois. Durant ce temps, les organes du nouveau-né se mettent insensiblement en rapport avec les choses extérieures, à l'impression desquelles ils doivent s'habituer. Le phénomène de la circulation du sang devient plus complet; des organes qui jusqu'alors n'existaient qu'en ébauche, les poumons, se développent et deviennent une des sources de la chaleur dont le nouvel être a besoin pour vivre; enfin il s'approprie, au moyen de la digestion, toutes les parties du lait de sa nourrice. L'enfant alors n'existe que pour se réparer et s'accroître.

Cette première époque de la vie de l'homme est en général exempte de maladies, lorsque l'enfant est bien conformé, et qu'il trouve un aliment convenable dans le lait dont il se nourrit.

La seconde époque de l'enfance comprend toute la première dentition qui commence communément au septième mois, et se prolonge jusqu'au vingt et unième et même au vingt-septième. Cette période est marquée souvent par de nombreux orages suscités par l'irritation

que détermine l'éruption des dents, et qui réagit fréquemment sur le bas-ventre et la tête en amenant des
désordres qui deviennent une des causes les plus fréquentes de la mort chez les enfants en bas âge. C'est,
toutefois, au milieu des périls de la dentition, que le
nouvel être essaie ses premiers pas et agrandit le champ
de son existence.

L'intervalle qui sépare la fin de la première dentition
du commencement de la seconde, établit la troisième
époque de l'enfance qui s'étend depuis la seconde année
jusqu'à la septième. Pendant ce laps de temps, le calme
a reparu, le développement de l'enfant s'effectue rapidement; il en est de même du perfectionnement de
toutes ses facultés intellectuelles. Cette époque mérite
cependant une attention sérieuse, car elle est marquée
par un travail qui s'opère dans les os et dans le système
des glandes, lequel produit quelquefois certains écarts
de nutrition, d'où résultent l'engorgement des glandes du
mésentère, ou le carreau, le ramollissement et la déviation
des os. Cette époque semble être aussi celle d'une dépuration générale dont tous les *mammifères* offrent l'exemple
et qui est signalée chez l'homme par les gourmes, la
teigne spontanée, les écoulements des oreilles, certaines
affections dartreuses, et par la génération des vers dans
le conduit intestinal. C'est aussi vers cet âge que se manifestent le plus souvent les *maladies éruptives*, le croup,
la coqueluche et autres affections catarrhales de diverse
nature.

Le second âge de l'homme est la seconde enfance,
pueritia des Latins, qui commence avec la septième année
et se termine à la puberté. Cet âge est marqué par le renouvellement des dents de lait ou la seconde dentition.
Celle-ci, quoique moins orageuse que la première, est en-

core le signal d'un nouveau travail dans les glandes et dans les os qui, négligé ou s'opérant chez des individus prédisposés, conduit fréquemment aux scrophules et à la déviation des os de la poitrine et de la colonne dorsale. L'activité cérébrale de l'enfant fait alors de prodigieux progrès, il retient facilement les moindres impressions de ses sens ; la plus développée de ses facultés est alors la mémoire.

Le troisième âge est celui de l'*adolescence* qui, dans nos climats, commence aux premiers signes précurseurs de la puberté, c'est-à-dire vers la douzième année pour les filles et la quatorzième ou quinzième pour l'autre sexe, et qui se termine au temps où le corps ne croît plus en hauteur, c'est-à-dire à vingt ans ou à peu près chez les femmes, et à vingt-cinq chez les hommes.

Dans cet âge qui est véritablement le printemps de la vie, se développent les organes sexuels qui deviennent, pour ainsi dire, le balancier de toute l'économie, et qui semblent lui imprimer une force nouvelle. Cependant, l'accroissement en hauteur s'achève ; le corps présente des proportions plus régulières ; les sens et l'esprit acquièrent plus de perfection ; le cerveau qu'embrase alors le feu de l'imagination, prend une nouvelle activité, réagit sur les organes sexuels, et ces deux centres d'action restent entre eux dans une dépendance mutuelle.

L'activité vitale semble, à cet âge, se concentrer dans la poitrine, ce qui dispose l'adolescent à essuyer des inflammations aiguës et des hémorragies graves dans les poumons.

A l'adolescence succède l'*âge adulte* ou *viril*, pendant lequel le corps qui a pris tout son accroissement en longueur est encore susceptible d'augmenter dans les autres dimensions. L'homme jouit alors de toutes ses prérogatives au physique comme au moral, et c'est, pour les deux sexes, l'époque où l'organisation atteint son plus haut degré de perfection. Pour l'homme, c'est la période la plus longue de sa vie, car elle se prolonge souvent de vingt-cinq à soixante ans, et, sans présenter de changements remarquables pendant ce long espace de temps, elle offre toutefois à une observation attentive trois époques qu'il convient de signaler.

La première, qui commence à la fin de l'adolescence et qui s'étend jusqu'à trente cinq ans ou environ, peut être désignée sous le nom de *virilité commençante*.

L'homme est alors dans toute la plénitude de sa force, qui se manifeste au plus haut degré par l'énergie de son système musculaire. Tous ses organes acquièrent plus de consistance et de solidité, ses os sont plus compactes, la poitrine s'élargit, le cerveau devient plus ample; la vigueur dont il jouit au moral s'est accrue en proportion de son développement physique, et il est aussi plus susceptible de ces conceptions fortes qui doivent exercer une si grande influence sur sa fortune et sa destinée. Enfin c'est à cette époque de la vie que l'homme est capable des plus généreuses comme des plus nobles actions.

L'intervalle de trente-cinq à quarante-cinq ans constitue la seconde période de l'âge adulte qu'on peut appeler *la virilité confirmée*. Le tempérament est entièrement formé à cet âge, et la santé mieux équilibrée; aussi l'activité vitale abandonne-t-elle peu à peu la poitrine où elle semblait concentrée, pour devenir prédominante dans le bas-ventre. La circulation présente aussi plus de calme et de régularité, le pouls offre moins de pulsations, enfin une chaleur moins prononcée que dans les premiers temps de la vie, vivifie tous les organes où elle est plus également répartie. La peau prend une teinte plus foncée, et le système graisseux commençant à se développer, la graisse tend surtout à s'accumuler vers le ventre. Les pertes et les réparations que le corps peut éprouver se font alors à peu près équilibre.

Envisagé au moral, l'homme vit davantage de la vie intellectuelle : plus disposé à la réflexion, et devenu moins sensible, par l'effet de l'habitude, aux objets qui d'abord avaient vivement frappé ses sens, il se replie sur lui-même et cherche à pénétrer le mystère et le but de la vie.

Plus enclin à la méditation, il est moins dominé par les besoins physiques auxquels sa raison commence à mettre un frein, et la préoccupation de l'avenir l'absorbant tout entier, il se laisse facilement entraîner par des passions d'un autre ordre, telles que l'ambition, le désir des honneurs et des richesses : mais ces changements survenus dans le moral de l'homme qui a atteint l'âge mûr ne sont pas tous à son avantage ; car si, d'un côté, la raison l'a emporté sur les passions de la jeunesse, si son génie a plus de force et d'éclat, son caractère plus de fermeté, son âme est aussi moins accessible à la franchise et au désintéressement.

La dernière période de l'âge viril forme la transition de l'âge adulte à la vieillesse, et commence entre quarante et cinquante ans pour finir à soixante ou soixante-trois.

Le commencement de cette période connue vulgairement sous le nom d'*âge critique*, et plus exactement appelée par plusieurs médecins, l'*âge de retour*, est marqué par la cessation du flux menstruel chez la femme qui perd avec lui la faculté d'être mère, et chez l'homme, il s'annonce par l'affaiblissement du besoin de la reproduction qui diminue d'une manière sensible sans disparaître entièrement.

Enfin la vieillesse, ce dernier âge de la vie, présente

également trois périodes assez distinctes à l'observateur attentif.

L'époque de soixante-trois ans, fameuse chez les anciens qui la nommaient *grande climatérique* ou *âge critique* de l'homme, appartient à la première. Là commence très sensiblement la vieillesse qui, toutefois, chez un grand nombre de personnes douées d'une bonne constitution et vivant sobrement, est forte, vigoureuse et exempte de toute infirmité. De longues années peuvent se succéder ainsi, quand, à l'application éclairée d'une médecine prudente, l'homme sait joindre la pratique d'une sage modération. A cette première vieillesse qui s'étend jusqu'au delà de soixante et dix ans, et même de quatre-vingts et de quatre vingt-dix, succède une seconde période, traversée orageuse, partagée entre la santé et la maladie. Enfin arrive la décrépitude où l'homme, privé de la plupart de ses attributs, s'éteint par degrés après avoir rempli sa destinée et les vues du Créateur. Telle est la succession naturelle des âges de la vie.

CHAPITRE II.

Des sexes.

La propagation ou la conservation des espèces, bien plus encore que celle des individus, a été le principal objet de la sollicitude de la nature qui, dans les êtres organisés les plus parfaits, et chez l'homme en particulier, a voulu que le grand acte de la reproduction fût le résultat du concours de deux individus semblables par les principaux traits de leur organisation, mais modifiés et différents sous certains rapports. C'est cette modification qui constitue le sexe, modification qui ne porte pas seulement sur quelques organes, mais sur l'économie toute entière.

L'homme et la femme assujettis dans leur enfance aux mêmes fonctions, éprouvant les mêmes besoins, ceux de réparer et de croître, partageant les mêmes jeux, n'offrent au premier coup d'œil, à cet âge, aucune différence sensible; même physionomie, même son de voix, même délicatesse d'organisation : tout concourt à compléter la ressemblance de deux êtres qui ne vivent encore que de la vie qui leur est commune. Cet état ne saurait durer; à mesure qu'il s'éloigne des premières années de son enfance, le jeune garçon acquiert une force et une pétulance qui ne se remarquent point chez la petite fille. Il perd chaque jour de ses formes arrondies, ses muscles commencent à se dessiner, son caractère est plus vif, plus entreprenant, sa physionomie plus hardie, la différence est déjà frappante.

C'est ordinairement vers l'âge de quatorze à quinze ans que, dans notre climat, cette révolution s'opère, et que les premiers signes de la puberté apparaissent. Diverses modifications organiques marquent cette époque : c'est ainsi qu'en vertu d'un travail particulier au larynx, sa voix rauque et voilée fait entendre un mélange de sons graves et de sons aigus, jusqu'à ce qu'enfin elle acquiert le son mâle et ferme qu'elle doit conserver. Mais c'est surtout du côté des organes chargés de la reproduction que ce développement se manifeste ; en effet, en peu de temps, ils ont pris un accroissement rapide, et de cet accroissement va bientôt résulter une influence générale sur tous les autres systèmes de l'économie. En même temps la poitrine devient plus ample, la taille prend son essor, la peau perd la délicatesse et la blancheur qu'elle avait chez l'enfant pour revêtir une teinte plus prononcée ; enfin un nouvel attribut, cachet de la virilité, la barbe a remplacé le duvet cotonneux qui recouvrait le menton de l'adolescent. Étonné de lui-même et éprouvant des émotions jusqu'alors inconnues, il commence à pressentir un nouveau mode d'existence qu'il ignorait.

Préoccupé pendant quelque temps de la grande révolution qui s'est opérée en lui, le jeune homme devient rêveur, sa circonspection redouble, et une vague mélancolie qui n'est pas sans quelque charme, vient s'emparer de lui jusqu'à l'époque où son jugement plus exercé lui fait apprécier ses nouvelles facultés dans leurs rapports avec l'ordre moral et la société.

S'éloignant moins rapidement de sa constitution primitive, la jeune fille conserve plus longtemps les formes grâcieuses de l'enfance, et ses joues, pendant longtemps encore, brillent du tendre incarnat de cet âge.

Sa taille, en général, plus petite que celle de l'homme, ne présente point les formes prononcées de ce dernier. Sa poitrine plus étroite, moins longue, est aussi plus relevée, et l'évasement plus grand de son bassin détermine un balancement alternatif qui donne à la démarche de la femme un caractère particulier.

Pourvus de muscles moins puissants que ceux de l'homme, ses membres sont recouverts de plus de graisse à laquelle ils doivent leur forme arrondie; mais leurs mouvements ont plus d'agilité, plus de souplesse, enfin la peau qui les recouvre d'un tissu plus fin, d'une blancheur plus prononcée, est pénétrée d'une foule de vaisseaux capillaires qui en font ressortir tout l'éclat. Complément de ses attributs, une chevelure plus longue, plus épaisse que celle de l'homme et aussi plus durable, vient achever le parallèle de l'homme et de la femme. Considérée à l'intérieur, des différences non moins remarquables se manifestent dans l'organisation de cette dernière; c'est ainsi que son cerveau est moins volumineux et sa tête plus petite, proportion gardée avec le reste du corps.

Le larynx a moins d'amplitude, son organisation est plus délicate, les poumons sont moins développés, le cœur lui-même présente moins de volume et de consistance. Enfin, et c'est ici surtout que le parallèle cesse, les organes génitaux de la femme diffèrent totalement de ceux de l'homme, soit par leur conformation, soit par les fonctions qui leur sont départies. Réduits à l'état rudimentaire pendant la première et la seconde enfance, ce n'est guère que vers l'âge de treize ou quatorze ans, dans nos contrées, qu'une vie nouvelle vient animer ces organes de la femme qui réagissent dès-lors sur son état physique et moral, en déterminant chez elle une sorte d'exubérance vitale, prélude des importantes fonctions auxquelles la nature l'a destinée pour l'avenir.

Un flux hémorragique dont l'utérus est le siége, vient annoncer à la femme que désormais l'admirable faculté de devenir mère lui a été accordée. Faible à son début, et imparfaitement assujettie à l'ordre périodique, cette hémorragie se régularise et finit par reparaître chaque mois pendant un certain temps. Ce phénomène mensuel devient en quelque sorte le thermomètre de la santé de la femme qui, quoique appelée à des fonctions fatigantes, n'en trouve pas moins, dans ce nouvel ordre de choses, la source de nouveaux charmes et d'un nouvel éclat.

L'étude physique de la femme ne doit point nous occuper entièrement, car nous ne saurions négliger des considérations morales qui doivent nécessairement trouver place parmi les caractères différentiels des deux sexes. La femme se distingue de l'homme par une plus grande mobilité d'idées, et une sensibilité plus vive ; son esprit est plus enjoué, elle a plus de saillies et de finesse ; aussi les femmes l'emportent-elles sur nous dans tout ce qui est art d'imitation et de description, tant elles saisissent facilement les moindres nuances comme aussi les rapports les plus déliés des choses.

Peu disposée par cette mobilité même d'esprit à l'étude des sciences sérieuses et abstraites qui conduisent les facultés intellectuelles de l'homme à la plus noble des perfections, la femme en est dédommagée par une vie toute affective qu'elle trouve en elle-même et qu'elle sait communiquer à tous les êtres qui lui sont chers.

CHAPITRE III.

Des tempéraments.

Quand on compare attentivement entre elles un certain nombre de personnes parvenues au terme de leur accroissement, on s'aperçoit bientôt qu'indépendamment des attributs qui caractérisent leur sexe, il existe entre elles des différences qui se manifestent soit au physique, soit au moral, et qui ne compromettent pas l'entretien de la santé.

On désigne par le nom de *tempérament* ou de *constitution* ces différences remarquables, indépendamment desquelles chaque individu a, de plus, une manière d'être qui lui est propre et qui distingue son tempérament de tout autre analogue. Les médecins connaissent sous le nom d'*idiosyncrasie* ce mode particulier d'existence individuelle dont l'étude n'est pas moins nécessaire que celle des tempéraments généraux.

Ces derniers avaient fixé au plus haut degré l'attention des anciens qui en admettaient quatre et rapportaient chacun d'eux à la prédominance relative de l'une des quatre humeurs qui, suivant leur manière de voir, jouent le principal rôle dans notre économie : le sang, la bile, la pituite et l'atrabile. Ils distinguaient en conséquence le tempérament sanguin, le bilieux, le pituiteux et l'atrabilaire.

Une observation plus attentive ayant fait apprécier l'influence relative qu'exerce dans l'économie tel ou tel système, a conduit à établir six tempéraments qui sont :

le *sanguin*, le *musculaire* ou *l'athlétique*, le *gastrique* ou *bilieux*, le *nerveux*, le *lymphatique* et *l'anémique*.

Le tempérament sanguin est celui dans lequel le cœur, les poumons et les vaisseaux qui font circuler le sang, jouissent d'une activité prédominante, et où ce fluide est riche en fibrine et en matière colorante.

Les hommes doués de ce tempérament présentent une physionomie animée, un teint vermeil; le pouls est vif, plein, fréquent; la peau est souple, facilement perméable; les chairs sont d'une consistance moyenne, les cheveux blonds, roux ou châtains; l'embonpoint est médiocre, la poitrine bien développée, la taille avantageuse.

Ce tempérament prédispose à la pléthore, aux hémorragies et aux maladies inflammatoires. Le cerveau, pour l'ordinaire, jouit d'un haut degré d'activité; aussi la conception est-elle prompte, la mémoire heureuse et l'imagination féconde.

Au tempérament sanguin se joint ordinairement cette disposition du système sensitif qui porte à la gaité, à la légèreté et à l'inconstance, et qui peut s'associer aussi aux autres tempéraments. Alliant la bonté à la franchise et au courage, l'homme doué du tempérament sanguin recherche la société de ses semblables, parmi lesquels il marque bientôt sa place, tant par les agréments de son esprit que par les qualités de son cœur.

Lorsqu'à tous les attributs que nous venons de passer en revue et qui constituent le tempérament sanguin, vient se joindre un développement prononcé du tissu musculaire, soit par l'effet de l'organisation propre du sujet, soit par les exercices auxquels il s'est livré dès son enfance, il en résulte un tempérament marqué par le plus haut degré de l'énergie vitale de l'homme, et qui a reçu le nom de tempérament *athlétique*.

2

Une tête petite comparativement au reste du corps, un cou court et renforcé, des épaules larges, une ample poitrine, un tronc carré, des masses musculaires fortement dessinées, des veines larges qui rampent dans l'épaisseur de la peau, tels sont les principaux traits caractéristiques du tempérament athlétique.

Peu remarquables en général par les qualités de l'esprit, les hommes doués de ce tempérament se recommandent davantage par la force, le courage et la persévérance.

La santé de l'homme sanguin comme celle de l'homme qui a reçu en partage le tempérament *athlétique*, ordinairement bonne, n'est parfois interrompue que par des maladies inflammatoires ou des hémorragies qui en sont le préservatif ou la crise la plus habituelle, et qui méritent de fixer l'attention, tant de celui qui y est sujet que du médecin chargé de le diriger.

Les personnes de ce tempérament éviteront autant que possible les passions exaltées et les exercices du corps trop prolongés; l'habitude de la bonne chère leur est surtout nuisible; il en est de même d'une vie trop oisive, car alors ce tempérament se développant avec excès, prédispose aux affections organiques des différents viscères. Il permet rarement d'arriver à une longue carrière.

Correspondant par quelques-uns de ses attributs au tempérament sanguin, le tempérament *bilieux* ou *gastrique* est surtout caractérisé par l'activité des fonctions digestives, par celle du foie en particulier dont la sécrétion surabonde souvent; il s'accompagne aussi d'une grande susceptibilité nerveuse.

La taille, chez les individus qui réunissent ces dispositions organiques, n'est pas en général élevée. Le corps dépourvu d'embonpoint offre une forte charpente; la forme des membres, loin d'être arrondie, présente au contraire une certaine rudesse; les os sont gros, les chairs fermes et compactes; la peau sèche et brune, sillonée de veines nombreuses et saillantes, laisse apercevoir l'insertion des muscles. Le pouls est fort, dur et fréquent; les yeux noirs, vifs et étincelants donnent à la physionomie un air de hardiesse. Les cheveux sont ordinairement noirs, plats, et quelquefois crépus; enfin, comme je l'ai déjà avancé, de toutes les fonctions de l'économie celle dont l'action parait prédominer sont les fonctions de la digestion; en effet les aliments sont rapidement digérés et l'appétit est souvent vorace.

L'étude du caractère moral propre à ce tempérament concourt non moins puissamment que celle du physique à le dépeindre et à lui assigner une place particulière dans la description des divers tempéraments.

Il nous offre, en effet, le développement précoce des facultés intellectuelles et une grande facilité de conception. Toutes les passions y acquièrent le plus haut degré de véhémence, et la plupart des héros fameux et des hommes de génie dont l'histoire nous a transmis les noms, appartenaient à ce tempérament.

Mais à côté des plus belles vertus et des illustrations les plus pures, viennent se placer les plus grands criminels, les tyrans de toute espèce, les chefs de secte fanatiques et sanguinaires, et, plus près de nous, tous ces farouches tribuns issus de nos tempêtes révolutionnaires.

Les diverses lésions de l'estomac et des intestins, les inflammations du foie, de la rate, les hémorroïdes, etc., telles sont les maladies auxquelles sont exposées les personnes douées du tempérament *bilieux* ou *gastrique*.

2.

Lorsque ces lésions sont anciennes, ont une marche lente, quelquefois inaperçue, et qu'elles ont exalté la susceptibilité nerveuse, les fonctions digestives troublées les premières ne tardent pas à s'exécuter d'une manière pénible, irrégulière, avec des éructations et des rapports acides ou bilieux.

La peau revêt une teinte brune ou olivâtre; elle devient sèche, les veines qui la parcourent se dessinent davantage; une maigreur plus ou moins prononcée, de la pâleur, un regard triste et inquiet accompagnent ordinairement cet état de souffrance générale.

Toutes les excrétions se font alors plus difficilement, le ventre devient paresseux, les selles sont de plus en plus rares et pénibles; enfin, du côté de la circulation, l'on remarque que le pouls est vite, petit et serré.

Cette modification de l'organisme n'avait point échappé à l'observation des anciens qui lui avaient donné le nom de tempérament *atrabilaire* ou *mélancolique*. Toutefois, plus éclairés de nos jours sur la nature de cette modification, nous la considérons moins comme une constitution naturelle que comme un état de maladie héréditaire ou acquise.

Quoi qu'il en soit, cette condition des organes réagit sur le caractère qui devient mélancolique, sombre, inquiet, difficile, soupçonneux et chagrin. Les uns sont sans cesse poursuivis par la crainte d'une mort prochaine, d'autres au contraire en font l'objet de leurs vœux, et vont même jusqu'à se la donner volontairement.

L'imagination la plus vive, mais aussi la plus déréglée, est le partage de tous. L'influence des viscères croissant en raison directe de leurs souffrances, on voit bientôt ces êtres malheureux redoubler d'exigence, de timidité et de méfiance envers tout ce qui les entoure; et cet état d'extrême susceptibilité n'est quelquefois que le passage à la folie.

Les maladies auxquelles les mélancoliques sont le plus ordinairement sujets, sont les inflammations aiguës ou lentes du cerveau, le ramollissement de cet organe, l'apoplexie, la paralysie, l'aliénation mentale, les douleurs de tête, la migraine, les palpitations de cœur, la gêne momentanée de la respiration, le dérangement de la digestion, la sensibilité de l'estomac, les affections du foie, l'hypocondrie, les hémorroïdes, le calcul des reins et de la vessie, enfin toute la série des affections nerveuses qui, variant et se présentant sous mille formes, font de la vie entière un tissu d'ennuis et de souffrances.

Le tempérament pituiteux des anciens, plus exactement désigné par les modernes sous le nom de *lymphatique*, parce qu'il est réellement la conséquence de l'excès de développement de ce système, est caractérisé par la prédominance des liquides séreux ou blancs sur les solides, et par l'inertie de la plupart des fonctions de l'organisme.

Des chairs molles en général, un tissu cellulaire abondant en graisse et en gélatine, une peau blanche et fine, un visage pâle, quelquefois bouffi, des yeux bleus ou gris dénués d'expression et languissants, des cheveux blonds ou châtains, tels sont les principaux traits auxquels on reconnaît les individus appartenant à ce genre de tempérament.

Leur pouls est faible et mou, la respiration lente, l'appétit peu prononcé, et l'estomac capable de supporter une longue abstinence sans en souffrir.

Les penchants et les habitudes des personnes lymphatiques sont dans un rapport intime avec leur organisation. C'est ainsi que toutes ou presque toutes ont un penchant insurmontable à la paresse, et qu'elles répugnent aux travaux de l'esprit comme aux exercices du corps; elles ressentent faiblement l'aiguillon des passions, et sont peu propres aux affaires par défaut d'imagination, de mémoire, et d'une attention soutenue.

Elles ne manquent pas du reste d'une certaine rectitude de jugement, et leur caractère est doux et affable.

Une sorte d'apathie enchaîne toutes les actions de leur vie, et leur permet rarement de se soustraire à l'empire de l'habitude dont elles sont esclaves.

Le tempérament lymphatique dispose aux engorgements glanduleux qui naissent fréquemment sous l'influence du froid, surtout chez les enfants. C'est aussi chez les individus de ce tempérament que l'on rencontre les diverses espèces de dartres, ainsi que les dépurations humorales qui se font à la surface de la peau.

Les éléments du tempérament lymphatique se combinant parfois avec quelques-uns de ceux du tempérament sanguin, donnent naissance à une nouvelle espèce de tempérament qui est celui de la plupart des femmes et des enfants, et qui se manifeste par le développement du tissu cellulaire, par un embonpoint plus ou moins prononcé. Il a reçu le nom de tempérament *lymphatico-sanguin*.

Le teint est fleuri, les formes sont arrondies et potelées, la peau peut offrir toutes les nuances du blanc au rouge foncé, et les cheveux toutes les dégradations de couleur depuis le noir jusqu'au blond cendré.

Le cerveau est en général bien développé, mais il est très irritable, et cette disposition devient pour les personnes de ce tempérament, la source d'une extrême susceptibilité nerveuse.

Les maladies les plus communes sont les inflammations

glanduleuses et les affections de la peau qui offrent souvent beaucoup d'opiniâtreté.

Pour les femmes de cette constitution, l'on doit avoir à craindre le cancer des mamelles et celui de l'utérus qui se développe surtout à l'époque de la suppression menstruelle.

Le tempérament nerveux, qui n'est autre chose que la susceptibilité nerveuse exagérée, peut être inné ou primitif, et alors il s'accompagne d'un état de maigreur, de pâleur et de faiblesse générale; ou bien, acquis, il peut se développer aussi sous l'influence de certains actes organiques et d'habitudes vicieuses, comme une excitation trop prolongée du cerveau, une vie trop sédentaire, l'abus des plaisirs des sens, etc.

La prédominance nerveuse, lorsqu'elle est acquise en vertu de ces diverses modifications, et non innée, n'imprime point à l'organisme un caractère particulier, puisque nous la voyons s'associer à presque toutes les constitutions, mais elle se traduit toujours par la vivacité des impressions qui sont ordinairement hors de proportion avec leur cause; le jugement de son côté est aussi plus mobile, la volonté plus variable, l'imagination plus exaltée; enfin une sensibilité exquise et une disposition singulière aux spasmes et aux convulsions, viennent révéler son existence et attester l'influence que cette prédominance exerce au sein de l'économie.

De la coïncidence du tempérament nerveux avec une grande activité des organes de la digestion, chez des personnes fort maigres, ce qui arrive assez souvent, résulte une foule de maladies.

L'estomac est fréquemment le siége de douleurs, de spasmes, de crampes et de vomissements qui se répètent parfois habituellement. Les intestins participent également à ces troubles, et ces viscères, en vertu de liaisons intimes, réagissant sur le cerveau, déterminent un état d'irritabilité générale d'où résulte l'hypocondrie, affection qui n'est point particulière à l'homme, et que l'autre sexe peut partager avec lui. Les femmes sont sujettes en outre à l'hystérie, par suite de l'influence exercée par l'utérus, et à une foule d'autres symptômes nerveux, aussi variables par leur siége que par leur physionomie, et qui tous se rattachent à cette affection. Il en est de même de diverses aberrations des sens et des mouvements.

Les affections des personnes nerveuses sont marquées d'un cachet particulier, et offrent une apparence de désordre et d'irrégularité dans leur marche, qui leur donne un aspect trompeur et font craindre un péril qui n'est pas toujours imminent.

Le traitement de ces sortes de maladies exige non-seulement une connaissance approfondie de notre système physique, mais l'étude plus difficile encore du moral. C'est en s'adressant à ce dernier que le médecin aura le plus souvent à s'applaudir de ses succès.

Le tempérament nerveux est aussi de tous celui qui favorise le plus le développement des facultés intellectuelles, mais il est rare que ceux qui en sont doués restent dans les limites prescrites par la raison. Cédant le plus souvent à l'attrait des jouissances de l'esprit, ils négligent, beaucoup trop en général, les exercices du corps, et concentrent de cette manière, et de plus en plus, toute l'activité vitale dans un seul organe ; dès lors se trouve rompu l'équilibre que la nature plus sage avait établi entre deux systèmes d'organes qui, pour le maintien de la santé, doivent être dans une opposition continuelle. Bientôt le système sensitif l'emportant sur le système moteur, ce dernier ne tarde pas à languir et à perdre toute la part d'énergie que l'autre attire à lui ; cet état est suivi d'une foule de désordres annoncés par le trouble des fonctions de l'estomac auquel participent ensuite tous les autres organes.

Le tempérament *anémique* est caractérisé par une très petite proportion de sang, et une nutrition languissante. Cette constitution est la plus faible de toutes ; les individus qui ont le malheur d'en être pourvus se présentent avec un corps décharné, des muscles grêles et sans force. La peau est molle, décolorée, d'une couleur terne. Ne jouissant de quelqu'activité vitale que pendant la jeunesse, les personnes de ce tempérament se voient dans l'impossibilité de se livrer soit aux travaux du corps, soit à ceux de l'esprit ; ils se flétrissent avant le temps, et ne donnent le jour qu'à des rejetons débiles, et qu'on ne peut élever que difficilement.

Les tissus blancs, très irritables chez les *anémiques*, s'altèrent et se désorganisent promptement. Ceux-ci sont sujets aux dartres, au rhumatisme, à la goutte, à diverses maladies, et les inflammations aiguës sont d'autant plus funestes, qu'ils se trouvent mal en général des saignées. Ce tempérament est donc le plus défavorable de tous ceux que nous venons de passer en revue, heureux encore quand la susceptibilité nerveuse ne vient point s'y joindre, car, alors, tout espoir de santé est perdu sans retour.

Telle est la description des tempéraments principaux que l'observation a rencontrés chez l'homme ; mais il ne faut pas s'attendre à trouver réunis chez le même individu tous les caractères qui appartiennent à chacun d'eux ; on ne trouve ordinairement que des nuances et des combinaisons de ces diverses constitutions, et ce n'est que par la comparaison d'un grand nombre de personnes que l'on a pu établir des différences bien tranchées.

Du reste, ces variétés d'organisation ne sont pas toujours primitives, mais elles naissent à certaines époques de la vie sous l'influence de modificateurs puissants. Il en est de même des tempéraments innés; ils ne restent point les mêmes jusqu'à la fin de notre carrière, mais ils s'altèrent, se modifient de certaine manière, et peuvent même changer tout-à-fait, par l'effet du régime, du climat, des maladies, des habitudes, et des âges que nous traversons.

En effet, tel individu d'un tempérament lymphatique pendant les douze premières années de sa vie, peut être sanguin à vingt ans, bilieux à trente ou trente-cinq, mélancolique ou nerveux à quarante-cinq ou cinquante.

Enfin, sous l'influence du climat, nous voyons tous les jours les Européens, et surtout les Français transplantés sous la zone torride, nous offrir l'exemple de ces transmutations.

C'est ainsi que le climat modifie l'organisme et donne une constitution bilieuse, dans les régions équatoriales, à l'individu qui, dans les contrées du nord, aurait été sanguin ou lymphatique.

CHAPITRE IV.

Influence de l'air, de la lumière, de la chaleur de l'habitation.

L'ATMOSPHÈRE qui entoure, jusqu'à une certaine hauteur, le globe que nous habitons, contient, outre les éléments de l'air, de l'eau en vapeur, du calorique, du fluide électrique et une foule de matières qui se volatilisent sans cesse. Destiné à entretenir la vie en fournissant à la respiration les principes nécessaires, et en exerçant sur nos corps diverses influences, l'air est doué de différentes propriétés qui deviennent la source d'un grand nombre de phénomènes : il agit sur nous par ses qualités physiques et chimiques. Aux premières appartiennent la pesanteur, l'élasticité, la température, l'humidité, les courants ou les vents, et les modifications que lui impriment la lumière et l'électricité, les saisons, les climats et les localités.

Les qualités chimiques de l'air dépendent de sa nature même, et varient selon les proportions des différents gaz qui s'y rencontrent.

La pesanteur de l'atmosphère qui nous environne est telle que la pression qu'elle exerce sur un homme de moyenne taille est évaluée par les physiciens à seize mille kilogrammes ; mais nous ne nous apercevons pas d'une pression aussi considérable, par la raison que notre corps est rempli de liquides incompressibles et d'air aussi élastique que celui du dehors, ce qui contrebalance son poids. Cette pesanteur de l'air, nécessaire pour retenir les fluides dans nos vaisseaux, diminue graduellement à mesure qu'on s'élève au-dessus du niveau de la mer, et nous l'apprécions au moyen du *baromètre*.

C'est en raison de son élasticité que l'air est susceptible de compression, et qu'il offre plus de densité dans les lieux bas que sur les hauteurs.

La température est le degré appréciable de chaleur qu'il renferme et dont on juge avec précision au moyen du *thermomètre*, instrument basé sur la propriété qu'a le *calorique* ou la cause de la chaleur, de dilater tous les corps qu'il pénètre.

La chaleur, dont le soleil est la principale cause, est différente dans les divers climats, et l'on explique les diverses variations de la température par la présence plus ou moins longue du soleil sur l'horizon, et son action plus ou moins perpendiculaire, par la nature du sol, l'exposition, l'élévation des lieux, la forme des montagnes, les mouvements dont l'air est agité, la sérénité du ciel, les vapeurs suspendues dans l'atmosphère, les heures différentes du jour et de la nuit.

L'évaporation de l'eau, qui est toujours proportionnée au degré de la température, entretient l'humidité de l'air qui dissout une quantité d'autant plus grande d'eau qu'il est plus chaud, qu'il est plus en mouvement, et qu'il est en contact avec des surfaces plus étendues de ce fluide. L'eau en vapeur augmente le volume et l'élasticité de l'air, dont la pesanteur spécifique diminue en raison de la quantité d'eau qu'il tient en dissolution.

On apprécie l'humidité de l'air au moyen de *l'hygromètre*. La différence de densité de ce fluide, à raison de l'augmentation ou de la diminution de la chaleur dans les diverses régions de l'atmosphère, rend compte, jusqu'à un certain point, des mouvements qui s'y produi-

sent; l'air froid et dense tendant toujours à remplacer
l'air chaud et dilaté qui s'élève constamment.

La direction des courants d'air est la principale circonstance qui intéresse la médecine; car, selon les régions
qu'ils ont traversées, ils échauffent ou rafraichissent l'atmosphère.

La lumière, qui se trouve mêlée à l'atmosphère, émane
du soleil et des étoiles fixes; elle produit, ainsi que le
calorique, la dilatation et l'échauffement des corps. La
révolution diurne de la terre sur son axe expose successivement aux rayons du soleil toutes les parties de sa surface, et donne lieu au phénomène du jour et de la nuit.
Celui des saisons résulte de la révolution annuelle de
notre planète autour du même astre, et de son inclinaison
sur le plan de l'écliptique. Le globe terrestre offre une
source inépuisable de fluide électrique qui joue un grand
rôle dans la nature, et qui est doué de plusieurs propriétés, dont la principale est de tendre toujours à se mettre en équilibre. Il est transmis facilement par différents
corps qui, à raison de cette faculté, ont été nommés *bons
conducteurs de l'électricité*. Tels sont l'eau, la terre et les
objets qui y sont fixés : l'air est du nombre des corps *non
conducteurs*. Il est d'autant plus électrique qu'il est plus
sec; c'est pourquoi il l'est davantage par un temps très
froid que par un temps très chaud, puisqu'il contient
moins d'humidité. C'est de la tendance qu'a l'électricité à
se mettre en équilibre, que résultent une foule de météores
dont les plus remarquables sont les éclairs et le tonnerre.

L'air atmosphérique considéré chimiquement, est composé de 79 parties de gaz azote et de 21 de gaz oxigène,
d'un atome d'acide carbonique, d'une quantité variable
de vapeur aqueuse et des autres fluides que j'ai déjà
mentionnés.

L'oxigène est la seule partie de l'air qui soit propre à la respiration ainsi qu'à la combustion que ne peuvent entretenir ni l'azote ni l'acide carbonique; mais il doit être mêlé à ces gaz dans de certaines proportions pour ne pas porter l'incendie dans les poumons.

L'air est décomposé par la respiration : l'oxigène est réduit de deux ou trois parties; mais l'air expiré en contient trois ou quatre d'acide carbonique, c'est-à-dire un peu plus que d'oxigène absorbé; il renferme, en outre, une assez grande quantité de vapeurs dans laquelle on trouve un matière animale putrescible.

L'acide carbonique qui se forme continuellement dans les poumons de l'homme et des animaux, et qui se répand sans cesse dans l'atmosphère, en remplirait bientôt les couches inférieures et rendrait la terre inhabitable pour nous, puisqu'il est impropre à la respiration comme à la combustion, si les végétaux, qui en exhalent aussi pendant la nuit, ne l'absorbaient pas durant le jour. Mais en l'absorbant ils le décomposent, retiennent le carbone qui en est la base, exhalent l'oxigène, et purifient ainsi l'air qui, par cette raison, est plus sain à la campagne, pendant le jour, qu'après le coucher du soleil.

La température de l'air qui est la plus favorable à la santé de l'homme est celle de 8 à 16 degrés au-dessus de zéro du thermomètre de Réaumur, sous une pression de 26 à 28 pouces de mercure. Plus élevée, la température relâche la fibre, abat les forces, détermine une transpiration trop abondante. La digestion est lente et pénible, la soif vive, le ventre resserré, l'urine peu abondante, la circulation plus active; mais la nutrition est moins énergique, les sensations sont obtuses, les perceptions lentes. On est disposé à la paresse, au sommeil, aux congestions cérébrales, aux inflammations gastro-intestinales, aux éruptions à la peau, ainsi qu'aux diverses contagions.

Lorsque le froid est modéré et plutôt sec qu'humide, il resserre et fortifie les fibres, augmente l'activité des organes digestifs, diminue ou suspend même la transpiration. Le sang, repoussé de la circonférence au centre, s'accumule dans les viscères, dans les poumons : aussi les inflammations de la poitrine et la gêne de la respiration sont-elles très communes dans ces circonstances auxquelles les personnes âgées doivent être fort attentives, car elles sont fréquemment les victimes de ces maladies. Plus vigoureuses ou plus jeunes, elles ne retireraient que des avantages d'un froid modéré qui, après avoir resserré la peau, détermine alors une réaction salutaire qui se manifeste par une chaleur agréable que soutient l'exercice, par un appétit plus vif, une digestion plus active, une nutrition plus parfaite, des sensations plus nettes, une attention plus soutenue. Mais cet accroissement de vigueur générale, si l'on n'est bien sur ses gardes, dispose à la pléthore sanguine, aux hémorragies et aux inflammations viscérales.

On sait que l'air excessivement froid peut causer la mort de quelques parties du corps et même la mort générale, quand la réaction ne peut s'opérer.

Ce sont les personnes âgées qui souffrent le plus du froid et qui doivent prendre le plus de précautions pour s'en garantir. Les vieillards doivent alors garder la chambre et corriger la température froide de la saison par des calorifères à la vapeur, ou par des feux de cheminée, bien préférables pour la santé à la chaleur des poêles. Celle-ci a pour effet de raréfier tous les fluides et de porter le sang à la tête qui est toujours la première échauffée. On est même exposé à y ressentir de la douleur et à éprouver des étourdissements, tandis que les membres inférieurs ne sont pas encore réchauffés.

En s'approchant, au contraire, d'un feu de cheminée, et en recevant la chaleur par rayonnement, les parties inférieures du corps se réchauffent les premières, la tête n'éprouve aucun embarras, et l'effet général est plutôt stimulant que débilitant. Ces considérations doivent donc engager les vieillards et les personnes disposées à l'apoplexie à éviter les appartements chauffés par des poêles. Il faut remarquer, en outre, qu'en sortant de ces appartements, le froid extérieur est plus sensible, et qu'il résulte fréquemment de cette transition des affections catarrhales ou rhumatismales, que l'on contracte moins facilement en sortant d'un lieu chauffé par une cheminée, parce que l'atmosphère de ce lieu, plus rapidement renouvelée, est toujours moins chaude que lorsqu'on fait usage de poêles qui conviennent, du reste, aux grands établissements, et quand on est forcé à une grande économie de combustible; dans ce dernier cas, il faut préférer du moins les poêles en terre à ceux de fer, avoir l'attention de ne pas trop pousser le feu, et de tenir de l'eau en évaporation dans l'appartement, surtout s'il est peu spacieux.

Les feux de cheminée méritent d'autant mieux la préférence pour les personnes âgées et les constitutions faibles, que c'est aux extrémités inférieures qu'elles sont le plus sensibles à l'action du froid qui est pour elles une cause fréquente de rhumes, de fluxions, de douleurs vagues, de coliques, de mauvaises digestions, d'insomnie et de morosité.

On sait combien le froid habituel ou momentané des pieds est nuisible aux femmes à presque toutes les époques de leur vie. Dans leur jeunesse il leur procure des suppressions, des retards ou des irrégularités de la mensitruation, et, en même temps, des névralgies de la tête, de l'estomac et des intestins. Plus tard il est une des causes fréquentes de la *leucorrhée* à laquelle les femmes sédentaires sont si sujettes, particulièrement dans les villes. A l'âge de retour, le refroidissement des pieds a encore des résultats plus graves; il est donc très important que les personnes des deux sexes, à toutes les époques de la vie, veillent à entretenir dans un état de douce chaleur les extrémités inférieures dont la transpiration a beaucoup plus d'importance pour la santé que celle des autres parties du corps.

Les femmes, en particulier, doivent être prévenues des inconvénients que peut avoir pour elles l'usage des chaufferettes ordinaires, qui, remplies de braise, produisent une chaleur dont la concentration les dispose aux pertes, aux hémorroïdes, aux varices, aux ulcères des jambes, et les rendent plus sensibles à l'impression du froid. D'ailleurs ces chaufferettes exhalent une vapeur capable d'asphyxier, et les femmes devraient les remplacer par des bouteilles de grès ou des vases remplis d'eau chaude qu'on a soin de boucher exactement.

Les vieillards doivent être avertis qu'il est dangereux pour eux de dormir devant le feu, la tête penchée en avant. Cette situation du corps peut déterminer l'apoplexie en faisant affluer le sang vers le cerveau; elle expose aussi au danger d'une chute sur le foyer même, ce qui peut en rendre plus graves encore les conséquences. C'est ici le cas de rappeler aux personnes âgées ou impotentes qu'elles ne devraient jamais rester seules auprès du feu, une seule étincelle pouvant embraser leurs vêtements avant qu'elles reçoivent du secours, comme on en a recueilli tant d'exemples.

Autant un air pur, modérément sec et chaud, convient

aux personnes délicates, autant l'air froid et humide leur est désavantageux. Elles contractent alors, avec la plus grande facilité, des catarrhes, des rhumatismes opiniâtres, des affections scorbutiques, et c'est une des raisons pour lesquelles l'hiver et quelquefois le printemps leur sont si funestes dans notre climat. Les personnes délicates et celles qui sont d'un âge avancé doivent donc se prémunir soigneusement contre le froid et contre l'humidité qui leur est très nuisible, lors même qu'elle coïncide avec une température chaude.

Sous cette influence, en effet, on éprouve un sentiment de langueur, les muscles sont comme engourdis, la respiration est gênée, la digestion est lente, le moindre mouvement est pénible. C'est alors qu'on est le plus disposé à contracter les maladies contagieuses, celles qui règnent épidémiquement, et, dans certaines localités surtout, des fièvres d'accès qui, particulièrement chez les vieillards, prennent très promptement un caractère fort grave. Il faut, dans ces circonstances, redoubler de soins pour modifier cet état de l'air en faisant du feu, soir et matin, dans les lieux qu'on habite. On doit éviter aussi de s'exposer à la fraîcheur des nuits, au serein et à la rosée.

La lumière solaire n'est pas moins utile à l'homme que le feu lui-même, et il doit la rechercher s'il veut conserver sa santé et prolonger son existence. Privés de cet excitant naturel, la plupart des êtres organisés languissent, les plantes s'étiolent, leur tissu se relâche, et leur saveur s'affaiblit ainsi que leur couleur, phénomène dont l'homme a tiré parti pour faire servir à ses besoins alimentaires certains végétaux, comme la laitue, la chicorée, etc.

L'influence de la lumière n'est pas moins sensible sur

l'homme; il pâlit et se décolore comme les plantes, lorsqu'il est privé des rayons du jour. Quelle différence entre les individus qui, dans nos villes, habitent des rues basses, étroites, privées d'air ainsi que de lumière, et ceux qui, dans les campagnes, travaillent constamment en plein air et sous les feux du soleil! comme ces derniers sont colorés, agiles, forts et dispos, quand, du reste, leur régime et le pays qu'ils habitent sont salubres! Après un air pur, la lumière est donc un des premiers besoins de notre organisation, et elle est surtout nécessaire aux santés faibles, aux femmes molles et délicates, aux enfants débiles et aux vieillards.

Quoiqu'on ne puisse pas encore déterminer d'une manière précise les diverses influences qu'exerce sur notre organisation le fluide électrique, on ne peut se refuser à croire qu'une foule de phénomènes dont on ignore la cause, sont dus à la puissance de cet agent si abondamment répandu dans la nature. On sait que l'air est plus électrique lorsque le soleil est sur l'horizon, et cette circonstance est sans doute pour quelque chose dans l'effet vivifiant de ce fluide pénétré de lumière; nouvelle raison pour le rechercher, pour l'admettre dans nos habitations, pour fuir l'humidité et pour se vêtir, dans les saisons et les contrées humides, de manière à retenir une plus grande proportion de fluide électrique qui est un des plus puissants excitants de l'organisme, s'il n'est pas le principal.

Il est si important à l'entretien de la vie, et à la conservation de la santé de respirer un air pur, qu'on ne saurait trop répandre la connaissance de tout ce qui peut produire l'altération de l'air et celle des procédés propres à la corriger.

La cause la plus fréquente de l'altération de l'air, c'est

l'acte même de la respiration qui, en échange d'une certaine proportion de gaz oxygène qui se combine avec le sang, dans les poumons, verse dans l'atmosphère de l'acide carbonique qui, en s'accumulant dans un local habité où l'air ne pourrait se renouveler, produirait infailliblement l'asphyxie des individus qui s'y trouveraient renfermés. Il en est de même de la combustion qui consume l'oxygène de l'air atmosphérique, et ne lui rend que de l'acide carbonique et des vapeurs impropres à la respiration.

Mais ce n'est pas seulement l'air vicié par ces deux causes qui affecte d'une manière pernicieuse l'homme et les animaux qui respirent ; les émanations que fournissent les substances végétales et animales en fermentation, produisent des effets aussi dangereux. Les raisins, l'orge qu'on met fermenter dans des cuves, dégagent, ainsi que les charbons ou la braise allumée, de grandes quantités de gaz acide carbonique qui, respiré, occasione l'asphyxie et bientôt la mort, si l'on n'est promptement secouru.

Le même accident peut être produit par les émanations des fourrages récemment fauchés et entassés dans les lieux habités, par celles des fleurs odoriférantes renfermées durant la nuit dans les appartements où l'on couche. On est également menacé d'asphyxie quand on respire le gaz azote qui remplit quelquefois les fosses d'aisance, le gaz ammoniaque qui s'y rencontre aussi, le gaz hydrogène sulfuré qui s'y trouve toujours, et le gaz acide sulfureux qui résulte de la combustion du soufre.

Il est d'autres émanations malfaisantes qui, mêlées à l'air que nous respirons, compromettent fréquemment la santé, et que l'on doit soigneusement éviter, telles sont celles des hommes ou des animaux entassés, des matières

animales ou végétales en putréfaction, celles que produisent les lieux marécageux, et dont, malgré les recherches des chimistes modernes, on ne connaît point
encore parfaitement la nature ; mais rien n'est mieux
connu que leur influence nuisible, d'où résultent, dans
certaines saisons, les maladies les plus graves.

On conçoit, d'après tout ce qui précède, les raisons
pour lesquelles on se sent mal à son aise dans tous les
lieux mal aérés où se trouvent réunis beaucoup d'individus, comme la plupart des hôpitaux, des prisons, des
salles de spectacle, dans les assemblées nombreuses,
dans des chambres à coucher peu spacieuses et où plusieurs personnes passent la nuit dans des alcôves qu'on
a l'imprudence de tenir fermées, etc.

S'il est utile de connaître toutes ces circonstances, il
ne l'est pas moins de savoir les moyens d'éviter leurs
effets ou de corriger les diverses qualités de l'air.

Pour ce qui a rapport à la température, il est évident
qu'on aurait un grand avantage si l'on avait, depuis longtemps, contracté l'habitude de supporter les divers degrés
du chaud et du froid ; il en serait de même relativement
à la sécheresse ou à l'humidité de l'air. Les personnes
robustes font bien, en général, de ne se garantir que des
extrêmes en ce genre ; mais celles qui jouissent d'une
constitution faible, d'une santé délicate, les femmes qui
subissent la révolution de l'âge, les individus qui approchent de la vieillesse ou qui y sont déjà plus ou moins
engagés, doivent avoir plus de circonspection.

Tout le monde connaît le danger de passer brusquement du chaud au froid, ou de rester longtemps sous
l'impression d'une humidité froide, comme lorsqu'on a
été pénétré par la pluie, qu'on a laissé la sueur se refroidir sur la peau, ou qu'on a les pieds mouillés. Tout le

monde sait que ce sont les causes les plus communes des rhumes, des catarrhes, des fluxions de poitrine, des maux de gorge, des douleurs rhumatismales et de beaucoup d'autres indispositions; mais ce qu'on ne sait pas assez généralement, c'est que le passage rapide du froid au chaud occasione souvent les mêmes maladies, et que beaucoup de rhumes et même de fluxions de poitrine sont dus à l'empressement qu'on a communément, en hiver, de se rapprocher d'un foyer bien ardent, lorsqu'on rentre à la maison glacé de froid.

On sait que l'impression subite de la chaleur sur les mains ou les pieds refroidis, est la cause la plus fréquente des engelures; que cette impression peut aller même jusqu'à déterminer la gangrène des parties qui ont été frappées de congélation, lorsqu'on les réchauffe trop brusquement. Les personnes délicates ou âgées doivent donc être attentives à éviter les transitions rapides de température. Elles y seront moins exposées si elles ne chauffent pas trop leur appartement en hiver; si elles ont recours aux feux de cheminée plutôt qu'aux poêles, et si, en rentrant chez elles, elles ne se rapprochent du feu que par degrés.

Elles préviendront les mauvais effets de l'humidité froide en contact avec la peau, en changeant de linge lorsque le leur aura été mouillé, soit par la pluie, soit par la sueur, après s'être fait frictionner tout le corps avec un tissu de laine ou de coton préalablement chauffé, et en prenant un bain de jambe tiède, dans le cas où les pieds auraient été mouillés ou refroidis. Cette simple précaution, qui est à la portée de tout le monde, préviendrait bien des maux, si elle était plus généralement mise en usage.

Quant aux moyens de corriger une masse d'air cir-

conscrite, le plus simple est de la renouveler par l'introduction d'un air pris au dehors comme on le fait maintenant pour les hôpitaux, pour les salles de spectacle et
pour tous les établissements publics bien tenus, au moyen
d'ouvertures pratiquées de la manière la plus convenable,
ou par des courants d'air que déterminent les appareils
de combustion, et particulièrement les feux de cheminée
qui sont d'excellents ventilateurs.

Indépendamment du renouvellement de l'air, qui est
toujours le premier moyen à mettre en usage, on a
quelquefois des raisons particulières de purifier ce fluide
par diverses fumigations qui ont la propriété de neutraliser
certaines émanations nuisibles aux personnes qui les respirent.

On reconnaît aujourd'hui l'inutilité de beaucoup de
fumigations qu'on faisait autrefois dans les lieux de ras-
semblement, dans les chambres de malades, avec le
vinaigre simple ou composé, le sucre brûlé, les baies de
genevrier, et diverses substances aromatiques qui ne
faisaient que masquer les qualités malfaisantes de l'air
sans les détruire.

L'expansion du *chlore* a l'avantage de neutraliser toutes
les émanations animales qui se trouvent exposées à son
action; c'est le seul procédé qui doive inspirer de la confiance, et l'on en trouvera la description dans le chapitre
qui traite des moyens à opposer à la contagion.

Un moyen sûr de constater la pureté de l'air, ou de
reconnaître du moins qu'on peut le respirer sans danger,
c'est de s'assurer qu'il est propre à entretenir la combustion. Il suffit pour cela d'approcher du lieu suspect
une chandelle allumée. Si elle s'y éteint, soyez certain
que la vie s'y éteindrait pareillement, et gardez-vous d'y
pénétrer. Au moyen d'une épreuve aussi facile, et qui

devrait être connue de tout le monde, on ne s'exposerait point à une asphyxie trop souvent mortelle, en descendant dans les fosses d'aisance, dans les puits, dans les caves, en entrant même dans les cuveries, dans les tonneaux à portières, dans les maisons ou chambres depuis longtemps fermées ou renfermant des substances en fermentation, des fruits entassés, de la vendange, des fleurs, des fourrages verts.

Si un air pur, fréquemment renouvelé, est nécessaire à ceux qui se portent bien, il l'est plus encore aux malades. Les anciens étaient déjà convaincus de cette vérité, et il y avait autrefois à Rome des médecins connus sous le nom de *méthodistes*, qui, regardant cette partie du régime comme une des plus essentielles à la guérison, plaçaient leurs malades dans des appartements convenablement disposés, dans des lieux plus ou moins frais, plus ou moins arrosés, selon la nature de la maladie.

Ces précautions ont été négligées pendant bien des siècles, et des usages contraires ont passé même dans les habitudes du peuple. La considération, sans doute, du grand nombre d'indispositions qui, dans notre climat, sont dues à la suppression de la transpiration, a fait attribuer une grande importance à son rétablissement, et a conduit à l'abus du traitement échauffant, ainsi qu'à l'usage pernicieux de tenir les malades dans un air chaud et non renouvelé, sous le spécieux prétexte de rétablir la transpiration ou de favoriser les éruptions. Ce préjugé déplorable règne encore parmi le peuple des campagnes et celui même des villes, dans une grande partie de la France, et, comme médecin des épidémies, j'en ai vu de près les tristes résultats.

J'ai eu souvent besoin d'user de tout l'ascendant que me donnaient la confiance de l'administration supérieure, et celle qu'une longue pratique m'avait acquise, pour faire ouvrir une fenêtre, une porte, pour faire éteindre un poêle brûlant, pour débarrasser graduellement le malheureux qu'on étouffait, des couvertures entassées qui l'entretenaient dans une sueur continuelle et énervante. J'ai bien souvent regretté, surtout dans les épidémies typhoïdes, de ne pouvoir placer mes malades sous des tentes, hors de leurs maisons, pour les faire jouir, dans la belle saison, de l'influence salutaire d'un air pur. J'ai, du moins, cherché à leur procurer une partie de cet avantage en les isolant, le plus possible, des autres malades, ou en faisant établir leurs lits soit au milieu des granges, soit même sur le fenil ou dans les greniers de la maison.

L'air le plus salutaire est donc celui qui est pur, sec, élastique, tempéré, pénétré de lumière et de fluide électrique. Il jouit de toutes ces qualités dans les lieux élevés, ouverts aux vents, bien éclairés, éloignés des eaux stagnantes et des grandes forêts, situés au levant ou au nord-est, et c'est aussi dans ces lieux que la santé se maintient le mieux et qu'on vit le plus long-temps.

Les terrains bas où il suffit de creuser à un mètre pour trouver de l'eau, les pays entourés d'eaux stagnantes et fertiles en plantes aquatiques, sont en général malsains. Il en est de même des lieux où il règne fréquemment des brouillards, de ceux qui sont sujets aux inondations, ou qui sont abrités des vents du nord et de l'est par des masses d'arbres, des montagnes ou des murs fort élevés. Ce n'est pas le voisinage des eaux courantes qui rend les lieux insalubres, mais celui des eaux stagnantes qui tiennent en décomposition une foule de substances animales et végétales dont les émanations sont dangereuses, surtout quand les chaleurs commencent à se faire sentir.

On conçoit, d'après toutes ces considérations, que le choix d'une habitation est d'une grande importance pour la santé. Une maison, pour être salubre, doit être éloignée de tout foyer d'exhalaisons fétides, et de tout abri capable d'intercepter l'accès de l'air et de la lumière. Elle est très favorablement située lorsqu'elle est bâtie entre cour et jardin, sur un sol pierreux, sec, élevé, et à l'exposition du levant ou du midi qui convient le mieux dans nos climats tempérés. Elle doit admettre l'air et la lumière par des ouvertures nombreuses, et le rez-de-chaussée doit être exhaussé de plusieurs pieds au-dessus du sol, surtout s'il n'y a pas de caves. Dans ce cas, il conviendrait que l'intervalle du sol au plancher fût rempli de matières propres à absorber l'humidité, telles que des plâtras, des déblais, ou mieux encore du charbon de bois.

C'est toujours au-dessus du rez-de-chaussée que les personnes attentives à leur santé doivent prendre une chambre à coucher, plutôt grande que petite, bien exposée, sèche, éclairée, et susceptible d'être promptement réchauffée par une cheminée bien construite ou un poêle en briques. Malgré ces dispositions avantageuses, il faut avoir l'attention de ne point trop rapprocher les lits des murs qui recèlent souvent de l'humidité; il faut éviter aussi de coucher dans des alcôves fermées et de s'entourer de rideaux imperméables à l'air. Les fenêtres des chambres à coucher doivent être soigneusement fermées avant que le soleil ait abandonné l'horizon; mais quand le temps est beau, il faut les ouvrir le matin dès qu'on a quitté la chambre, et surtout pendant que l'on fait les lits, pour favoriser le dégagement des miasmes et le renouvellement de l'air.

On reconnaît qu'une maison est humide et par conséquent insalubre, lorsqu'on voit les planchers et les meubles se pourrir, le papier se détacher des murs, le pain se moisir, le fer se rouiller, le sel de cuisine se fondre; une telle habitation doit être abandonnée, si l'on tient à sa santé, et qu'il ne soit pas possible d'y faire des travaux d'assainissement. Dans le cas où il y aurait nécessité d'y demeurer, on aurait soin de n'y pratiquer aucun arrosement; on y ferait du feu matin et soir, même en été; on ouvrirait les fenêtres pendant la chaleur du jour; on éloignerait les lits des murailles, et l'on observerait plus exactement encore tous les autres préceptes de l'hygiène, pour atténuer une influence aussi fâcheuse que celle de l'humidité continue.

Chacun doit être prévenu du danger qu'il y a d'habiter trop tôt des maisons nouvellement bâties, récemment crépies ou mises en couleur à l'huile. Il faut souvent plusieurs années, surtout au milieu des villes, pour que des maisons neuves puissent être habitées sans compromettre la santé, et il est plus prudent de ne pas en être les premiers habitants, car il y a presque toujours quelque victime parmi eux.

Enfin, on aura soin de ne point réunir trop de personnes dans un petit espace, car c'est l'infaillible moyen de respirer toujours un mauvais air et de s'exposer aux épidémies typhoïdes qui, pour cette raison, règnent si fréquemment et font tant de ravages parmi le menu peuple des villes et des campagnes.

CHAPITRE V.

Des vêtements et des soins de propreté.

La rigueur du froid et les brusques variations de l'atmosphère, dans nos climats, rendent nécessaires des vêtements qui, pour les habitants des pays chauds, seraient un poids incommode et inutile.

On sait que les vêtements ont des effets très différents pour nous, selon les matières dont ils sont tissus et les couleurs dont ils sont teints. On sait que ceux de laine, de soie et de coton sont plus chauds que ceux de toile, surtout quand ils sont d'une couleur foncée et qui se rapproche du noir; que les tissus blancs, au contraire, s'échauffent beaucoup moins, et méritent, par conséquent, la préférence pendant l'été.

Il est sans doute avantageux d'avoir contracté dès l'enfance l'habitude d'être légèrement vêtu, sans avoir à souffrir des changements de température, mais ce n'est pas à l'âge de retour, et moins encore dans la vieillesse, qu'on doit chercher à braver les vicissitudes atmosphériques. Le plus prudent alors, est de s'en garantir en prenant de bonne heure ses habits d'hiver, et en ne les quittant que par degrés, et lorsque la belle saison est bien établie.

Les étoffes de coton, et surtout celles de laine qui conservent bien la chaleur du corps, excitent la transpiration, absorbent la sueur, ont un contact doux et ne produisent jamais la sensation du froid, sont celles qui conviennent le mieux aux personnes délicates, surtout dans les contrées et les saisons où il y a le plus d'irrégularité dans la température. Mais ces tissus dont l'application immédiate sur la peau a, en général, des effets si salutaires chez les personnes d'une constitution lymphatique, chez celles qui sont sujettes aux affections catarrhales et rhumatismales, et chez les individus qui ont passé l'âge de retour, doivent être changés souvent, parce qu'ils s'imprègnent du résidu de la transpiration, cessent dès-lors d'absorber aussi-bien l'humidité de la peau, et peuvent même irriter désagréablement cet organe. Au reste, quand on a contracté, à un certain âge, l'habitude des vêtements de laine, lorsqu'on porte depuis longtemps de la flanelle sur la peau, il serait imprudent de renoncer à cet usage. On peut seulement, pendant les chaleurs de l'été, substituer les chemisettes de coton à celles de laine, quand ces dernières deviennent par trop incommodes, et reprendre la flanelle en automne.

Dans les froids rigoureux, les femmes et les vieillards se trouvent bien de l'usage des fourrures qui, sans incommoder par leur poids, maintiennent le corps dans une agréable chaleur et développent en outre du fluide électrique; mais quand on les quitte brusquement on est beaucoup plus susceptible d'être saisi par le moindre refroidissement.

Il est avantageux de ne pas avoir la tête trop couverte, ce qui favorise évidemment la congestion sanguine du cerveau et dispose à l'apoplexie; il ne l'est pas moins, dans nos climats, d'entretenir à une température à peu près égale cette intéressante partie du corps qui, dépouillée de cheveux, dans l'âge avancé, surtout chez l'homme, n'en est que plus exposée aux impression alternatives du chaud et du froid. Quoiqu'une tête chauve donne au vieillard un aspect très imposant et qui commande le respect chez tous les peuples, il est prudent néanmoins, en nos contrées, de garantir le crâne de l'impression directe de la chaleur solaire par un bonnet de toile blanche, un léger chapeau de paille ou de feutre gris pendant la belle saison, et de le protéger, en hiver, par une perruque ou un bonnet permanent de laine ou de soie porté sous le chapeau. Relativement à la forme des chemises, il est fort important que les poignets, les manches et surtout les cols ne soient pas trop serrés. Les cravates ou les cols auxquels la mode assujettit les hommes, ne peuvent qu'augmenter leur disposition à l'apoplexie, s'ils n'ont pas l'attention de tenir fort lâches ces liens dangereux qui, en comprimant le cou, gênent le retour du sang qui doit, en conséquence, s'accumuler de plus en plus dans le cerveau : il en est de même des colliers quelquefois très serrés, des cordons et des rubans en forme de mentonnière que portent les femmes.

On les félicitait, à la fin du siècle dernier, d'avoir renoncé aux corps à baleine qui ont déformé tant de tailles, détruit tant de belles santés, et contre lesquels se sont élevés beaucoup d'écrivains philantropes, à la tête desquels on doit placer Buffon et Rousseau. Mais, dans quelques cantons de la France, on voit encore à regret de jeunes paysannes porter une espèce de cuirasse qui, en écrasant la poitrine, dispose à la phthisie pulmonaire, aux maladies du foie, de l'estomac, et rend l'allaitement difficile quand elles deviennent mères.

Les femmes les plus prudentes ont recours aujourd'hui à des corsets élastiques et légers qui s'adaptent aux contours de la taille sans la comprimer trop fortement. On ne saurait trop répéter que le désir de se faire une taille fine a coûté la vie à un grand nombre de personnes, et devient chaque jour la cause d'une foule de maladies graves. Il est de la plus grande importance, pour les deux sexes, que leurs habillements ne soient jamais trop serrés et ne forment point obstacle au mouvement progressif du sang.

Rien ne convient mieux aux hommes de tous les âges que de porter, au moyen de bretelles souples et élastiques, des pantalons larges qui ne compriment pas le ventre et sous lesquels un caleçon de toile ou de flanelle, selon la saison, absorbe la transpiration, et fixe d'une manière lâche des bas de fil, de coton ou de laine, suivant le temps et l'habitude, mais qu'il faut, dans tous les cas, changer fréquemment, car la transpiration des pieds mérite une grande attention.

On sait qu'elle est favorisée par l'usage des bas et des chaussons de laine qui sont les plus convenables, pendant la saison froide et humide, soit pour les personnes âgées, soit pour les individus délicats des deux sexes. L'attention d'entretenir aux pieds une douce chaleur est une de celles qui exercent la plus heureuse influence sur la santé, et chez les femmes surtout, cette précaution simple suffit souvent pour mettre fin à des catarrhes, à des coliques, à des irritations anciennes de l'estomac, surtout à des maux de tête ou à des enchifrenements qui, par leurs fréquents retours, sont une source d'ennuis. Mais on conçoit qu'il est difficile d'avoir les pieds chauds en portant des bas à jour, des souliers étroits et des semelles aussi minces que du papier. Les femmes assez raisonnables pour faire le sacrifice d'une mode ridicule, au plaisir de jouir long-temps d'une bonne santé, adopteront une chaussure moins légère et assez large pour que le pied y soit logé à l'aise, car rien ne dispose plus au froid que la compression des extrémités, sans compter le désagrément des callosités et des cors qui en sont le résultat ordinaire.

L'usage des soques rend aujourd'hui de grands services aux femmes et même aux hommes qui affectent les mêmes prétentions dans leur chaussure; mais les personnes qui n'ont plus l'agilité de la jeunesse doivent être prévenues qu'un double soulier, rend la marche plus fatigante, moins assurée, et donne lieu souvent à des entorses qui, à un certain âge, ne se guérissent pas toujours complètement.

Pour les personnes qui se sont tout-à-fait affranchies du joug importun de la mode, elles doivent porter des bottes larges ou de bons souliers faits d'un cuir souple et, s'il se peut, imperméable; ou du moins elles se garantiront les pieds de l'humidité froide qui cause tant d'indispositions, en garnissant leurs souliers d'une semelle de liége ou de crin changée chaque jour, en portant des chaussons de flanelle fréquemment renouvelés, et, dans la saison froide, des bas de laine ou de coton.

A la campagne, rien de plus salubre que l'usage des sabots que l'on porte avec des chaussons de laine; mais quand on s'est accoutumé à cette chaussure, il faut la garder pendant toute la mauvaise saison, faute de quoi l'on s'expose à s'enrhumer, en portant momentanément des souliers.

Je ne terminerai pas l'article des vêtements sans rappeler aux personnes pour lesquelles j'écris, le danger qu'il y a de conserver sur le corps des habits mouillés, et celui qui résulte de l'habitude pernicieuse dans laquelle sont généralement les cultivateurs et les ouvriers de rester en chemise après la cessation du travail, et de goûter imprudemment le frais après avoir éprouvé toute l'ardeur du soleil; c'est un des cas nombreux où l'instinct de l'homme est en défaut, et où il convient de résister avec le plus de courage à l'attrait d'une sensation délicieuse en reprenant ses habits; et j'approuve beaucoup l'usage de ceux qui, après s'être fort échauffés, viennent se reposer au coin du feu.

Comme la matière de la sueur ou de la transpiration laisse sur la peau une sorte d'enduit qui peut, à la longue, en déranger les fonctions, il est nécessaire de changer souvent de linge et de recourir aux lotions, aux bains et aux frictions pour entretenir la propreté du corps et favoriser l'une de ses principales dépurations. Les habitants des campagnes négligent trop souvent ces soins qui ont cependant la plus grande influence sur le maintien de la santé. Rien n'est, en effet, plus salutaire à tout âge, mais surtout à l'époque de la vie où les fonctions de la peau languissent et où la transpiration paraît entraîner une matière irritante, que de se laver tous les jours, soit à l'eau froide, soit à l'eau tiède, suivant les saisons et l'habitude, le visage, le cou, les mains et les pieds. Les personnes âgées ont une prévention singulière contre le lavage des jambes dont ils craignent de favoriser l'enflure; mais en employant, pour cette opération, une légère dissolution de savon, de l'eau aiguisée d'eau-de-vie ou de sel de cuisine, à l'exemple des anciens, elles n'ont rien de fâcheux à redouter.

Si des lotions partielles et journalières sont d'une utilité tellement évidente que leur usage fait essentiellement partie des habitudes que donne une bonne éducation, le bain qui consiste dans l'immersion du corps ou d'une partie du corps dans l'eau liquide ou en vapeur, n'est pas d'une moindre utilité dans une foule de circonstances.

Parmi les pratiques accessoires des bains, les frictions tiennent le premier rang, et le méritent par l'importance

4

dont elles sont pour la conservation de la santé. On sait que les anciens en tiraient un très grand parti pour prévenir et guérir une foule de maladies, ainsi que pour fortifier les constitutions faibles. La médecine vétérinaire en fait le plus heureux usage, et, chose étonnante, ceux même qui en connaissent toute l'utilité chez les animaux domestiques et qui les mettent au-dessus du régime alimentaire par rapport à l'influence qu'elles exercent sur leur santé, n'y songent pas pour leurs personnes, et négligent volontairement un des plus puissants moyens de régulariser les fonctions de la peau, de soutenir l'action organique, de la répartir en quelque sorte sur tous les points du corps, d'accélérer la circulation générale et capillaire, d'exciter l'action du système absorbant, et de suppléer autant que possible l'exercice que l'on ne veut ou qu'on ne peut pas prendre.

Sous ce dernier point de vue, elles sont particulièrement utiles aux personnes sédentaires, à celles qui sont sujettes aux spasmes de l'estomac et des intestins, aux flatuosités, aux affections catarrhales, rhumatismales ou goutteuses. Les frictions conviennent surtout aux individus qui sont d'un tempérament lymphatique, à ceux qui habitent des contrées froides, aux femmes parvenues à l'âge de retour et à toutes les personnes cacochymes. J'ai connu des vieillards débiles qui, à l'aide de frictions journalières, se sont maintenus long-temps exempts d'infirmités.

Les frictions se pratiquent ou avec la main nue, ou avec la main armée d'une brosse, d'un linge, ou d'une étoffe de laine plus ou moins rude. La brosse doit être plus ou moins dure, suivant la délicatesse de la peau. Le linge ou le tissu de laine peuvent être imprégnés de diverses vapeurs aromatiques, comme celles que donnent les baies de genévrier, les feuilles de laurier ou l'encens, jetés sur des charbons ardents.

Pour que les frictions soient véritablement utiles à la santé, il faut les pratiquer régulièrement tous les matins en se levant, et tous les soirs en se couchant, en consacrant une demi-heure au moins à chaque opération qui, pour être faite convenablement, doit être confiée à une main exercée, et pendant laquelle on frictionnera non-seulement les membres, mais encore le tronc, et surtout l'épine du dos.

L'utilité des frictions ne tient pas seulement à la propreté dans laquelle elles entretiennent la peau, mais encore à l'activité vitale qu'elles lui impriment et qui se propage ou directement ou sympathiquement aux divers organes de l'économie. Le défaut d'action de la peau étant, chez les personnes sédentaires, la source d'une foule de maux, on ne saurait trop chercher à y remédier par des frictions fréquemment répétées, et l'opinion des médecins observateurs est, depuis la plus haute antiquité, unanime sur ce point.

L'usage des onctions huileuses, après le bain, a pour effet de rendre la peau souple, les membres agiles, de garantir le corps des impressions extérieures, de diminuer l'influence pernicieuse de l'humidité et du froid, et l'on doit regretter qu'il soit tombé en désuétude, car les anciens en tiraient un grand parti.

En parlant des diverses applications dont l'influence sur la santé mérite d'être notée, il est à peine nécessaire, aujourd'hui, de démontrer le danger de ces pommades, de ces poudres cosmétiques, de ces matières colorantes dont l'usage était encore si répandu parmi les femmes dans le siècle dernier, et dont, en France, au moins, elles paraissent avoir généralement reconnu l'abus. Le

4.

blanc de fard, qui contient de l'oxide de bismuth, a, en effet, l'inconvénient d'altérer la peau et de prendre facilement une couleur grisâtre et même brunâtre par le contact du gaz hydrogène sulfuré ou carboné qui se dégage si fréquemment autour de nous. Le rouge minéral renferme du sulfure de mercure qui peut produire la salivation, une mauvaise haleine, et entraîner la perte des dents. Le rouge *dit* végétal qui s'obtient du carthame, le rouge de vinaigre, et le crépon, ont des effets moins graves, mais ces préparations finissent cependant par endurcir et rider la peau qui devient moins perméable tant à la transpiration qu'aux éruptions naturelles dont le dérangement peut être une cause de maladies.

Lorsque l'eau pure n'est pas suffisante pour nettoyer la peau et lui rendre tout son éclat, quand elle est devenue sèche et rugueuse par l'abus des veilles, des plaisirs, l'usage du fard ou par d'autres circonstances défavorables, les femmes peuvent avoir recours à des lotions innocentes d'eau distillée de roses, de plantain, de fraises, etc., et à des pommades de concombre, d'amandes douces, de cacao. Elles peuvent même, sans danger, employer une émulsion balsamique qui se prépare avec quelques gouttes de baume de la Mecque, trituré avec le sucre et le jaune d'œuf auquel on ajoute de l'eau de rose ou de fleurs de fèves : ce cosmétique est fort analogue au *lait virginal* qui résulte du mélange de quelques gouttes de teinture de storax et de benjoin avec de l'eau pure qui devient blanche comme du lait.

Ces préparations et quelques autres semblables peuvent être employées sans inconvénients; mais il n'en est pas de même de celles qui tiennent en dissolution des sels de plomb ou des oxides de mercure qui ne font pas toujours disparaître sans danger les boutons et les taches qui surviennent à la peau.

La mode nous a heureusement débarrassé de ces mélanges absurdes de poudres et de pommades dont on garnissait autrefois les cheveux, qui couvraient la tête d'une espèce d'enduit fort nuisible à la transpiration locale, et qui occasionnaient diverses maladies des yeux et des oreilles. Les cheveux n'exigent d'autres soins que d'être peignés tous les jours, et lavés de temps en temps, avec une dissolution savonneuse, et, si l'on veut, aromatisée; mais après ces lotions de la tête, il faut avoir grand soin d'absorber toute humidité, pour ne point en laisser en contact avec les téguments.

La propreté approuve beaucoup l'usage où sont aujourd'hui les hommes de tenir leurs cheveux courts et de se brosser la tête; mais les vieillards qui ne sont pas encore chauves, ne doivent pas les faire couper de trop près, ni dégarnir trop brusquement leur crâne, surtout dans la saison froide et brumeuse, ce qui les exposerait à contracter des catarrhes, des douleurs, des fluxions sur les gencives, les yeux, les oreilles, etc. Il vaut mieux se borner à retrancher, de temps en temps, ce que les cheveux ont de trop long, ou porter, si l'on est chauve, une perruque suffisamment garnie, ou un bonnet que l'on garde constamment pour protéger le crâne, non-seulement contre les injures extérieures, mais contre les chutes qui sont si fréquentes et si graves dans l'âge avancé.

Les soins relatifs à la barbe consistent à la faire souvent; car, lorsqu'elle est longue, elle retient la poussière et la sueur, ce qui irrite la peau et cause des démangeaisons incommodes. Si l'on veut la porter longue, il faut alors la traiter comme les cheveux, c'est-à-dire la peigner et la laver fréquemment. L'épiderme s'épaissit quelquefois dans certaines parties du corps exposées aux frottements, à la compression, comme les pieds, et il en résulte des callosités incommodes et même douloureuses. Des bains partiels ou généraux en procurent le ramollissement, et l'on peut facilement ensuite en diminuer l'épaisseur en se servant avec adresse d'un instrument tranchant au moyen duquel on enlève par couche mince cet épiderme endurci, avec l'attention de ne point aller jusqu'au sang.

C'est avec la même circonspection qu'on doit attaquer les cors aux pieds dont on diminue facilement l'incommodité en détruisant leurs points saillants par des espèces de limes douces, destinées à cet usage et qui n'ont pas l'inconvénient de l'instrument tranchant auquel une main malhabile ou tremblante peut imprimer une direction fâcheuse. Les vieillards ne devraient jamais entreprendre d'attaquer eux-mêmes leurs cors avec l'instrument tranchant dont on voit résulter souvent des accidents graves et quelquefois mortels. La prudence exige que cette opération délicate soit confiée à des personnes exercées ; car la moindre blessure des orteils peut, à un certain âge, entraîner de fâcheuses conséquences.

Parmi les moyens destinés à entretenir la propreté de la bouche et des dents, on doit craindre les liqueurs qui contiennent des acides minéraux, et se borner à de l'eau fraîche aiguisée par quelques gouttes de vinaigre, d'eau-de-vie, ou d'eau de cologne.

De toutes les poudres en usage pour nettoyer et blanchir les dents, la plus simple et la plus inoffensive est la poudre de charbon de pain brûlé qu'on passe au tamis de soie, et qu'on peut, si l'on veut, incorporer avec le miel. Cette préparation, qui ne peut attaquer l'émail des dents, est suffisante pour enlever le tartre qui en ternit la blancheur; elle n'irrite d'ailleurs pas les gencives et elle neutralise, jusqu'à un certain point, les émanations de la bouche, qui altèrent quelquefois la pureté de l'haleine.

C'est donc une bonne habitude à prendre dès le jeune âge, que celle de se rincer la bouche en se levant, de passer sur ses dents une brosse douce bien préférable aux racines de luzerne que l'on prépare à cet effet, de répéter l'ablution de la bouche après chaque repas, et d'employer, au moins une fois par semaine, la poudre de charbon ou son mélange avec le miel.

CHAPITRE VI.

Des aliments.

L'exercice de la vie entraîne des pertes continuelles que nous devons réparer sans cesse, et nous trouvons des moyens de réparation dans un grand nombre de substances que la nature nous offre à profusion, parmi les produits du règne organique, le seul qui nous fournisse de véritables aliments, c'est-à-dire des matériaux susceptibles d'être introduits dans les voies digestives, et d'y subir des changements qui les rendent capables de nourrir le corps, en se convertissant en sa propre substance.

C'est de la quantité des aliments proportionnés aux besoins réels, et de leurs qualités relatives aux tempéraments et aux âges, que dépend, en grande partie, la santé.

L'homme est évidemment destiné par la nature à vivre de substances végétales et animales, et non pas exclusivement des premières. L'expérience a prouvé en effet que, dans nos climats, le régime le plus salubre était celui dans lequel ces deux genres d'aliments entraient en proportions à peu près égales.

Pour offrir des indications relatives à leur usage, je vais passer en revue les principales productions alimentaires fournies par les deux règnes, et je terminerai cette énumération succincte par des considérations générales sur la préparation des aliments, sur le régime et les règles applicables aux différents âges, aux divers tempéraments, et aux diverses professions.

Parmi les substances alimentaires que nous tirons des végétaux, les plus utiles sont celles qui contiennent de la fécule. Cette matière est, en effet, très nourrissante et se digère facilement. Elle se trouve en grande quantité dans certaines racines ou tubercules, comme la pomme-de-terre, ainsi que dans la moëlle de quelques palmiers. Elle est presque à nu dans les graines céréales, comme le froment, le seigle, l'orge, l'avoine, le riz. Dans les semences légumineuses, comme le pois, le haricot, la lentille, la fève, elle paraît associée à une petite quantité d'huile grasse, et dans les graines émulsives comme l'amande, la noix, la noisette, etc., elle est enveloppée par une si grande proportion d'huile, que l'expression suffit pour séparer celle-ci du reste de la semence.

Dans le froment qui rend tant de services, en Europe, comme matière alimentaire, la fécule est unie à une substance glutineuse à laquelle le pain de froment doit sa supériorité sur tout autre, quand il est convenablement manipulé, bien levé et cuit à propos. C'est avec le froment qu'on fait la semoule, et c'est avec sa fécule qu'on prépare le vermicelle et plusieurs autres pâtes.

Les autres graines, telles que le maïs ou blé de Turquie, le sarrasin ou blé noir, l'orge, l'avoine, le riz, le millet, la lentille, le pois et les autres semences légumineuses; ne sont nullement propres à faire du véritable pain, parce qu'elles manquent du principe que le froment seul contient. On en fait cependant des espèces de gâteaux ou de pain compacte dont se nourrissent les habitants des campagnes dans une grande partie de la France; mais on devrait, suivant le conseil de Parmentier, réserver ces substances farineuses pour en préparer des bouillies qui conviennent mieux à l'estomac, et dont les vieillards mêmes se nourrissent avec avantage dans divers pays.

Indépendamment des ressources alimentaires qu'offrent les soupes au pain et les potages dans lesquels on fait entrer la semoule, le vermicelle, le riz, les gruaux d'orge et d'avoine et les semences légumineuses dépouillées de leur écorce et réduites en purée, on peut employer aux mêmes usages d'autres fécules parmi lesquelles celle qu'on retire de la pomme-de-terre d'une manière si facile et si simple, est la plus économique, et se trouve maintenant à la portée de toutes les classes. Des fécules étrangères, telles que le sagou, le salep, le tapioka, l'arrow-root, augmentent encore nos ressources alimentaires et peuvent satisfaire tous les goûts.

Ces diverses fécules qui n'exigent pour leur préparation qu'un peu de bouillon ou de lait, et qui n'ont pas besoin du secours de la mastication pour être bien digérées, peuvent faire, à tout âge, la base d'un bon régime, mais elles sont particulièrement utiles aux personnes qui n'ont besoin que d'une nourriture douce et légère, comme les enfants, les femmes et les vieillards.

Quant au pain de froment qui doit à la présence d'une substance glutineuse particulière sa supériorité incontestable sur tout autre pain, on sait qu'il fait, dans nos contrées, la base du régime alimentaire, et qu'il est la nourriture principale de la classe laborieuse des villes et des campagnes. Mais pour qu'il jouisse de toutes ses propriétés nutritives, il faut qu'il soit préparé convenablement, bien levé et cuit à propos [1].

C'est à l'heureuse invention de faire lever la pâte avant

---

[1] Dans beaucoup de pays où l'on récolte d'excellent blé, on ne connaît pas encore assez l'art de faire du bon pain, et je crois rendre service à quelques-uns de mes lecteurs en leur recommandant l'ouvrage de Parmentier qui a pour titre : *Le parfait Boulanger.*

de la cuire, qu'est due la perfection du pain. Le meilleur est celui qui est léger, blanc, rempli d'yeux, fait de bonne farine de froment, ou de froment et de seigle mêlés ensemble. Un pain qui réunit toutes ces qualités, est très facile à digérer, nourrit bien, convient à tous les âges ainsi qu'à tous les tempéraments, mais il faut éviter de le manger tout chaud et préférer celui qui est de la veille. Il faut avoir aussi l'attention de bien choisir le froment dont on doit se nourrir. On sait que ce grain est sujet au *charbon*, ou à la *carie*, que d'autrefois il est mêlé d'*ivraie*, et que lorsqu'on n'a pas eu soin d'enlever ces substances étrangères, le pain qui les renferme occasionne des accidents graves, surtout lorsqu'on le mange encore chaud.

Le seigle dont les habitants des campagnes mêlent fréquemment la farine à celle du froment, est, dans quelques parties de la France, très sujet à une maladie connue sous le nom de *clou*, de *blé cornu*, de *seigle ergoté*; l'usage de ce seigle occasionne les accidents les plus graves, et même la mort. Il est donc bien important de savoir choisir les deux espèces de grains avec lesquels on fait généralement le pain. Les caractères du meilleur froment sont d'être sec, dur, pesant, ramassé, bien nourri, plus rond qu'ovale, lisse, clair à sa surface, d'un blanc jaunâtre dans son intérieur, d'avoir une rainure peu profonde; d'être sonore quand on le fait sauter dans la main, et de céder aisément à l'introduction du bras dans le sac qui le renferme.

Le bon seigle doit être clair, peu alongé, gros, sec et pesant; un quart de seigle mêlé avec trois quarts de froment donne au pain qu'on en prépare la propriété d'être moins nourrissant, de se conserver plus longtemps frais et de tenir le ventre un peu plus libre, ce qui convient aux personnes pléthoriques et disposées à l'apoplexie, aux hemorroïdaires et aux individus qui se disent *échauffés*.

Le pain non levé, les gâteaux préparés avec le beurre ou le saindoux, et les diverses sortes de pâte et de pâtisserie, doivent être exclus du régime des personnes délicates, des jeunes enfants, des vieillards et des convalescents, car il en résulte souvent des indigestions dangereuses.

Parmi les fruits en usage, on doit rejeter comme malsains tous ceux qui n'ont pas atteint, ou qui ont dépassé le degré convenable de maturité. Les fruits acides comme les cerises aigres, la groseille à grappes, l'épine-vinette, l'orange, le citron qu'on n'emploie guère que comme assaisonnement ou pour faire de la limonade, certaines pommes aigrelettes, ont la propriété de calmer la soif et de modérer l'activité de la circulation, ce qui les rend fort utiles dans les contrées et les saisons chaudes, et chez les individus sanguins ou bilieux qui sont dans la force de l'âge. Ils conviennent bien aux femmes pléthoriques aux approches de l'âge de retour, et pendant toute la révolution qui s'opère chez elles de quarante à cinquante ans, pourvu toutefois que la digestion en soit facile. Mais ces mêmes fruits peuvent devenir très préjudiciables à la santé, lorsqu'ils sont imparfaitement digérés, car il en résulte alors des vomissements, des diarrhées, des dyssenteries, des fièvres intermittentes, etc., raisons pour lesquelles les personnes délicates ou âgées doivent être fort circonspectes dans leur usage.

Les fruits doux sont ceux qui contiennent plus de matière sucrée que d'acide; ils sont nourrissants et d'une digestion facile quand on n'en fait pas abus. A cette classe appartiennent l'ananas, la datte, la figue, la fraise, la framboise, la mûre, la grenade, etc. Les cerises douces offrent un grand nombre de variétés parmi lesquelles le bigarreau est le plus indigeste à cause de la fermeté de sa chair. La guigne, quoique plus molle, ne se digère pas toujours facilement. L'abricot est très nourrissant, mais donne souvent lieu à des indigestions. La pêche présente plusieurs variétés qui offrent de grandes différences sous le rapport de la consistance, mais qui sont presque toutes recommandables par leur saveur, par leur parfum et l'abondance de leur eau. La prune a plus de variétés encore que la pêche ; les plus nourrissantes et les plus faciles à digérer sont la reine-claude, le drap d'or et la mirabelle qui renferment en abondance la matière sucrée. Celles qui sont les plus aqueuses fermentent aisément dans l'estomac et dérangent souvent le ventre. Quelques variétés servent à préparer des pruneaux qui jouissent d'une qualité laxative et peuvent être fort utiles aux vieillards que la constipation tourmente.

Les pommes passent souvent à l'acidité dans les estomacs faibles qui les digèrent lentement à raison de la fermeté de leur pulpe. Lorsqu'elles sont cuites et saupoudrées de sucre, elles sont ordinairement plus faciles à digérer quand on n'en prend qu'une petite quantité ; mais les convalescents à qui l'on en donne prématurément, en sont fréquemment éprouvés, et j'ai vu un nombre considérable de rechutes et même quelques indigestions mortelles dont une pomme cuite avait été la cause.

Les poires sont en général plus aqueuses, plus sucrées que les pommes, et sont aussi plus laxatives. Il y en a, comme on sait, beaucoup de variétés, parmi lesquelles plusieurs sont fort agréables au goût et très faciles à digérer quand elles ont atteint toute leur maturité.

Le raisin, dont il existe aussi de nombreuses variétés douées de saveur et de propriétés différentes, possède dans un haut degré toutes les qualités des autres fruits doux et sucrés. Quand il est bien mûr et cueilli depuis quelques jours, il se digère et devient nourrissant; mais quand on le mange fraîchement cueilli et à jeun, il dérange fréquemment le ventre, ce que savent très bien les habitants des pays vignobles qui ont recours à ce moyen pour se purger.

Les personnes qui ont l'estomac faible éviteront donc d'en manger beaucoup, lorsqu'il est récemment cueilli; après quelques jours de conservation, il est d'un usage beaucoup plus salutaire, et c'est un fruit dont il est utile de faire provision afin de pouvoir en manger le plus longtemps possible.

On fait sécher deux variétés de raisins qu'on trouve dans le commerce; ceux appelés *raisins de Corinthe* passent pour laxatifs; les *raisins de Damas*, dont les grains sont fort gros, sont bien sucrés et très nourrissants. Les convalescents et les personnes dont la digestion est lente, se trouvent fort bien de manger, après le repas, quelques grains de raisin sec, avec l'attention d'en rejeter soigneusement les pepins et les pellicules, opération qui prolonge la mastication et fait avaler beaucoup de salive, ce qui facilite la digestion.

Le *moût* de raisin est très fermentescible, et les personnes attentives à leur santé se garderont bien d'en boire, car il détermine presque toujours le flux de ventre et des coliques venteuses chez ceux qui ont l'imprudence d'en faire usage.

Les fruits des plantes *cucurbitacées*, comme le melon, la citrouille, le potiron, la courge et le concombre, contiennent beaucoup de matière nutritive. Le melon, surtout, est aussi utile qu'agréable, pendant les chaleurs de l'été, aux personnes dont l'estomac pèche par excès d'irritabilité et dans quelques cas de gastrite chronique. Ce fruit qui fait, dit-on, la base de la nourriture de quelques peuples de l'Asie, se mange, chez nous, au commencement du repas, ce qui vaut mieux que de le réserver pour le dessert. Les estomacs délicats doivent en user avec modération, parce qu'il passe aisément à la fermentation et dérange la digestion. Il est bon d'assaisonner le melon avec du sucre, du sel ou même du poivre, selon les habitudes et la connaissance qu'on a de son estomac; mais comme, ainsi que tous les fruits du même genre, il diminue la transpiration et jouit d'une certaine vertu laxative, il faut s'en défier dans les temps frais et pluvieux de l'été et de l'automne, ainsi que dans les localités humides, marécageuses, et pendant le règne des fièvres d'accès.

Les mêmes considérations doivent s'appliquer à l'usage du concombre, du pastèque ou melon d'eau, de la courge ou potiron qui conviennent bien, du reste, aux estomacs chauds, aux personnes sanguines ou bilieuses, aux femmes pléthoriques, et qui fournissent aux vieillards un aliment qui exerce peu la mastication et dont on fait des bouillies et des *grattins* fort savoureux. La potiron est susceptible de se conserver assez long-temps, et je connais des vieillards qui en mangent pendant les trois quarts de l'année. Le doyen des horticulteurs français, M. Sageret, a trouvé le moyen de conserver aussi le melon, et de manger en toute saison de ce fruit délicieux. Mais, je le répète, ce sont des aliments dont il ne faut user qu'avec circonspection.

On sait que c'est avec les concombres naissants qu'on prépare les cornichons, cet assaisonnement qui est généralement recherché, qui excite l'appétit, mais qui peut fatiguer l'estomac des personnes faibles ou irritables. Il faut, surtout, bien prendre garde que les cornichons ne retiennent quelques mollécules des vases de cuivre dans lesquels on est dans l'usage de les préparer.

Dans la classe des fruits acerbes ou astringents se trouvent les nèfles qui ne sont agréables à manger que lorsqu'elles ont dépassé le terme de leur maturité, et qui ont la propriété de resserrer le ventre, les olives qui subissent une préparation particulière pour être servies sur nos tables et dont les estomacs délicats doivent user modérément, et les coings, qu'on ne peut manger que cuits, mais qui sous forme de pâte, de confiture ou de gelée, offrent aux estomacs débiles une ressource alimentaire très précieuse, surtout dans les cas de diarrhée avec atonie.

Les semences de plusieurs végétaux renferment une huile grasse unie à la fécule ou à un mucilage doux, ce qui leur donne une qualité nourrissante et les rend précieuses à raison de l'huile qu'on en extrait et qui est, comme on sait, d'un grand usage dans la préparation des aliments.

Les amandes douces doivent être mangées avec discrétion, car beaucoup d'estomacs ne les supportent pas bien. L'émulsion qu'elles fournissent et qui est connue sous le nom de lait d'amandes, rend de grands services dans les maladies inflammatoires. Elle fournit, dans l'état de santé, une boisson fort agréable et qui convient aux individus sanguins et irritables; mais comme le lait d'amandes dérange quelquefois la digestion, il est prudent de n'en faire usage que plusieurs heures après le repas.

Les amandes amères ne doivent être employées que comme assaisonnement, car elles contiennent un principe vénéneux qui, toutefois, ne se manifeste que lorsqu'on en mange une certaine quantité.

Les noix et les noisettes sont aussi au nombre des semences dont on peut faire usage comme aliment; mais quand elles ne sont plus fraîches, elles irritent la gorge et excitent la toux, ce qui tient à leur pellicule et à l'huile qu'elles contiennent, et qui, par la dessication de ces semences, contracte la rancidité.

Les noix qu'on sert sur nos tables, sous le nom de *cerneaux*, n'ont point encore acquis leur point de maturité et sont plus mucilagineuses qu'huileuses. Il est prudent de n'en manger qu'une très petite quantité, car dans cet état elles causent fréquemment des indigestions.

Parmi ces semences alimentaires auxquelles on doit joindre les pistaches, les pignons doux, l'arachide qui fournit une huile aussi douce que celle d'olive, et qui, dit-on, n'est pas susceptible de rancir, il en est une bien précieuse pour les personnes valétudinaires, les femmes et les vieillards, c'est l'amande du cacao avec laquelle on prépare le chocolat, cet aliment qu'on peut approprier en quelque sorte à tous les tempéraments, à tous les individus, par l'absence, l'addition ou les diverses proportions d'un principe aromatique, et l'association de différentes fécules qui en modifient les propriétés.

Il ne faut pas oublier enfin, parmi les semences alimentaires, la châtaigne dans laquelle la coction développe une saveur très sucrée, et qui fait la nourriture du peuple dans plusieurs contrées montagneuses de l'Europe méridionale. Il n'est pas rare de voir dans les Cévennes des vieillards fort âgés qui n'ont vécu que de châtaignes, et qui ont constamment joui d'une santé parfaite. Le marron qui, comme on sait, est le fruit du châtaignier perfectionné par la greffe, paraît, dans tous les desserts, pendant une partie de l'année. On conçoit qu'après avoir mangé de plusieurs mets, et quelquefois sans discrétion, l'on doit être réservé sur l'usage d'un aliment très nutritif et qui peut fatiguer un estomac déjà surchargé. C'est surtout au repas du soir que les vieillards et les personnes délicates doivent s'abstenir de marrons.

Les plantes potagères ne contiennent qu'une certaine quantité de mucilage, ce qui fait qu'elles sont peu nourrissantes, et celles qui ont beaucoup de saveur sont employées plutôt comme assaisonnement que comme aliment. Elles ont presque toutes besoin d'être préparées par la coction qui les rend plus faciles à digérer; néanmoins, dans les estomacs faibles ou mal disposés, elles produisent fréquemment des aigreurs et des vents. Les plus salubres sont les diverses espèces de chicorées et de laitues dont les feuilles se mangent en salade, la poirée dont on n'emploie que la nervure principale de la feuille, l'arroche, l'oseille, la mâche, les épinards et le pourpier, qui nourrissent peu, mais sont rafraîchissants et un peu relâchants, et conviennent parfaitement aux jeunes gens, aux individus sanguins et bilieux, ainsi qu'aux femmes pléthoriques qui touchent à la révolution de l'âge.

Les personnes d'un tempérament lymphatique ou anémique, celles dont l'estomac est réellement faible, ne doivent user qu'avec discrétion de cette espèce de jardinage.

Dans le genre des choux dont on fait une si grande consommation, les choux-fleurs et les brocolis sont les espèces les plus délicates et les plus salubres; les autres sont moins faciles à digérer et plus venteuses, et les personnes sujettes aux coliques spasmodiques feront bien de s'en abstenir ainsi que des navets, raves et petites raves dont les racines seules sont alimentaires, mais peu nourrissantes.

D'autres racines succulentes, comme celles du scorsonère, du salsifix, du céleri, de la carotte, de la betterave, du panais, fournissent un aliment léger, peu venteux et facile à digérer.

J'ai déjà parlé de la ressource précieuse que nous offre la pomme-de-terre qui plait à tous les âges, contient beaucoup de fécule et se prête à un grand nombre de préparations alimentaires.

Les jeunes pousses de l'asperge et du houblon sont recherchées comme aliment, et se digèrent bien. Leur usage relève le ton de l'estomac et augmente les urines; il convient parfaitement aux personnes d'un tempérament lymphatique, mais pourrait être nuisible aux vieillard disposés à l'inflammation des voies urinaires.

Les artichauts et les cardes sont fort nourrissants quand ils sont bien cuits, et les estomacs peu irritables s'en accommodent volontiers, car on les soupçonne d'être un peu échauffants.

Les graines légumineuses, avant leur maturité, comme la fève de marais, le pois, le haricot, et leurs gousses vertes, se rapprochent, par leurs qualités, des plantes potagères; elles sont tendres, sucrées, peu venteuses et faciles à digérer.

Parmi les autres aliments que fournit encore le règne végétal, je n'aurai garde d'oublier la truffe si estimée des gourmands et qui est réellement très nourrissante, mais qui excite les organes de la génération, et qui expose à de graves indigestions ceux qui abusent de cette production singulière que ses propriétés stimulantes doivent exclure du régime des femmes arrivées à l'âge critique, et dont les vieillards prudents doivent se défier aussi.

Les champignons méritent encore plus d'attention quand on les considère sous le rapport alimentaire. Au milieu de près de cinq cents espèces connues des botanistes, quelques-unes seulement sont innocentes, telles que le champignon de couches, l'oronge, le mousseron et la morille. A l'exception de cette dernière qui est

5.

facile à distinguer, les autres espèces peuvent être confondues avec des champignons vénéneux, et cette méprise, qui arrive tous les jours, est une source continuelle d'accidents graves. Il est reconnu d'ailleurs que les meilleurs champignons sont indigestes, et que l'on n'en doit manger qu'avec beaucoup de circonspection.

Les autres productions du règne végétal qui entrent dans le régime alimentaire, et que je n'ai point encore mentionnées, sont plutôt des assaisonnements qui conviennent quelquefois, en ranimant l'action des organes digestifs, lorsqu'ils sont languissants et complétement exempts d'irritation.

A la classe des assaisonnements appartiennent les différentes espèces d'ail, l'ognon et le porreau qui favorisent les urines et la transpiration, le piment et le poivre qui sont loin de rafraîchir, comme le croit le vulgaire, le girofle, la muscade, la vanille, le gingembre, la cannelle, qui sont des stimulants énergiques de l'estomac, le raifort, la moutarde, les cornichons, la capucine, les câpres, le cresson, le persil, le cerfeuil, l'estragon, le laurier sauce, le laurier amandier qu'on devrait exclure des assaisonnements, comme vénéneux, la sauge, le thym, les fleurs d'oranger et leur eau distillée, le verjus, le vinaigre et le sucre.

Si la plupart de ces assaisonnements âcres ou aromatiques sont essentiellement nuisibles aux tempéraments sanguins, bilieux, nerveux, aux jeunes gens, aux femmes qui approchent de l'âge critique, s'ils ne conviennent aux vieillards qu'administrés avec beaucoup de réserve, et si les individus lymphatiques sont les seuls, peut-être, auxquels ils puissent être utiles, il n'en est pas ainsi du sucre, cet assaisonnement presque universel que nous associons à tant de préparations alimentaires, et dont la propriété nourrissante est généralement reconnue. On cite en effet beaucoup de personnes qui sont parvenues à un âge très avancé et qui consommaient près d'une livre de sucre par jour. Prise en petite quantité, cette substance facilite la digestion; mais lorsque l'estomac est frappé d'un certain degré d'inflammation, l'usage immodéré du sucre manifeste réellement des effets excitants, comme je l'ai observé maintes fois, et il est vrai de dire alors que le sucre échauffe. Les femmes pléthoriques, nerveuses ou bilieuses éviteront donc d'en prendre avec excès aux approches de l'âge critique et pendant la durée de cette révolution. Les hommes sanguins ou bilieux qui sont dans la force de l'âge en éviteront aussi l'abus qui est beaucoup moins à craindre pour les vieillards dont l'appareil digestif est accoutumé à une certaine excitation, et chez ceux qui, par tempérament, ont besoin d'être un peu stimulés.

Quant aux assaisonnements acides, et à l'usage du vinaigre, du citron, du verjus, toutes les personnes dont l'estomac est débile ou irritable, les jeunes filles disposées aux pâles couleurs, les individus lymphatiques et les vieillards doivent les éviter ou ne les employer qu'avec beaucoup de réserve.

C'est du règne animal que nous tirons nos aliments les plus réparateurs, ceux qui, sous un petit volume, renferment le plus de matière susceptible d'être convertie en notre propre substance.

Le bœuf est celui de tous les animaux dont la chair fournit les principes les plus nutritifs, quand il n'est pas trop vieux et qu'il a été bien nourri. C'est avec elle qu'on prépare les bouillons qui, pour être salutaires, ne doivent pas être trop chargés de suc de viande ni de graisse, car alors ils sont difficiles à digérer. On sait de quelle ressource sont les bouillons bien faits pour restaurer promptement les personnes délicates, et pour nourrir les vieillards dont la mastication est imparfaite. Les bouillons de bœuf sont la base des soupes et des potages dont on fait un usage si général dans notre pays ; on peut les administrer froids comme chauds, quand on en a contracté l'habitude, et ils sont d'un usage commode tant en santé qu'en maladie.

Le veau a la chair plus tendre et plus légère, mais moins nourrissante ; les estomacs délicats la digèrent bien, pourvu qu'elle ne provienne pas d'un animal trop jeune. Cet aliment, qui se rapproche un peu de ceux que fournit le règne végétal, convient parfaitement aux jeunes gens, aux personnes sanguines, irritables et nerveuses, aux hommes qui sont dans la force de l'âge, ainsi qu'aux vieillards qui sont encore pleins de vigueur.

La chair du mouton est la plus nourrissante après celle du bœuf, surtout quand l'animal a atteint quatre ou cinq ans, et qu'il a été nourri dans des pâturages secs. On rejette celle du bélier qui est coriace, et celle de la brebis qui est visqueuse et fade, mais celle de l'agneau est excellente, pourvu qu'il ait au moins six mois d'allaitement. Dans ce genre de viande, il faut éviter la graisse qui y abonde et qui est indigeste.

Le chevreau de quelques semaines offre une viande facile à digérer, et tendre comme celle de la volaille, à laquelle elle ressemble beaucoup pour la saveur.

Celle du cochon est très sapide, fort nourrissante et convient aux personnes robustes. Son usage diminue la transpiration, et, sous ce rapport, cette viande doit être exclue du régime habituel des personnes sujettes aux maladies de la peau : elle dérange fréquemment les estomacs débiles, malgré le secours des assaisonnements, et les vieillards doivent n'en faire usage qu'avec discrétion. Le cochon de lait, qui est très recherché à cause de son goût délicat, convient encore moins aux estomacs faibles qui doivent surtout donner une exclusion entière au sang du cochon qu'on fait entrer dans la préparation du boudin, ainsi qu'à tous les autres mets fournis par la charcuterie.

Certains animaux sauvages nous offrent des chairs nourrissantes, riches en fibrine et faciles à digérer, qu'on qualifie de *viandes noires* pour les distinguer de celles dans lesquelles la gélatine est surabondante, et qu'on nomme *viandes blanches*. Les premières contractent promptement la putréfaction dont un premier degré suffit pour attendrir leur tissu, et, pour les manger, on attend ordinairement ce point qui développe un fumet recherché par les gastronomes.

Ces viandes noires fournies par le sanglier, le cerf, le chevreuil, la loutre, le lièvre et le lapin adultes, sont très nourrissantes, mais indigestes et échauffantes. Il n'y a que les *levreaux* et les *jeunes lapins* qui puissent convenir aux personnes d'une santé délicate.

La chair des oiseaux est en général plus légère, plus facile à digérer, mais moins nourrissante que celle des quadrupèdes. On préfère avec raison, pour l'usage alimentaire, ceux qui se nourrissent de grains et de fruits, à ceux qui se nourrissent d'insectes et de poissons, et le printemps est la saison où leur chair est moins tendre et moins succulente.

Parmi les oiseaux domestiques, les jeunes poules et les poulets fournissent un aliment très doux et fort convenable aux constitutions faibles et aux personnes âgées. Ceux qu'on engraisse par artifice, comme les chapons et les poulardes, ont un goût exquis, mais sont d'une digestion moins facile à raison de l'accumulation de la graisse dans certaines parties de la volaille que doivent rejeter les personnes valétudinaires, et celles qui ne sont pas sûres de leur estomac.

La chair des poulets n'est plus aussi tendre quand ils ont plus d'un an, et n'offre plus une nourriture aussi facile à digérer. Celle des jeunes coqs-d'Inde est aussi fort tendre et très bonne à manger, mais elle devient fort dure quand ils sont vieux.

Les pigeons fournissent, quand ils sont jeunes, un aliment de bon goût et très fortifiant; ils passent pour être échauffants, ce qui fait que bien des personnes craindraient d'en manger tous les jours.

Les personnes âgées et celles d'une constitution faible éviteront de manger de l'oie et du canard sauvage, surtout le soir. Le canard privé, la sarcelle et la poule-d'eau sont de plus facile digestion. Parmi les oiseaux sauvages les jeunes perdrix sont fort estimées, et, pour les estomacs très délicats, les ailes doivent être préférées aux cuisses qui sont moins tendres. La caille est très semblable à la perdrix pour ses qualités sapides et nutritives, mais elle est un peu plus difficile à digérer. Il en est de même de l'ortolan. Tous ces oiseaux très gras doivent inspirer de la défiance aux personnes qui ne sont plus dans la vigueur de l'âge. Elles se trouveront mieux du faisan dont la chair a un goût exquis et se digère presque aussi facilement que la volaille de basse-cour, de la gélinotte et de la perdrix rouge qui ont la chair tendre et succulente, et du coq de bruyères qui a un fumet très estimé et beaucoup d'analogie avec le faisan pour ses qualités alimentaires.

L'alouette et la grive sont aussi de facile digestion, surtout en automne et aux approches de l'hiver.

Parmi les oiseaux qui vivent d'insectes, il est plusieurs espèces dont la chair est agréable au goût et très nourrissante, telles sont, entre autres, la bécasse, les différentes espèces de bécassines, les rales, le pluvier et le vanneau. Les ailes étant, dans ces oiseaux, les parties les plus exercées, présentent un tissu plus dur, et l'on doit préférer les cuisses comme plus faciles à digérer. Pour attendrir encore les chairs de ces oiseaux et particulièrement celles de la bécasse, on est dans l'usage d'attendre un commencement de putréfaction ; mais j'ai vu beaucoup de personnes affectées d'indigestion grave, ou de gastrite aiguë, pour avoir mangé des viandes trop *faisandées*.

C'est aux oiseaux de basse-cour que nous devons les œufs qui sont un des plus précieux aliments pour les valétudinaires, les convalescents, les enfants et les vieillards.

Le blanc d'œuf est nourrissant, mais se digère, en général, moins facilement que le jaune qui est très soluble et très restaurant. Pour que l'œuf se digère très bien, il faut qu'il soit frais et qu'il ne soit point coagulé par l'action du feu ; il faut, de plus, que l'estomac soit sain ; pour peu qu'il soit irrité ou enflammé, l'œuf y subit une fermentation putride qui s'annonce par des rapports fétides et qui porte le trouble dans toute l'économie, ce qui a fait dire aux médecins que l'œuf ne convient pas dans les fièvres et surtout dans les fièvres bilieuses.

La plupart des poissons ont la chair tendre et sont d'une digestion facile, mais nourrissent moins que les aliments que nous avons passés en revue. On croit que leur usage habituel dispose aux maladies de la peau et excite les organes de la génération, ce qui n'est pas généralement avoué.

Il est des poissons dont la chair compacte et onctueuse

se digère avec difficulté; ceux dont la chair est tendre doivent être préférés pour les estomacs faibles. Ils doivent être mangés frais, et la raie seule, peut-être, fait exception à cette règle.

Ceux dont on fait le plus fréquemment usage, parmi les espèces qui vivent dans les eaux vives, sont le barbeau dont les œufs sont fort indigestes; la brème, poisson gras, onctueux, d'une digestion pénible; la bondelière, qu'on regarde comme un des meilleurs poissons; le brochet, qui est estimé, mais dont les œufs sont malfaisants; la perche, dont la chair est délicate et légère; le saumon, qui est fort agréable à manger, mais difficile à digérer; l'ombre qui est un très bon aliment et de facile digestion; la truite et surtout la truite saumonée, poisson délicieux et qui cède mieux à l'action de l'estomac.

Parmi les poissons limoneux, l'anguille, onctueuse et grasse, ne convient point aux estomacs débiles. Le goujon est léger, facile à digérer. La carpe de rivière, préférable à celle d'étangs, est généralement estimée. La lamproie se digère difficilement. La lotte est d'une saveur exquise et d'une digestion facile; il n'en est pas ainsi de la tanche dont la chair est peu soluble dans l'estomac.

La mer nous fournit la morue, poisson délicat et léger quand il est frais, mais d'une digestion difficile quand il est sec et salé; le merlan dont la chair est tendre et convient aux estomacs faibles; l'anchois, plus employé comme assaisonnement que comme aliment; le hareng, fort agréable et de facile digestion quand il est frais, mais moins salubre quand il est salé et desséché; la sardine, douée d'une saveur exquise quand elle est fraîche; le thon dont la chair est agréable à manger, mais difficile à digérer, et qui devient un excellent assaisonnement quand elle est marinée; la raie qui se digère avec facilité, quand elle a subi un commencement de décomposition; le maquereau dont la chair est très savoureuse et la laite fort délicate, mais qui ne convient qu'aux estomacs robustes; le turbot dont la chair est succulente et d'une digestion facile; la sole, à chair compacte, nourrissante et ne fatiguant pas l'estomac; le rouget, à chair sèche et peu agréable; la limande, assez semblable à la sole, mais à chair plus molle et d'une digestion plus facile encore; la dorade, qui a la chair ferme, agréable, et se digère parfaitement.

Ces divers poissons, tant de mer que d'eau douce, offrent de précieuses ressources alimentaires et conviennent à la plupart des tempéraments ainsi qu'aux personnes privées de dents, qui ne peuvent mâcher les viandes d'un tissu serré.

Dans la classe des reptiles, les tortues et les grenouilles, très riches en gélatine, sont un fort bon aliment pour tous les individus d'un tempérament nerveux et irritable, pour les personnes qui ont quelque maladie de la peau ou qui éprouvent une inflammation interne. J'ai beaucoup employé les bouillons de grenouilles, et je me suis assuré qu'ils étaient plus tempérants que ceux de veau ou de poulets qu'on prescrit ordinairement dans les maladies inflammatoires.

Les crustacés offrent quelques espèces alimentaires, comme l'écrevisse de rivière qu'on sert fréquemment sur nos tables, et qui renfermant une grande quantité de gélatine, est très nourrissante et sert à faire des bouillons dont se trouvent bien les personnes irritables et celles qui sont affectées de maladies de la peau.

Les écrevisses de mer, comme le crabe, le homard, la langouste, ont la chair ferme, savoureuse, mais difficile à digérer.

Parmi les mollusques ou coquillages, l'huître fraîche

et crue fournit un aliment agréable et nourrissant qui convient même aux vieillards dont il excite l'appétit, mais dont ils ne doivent pas abuser.

La moule lui est bien inférieure en qualités, et de plus son usage, ainsi que celui des écrevisses de mer, occasionne quelquefois une efflorescence à la peau, ce qui doit rendre ces aliments suspects aux personnes délicates ou âgées.

On mange, dans nos campagnes, le gros escargot ou colimaçon, dont la chair est visqueuse, ferme, difficile à digérer, mais nourrissante. Cet aliment ne convient certainement pas aux valétudinaires, mais ils peuvent trouver de grandes ressources dans les bouillons qu'on prépare avec ce testacé, et j'en ai fait un très grand et très heureux usage dans les inflammations lentes des poumons, de l'estomac, des intestins et des voies urinaires.

Le lait, le beurre, le fromage et le miel sont encore des substances alimentaires très utiles que nous fournit le règne animal.

Le lait, qui est la première nourriture de l'enfance, convient encore, dans beaucoup de cas, aux autres âges de la vie. S'il est une nourriture insuffisante pour les adultes vigoureux qui se livrent à des travaux pénibles, il soutient parfaitement ceux dont les organes commencent à s'affaiblir et qui mènent une vie peu exercée. Il suffit, dans la vieillesse, à l'entretien des forces, et je connais beaucoup d'octogénaires qui se trouvent fort bien d'en prendre matin et soir. Parmi ceux-ci, j'ai vu rarement la goutte et les maladies inflammatoires de la vessie si communes parmi les vieillards qui abusent de l'usage du vin qu'on nomme à tort *le lait des vieillards*.

La crème et le beurre sont employés plus souvent comme assaisonnements que comme aliments. L'usage habituel de ces substances relâche les premières voies, détend la fibre musculaire et dispose aux hernies. La crème se digère plus aisément que le beurre, cependant elle s'aigrit dans certains estomacs, et peut déterminer des indigestions graves. Il en est de même du fromage frais associé à la crème ou au sucre dont on mange quelquefois au dessert, et dont l'usage est souvent nuisible aux personnes qui ne sont plus dans la vigueur de l'âge.

Le fromage vieux et salé est quelquefois favorable à la digestion, mais il doit toujours être pris en petite quantité, car il excite l'appétit et expose à manger beaucoup plus qu'il ne convient.

Après le choix des aliments, il n'y a rien de plus important pour la santé que leur préparation. La plus convenable est celle qui développe le mieux leurs qualités nutritives et en facilite la digestion. C'est ce que fait la coction qui, bien ménagée, attendrit les tissus, les rend plus solubles, et enlève à certains végétaux des principes qui ne sont pas alimentaires ou qui sont même nuisibles.

Les expériences de Spallanzani ont prouvé que la viande cuite se digère mieux que la viande crue, et la viande rôtie mieux que la viande bouillie. Les personnes d'une santé délicate et dont l'estomac est débile, les vieillards qui conservent assez de dents pour exercer une mastication régulière, doivent donc préférer les viandes rôties ou grillées à celles qui ont donné tous leurs sucs au bouillon. Dans le cas contraire on préférera les viandes cuites à l'*étuvée*, c'est-à-dire à vaisseau fermé, avec une petite quantité d'eau. Les viandes, préparées ainsi, conservent toutes leurs propriétés nourrissantes, toute leur saveur, et sont généralement plus tendres que cuites d'une autre manière. Ce mode de coction convient surtout aux viandes fermes et dures comme le mouton.

C'était un grand service à rendre aux personnes qui, par défaut de dents, ne peuvent exercer une mastication parfaite, que de trouver un moyen facile et simple d'attendrir les tissus les plus durs. C'est ce que vient de faire M. Le Prieur, docteur en médecine à Pont-Audemer. Des expériences que j'ai répétées plusieurs fois avec succès, lui ont prouvé qu'une petite quantité de sous-carbonate de potasse, en dissolution dans de l'eau tiède, suffit pour convertir, en quelques heures de macération, la chair la plus dure, le poisson le plus coriace, en viande tendre et fondante, ou pour réduire, de même, les pois, les haricots, les lentilles, etc., en une pulpe moelleuse et facile à digérer. Le procédé de M. Le Prieur mérite d'être généralement connu et de devenir populaire [1].

De toutes les manières de cuire les aliments, la moins salubre est de les faire frire, parce que les corps gras qu'on emploie à cette opération pouvant supporter une température trois fois plus élevée que celle de l'eau bouillante, une aussi forte chaleur dénature les sucs nourriciers, diminue leur solubilité, et rend âcres les substances grasses dont ils sont mélangés.

[1] Ce procédé consiste à faire mariner les viandes et les légumes qu'on veut attendrir, pendant une, deux, trois heures au plus, en raison du poids des morceaux, dans une quantité d'eau suffisante, tenant en dissolution un gros de sous-carbonate de potasse par livre de viande ou de légumes secs.

La macération doit être faite à la température de dix à vingt degrés (Réaumur). Quand elle est terminée, on rejette l'eau, puis on plonge la viande dans de nouvelle eau pure et froide, afin de lui enlever un reste d'alcali qu'elle peut retenir.

Quand on veut attendrir des viandes ou des poissons salés, il faut, préalablement, les débarrasser du sel marin, en les plongeant dans de l'eau chaude tenant en dissolution du sous-carbonate de potasse en dose plus forte que pour la préparation des viandes non salées, et en renouvelant cette eau de temps en temps, pour dessaler complétement le morceau, sauf à lui rendre du sel en l'assaisonnant pour le manger.

Traités par le procédé de M. Le Prieur, les légumes secs se cuisent promptement, qu'ils soient vieux ou de l'année, mais il faut employer un gros de sous-carbonate par livre de grains.

Les personnes soigneuses de leur santé ne sauraient veiller avec une attention trop minutieuse à la propreté des vaisseaux et ustensiles qui servent à préparer leurs aliments. On connaît le danger qu'il y a d'avaler les moindres parcelles de cuivre quand elles sont dans l'état d'oxide, et l'on sait que l'étamage offre une bien faible garantie contre l'empoisonnement qui résulte si souvent de l'usage des vases de cuivre. Ceux de plomb ne sont pas moins suspects, et l'on devrait proscrire les uns et les autres pour ne se servir que d'ustensiles de fer, de grès, de porcelaine ou de poterie dure recouverte d'un vernis n'ayant pour base que l'oxide d'étain, qui n'a rien de vénéneux.

L'article des assaisonnements touche de trop près à la santé pour que je ne leur consacre pas quelques lignes. Ils ne devraient avoir d'autre objet que de rendre plus savoureux et plus faciles à digérer les aliments auxquels on les associe; mais ils deviennent perfides quand ils excitent trop l'appétit ou allument une soif qui fait abuser du vin et d'autres boissons spiritueuses. Toutefois, leur usage modéré peut être utile à certains estomacs débiles, ainsi qu'à ceux qui ont contracté l'habitude de cette excitation, et pour lesquels elle est devenue un véritable besoin.

Aux assaisonnements nombreux que fournit le règne organique, le règne inorganique en ajoute un seul; mais c'est le plus nécessaire et le plus usité. Le sel marin, connu aussi sous le nom de sel de cuisine, est généralement employé pour donner de la saveur aux aliments et favoriser leur digestion; mais son abus occasionne la soif, la sécheresse de la bouche et l'irritation de l'estomac. On l'accuse même de disposer aux maladies de la peau, ainsi qu'au scorbut. Les personnes qui ont quelque tendance à ces affections, et particulièrement les vieillards, doivent donc éviter l'excès du sel et l'usage habituel des salaisons, surtout si leur tempérament est plus bilieux ou plus nerveux que lymphatique; car ce sont les sujets doués de cette dernière constitution, qui ont le moins à craindre du sel et des assaisonnements.

Après le sel, l'assaisonnement le plus général, dans nos habitudes actuelles, est le sucre qui entre dans une foule de préparations alimentaires, et qui sert à conserver les fruits ou leurs sucs sous les formes les plus variées et les plus agréables.

Le miel peut remplacer le sucre dans beaucoup de circonstances, et, par ses propriétés laxatives, il peut rendre de grands services aux personnes qui sont tourmentées de la constipation. Il suffit, quelquefois, de manger le soir du miel en rayons, ou des compôtes de pommes, de poires ou de pruneaux, préparées au miel, pour avoir le ventre libre le lendemain, et ce moyen de faciliter une des fonctions les plus importantes de l'économie animale, ne doit pas être négligé dans l'âge avancé. On associe très utilement le miel aux boissons mucilagineuses dans le traitement des divers catarrhes qui affligent la vieillesse et dans celui des inflammations viscérales.

Les assaisonnements de nature acide, comme le vinaigre, le verjus, le citron, sont plus particulièrement employés à la préparation des substances animales dont ils diminuent la viscosité, tout en réprimant leur tendance à la putréfaction; mais leur usage habituel fatigue les estomacs délicats. Les jeunes femmes doivent être prémunies contre le danger des acides auxquels on sait que, pour prévenir ou diminuer leur embonpoint, quelques-unes d'entre elles ont imprudemment recours. Cet abus compromet souvent la santé d'une manière irréparable, comme j'en ai vu beaucoup d'exemples.

Les *épices*, comme le poivre, la cannelle, les clous de girofle, le gingembre, la noix muscade, etc., renferment une huile volatile âcre qui est un des stimulants les plus actifs de l'estomac, et dont l'abus est trop près de l'usage pour qu'il ne faille pas avertir les personnes que l'habitude n'a pas encore familiarisées avec leur emploi, du danger qu'il y a, dans nos contrées, d'exciter sans cesse les organes digestifs, et de provoquer journellement l'appétit par des irritants semblables. Si les tempéraments lymphatiques ou anémiques, si quelques estomacs tombés dans une atonie véritable, ont besoin d'être stimulés ainsi pour que la digestion s'opère, il n'en est pas de même des estomacs irritables et des tempéraments bilieux, sanguins ou nerveux, chez lesquels de pareils assaisonnements préparent des inflammations chroniques et des lésions graves des viscères abdominaux, après avoir exalté les fonctions digestives et avoir produit un excès de nutrition qui dispose fréquemment à l'apoplexie.

Nous avons des aromates indigènes qui sont moins incendiaires que ceux de la zone torride et qui conviennent mieux à nos organes, tels sont l'anis, le fenouil, la coriandre, l'angélique, le thym, le serpolet, la sauge, etc. Ils suffisent, dans nos contrées, pour exciter l'action de l'estomac, réprimer ou expulser les vents.

La moutarde et le raifort qu'on associe fréquemment à l'usage des viandes grasses, en facilitent la digestion chez les individus dont l'estomac est peu irritable; mais les corps gras, comme l'huile, le saindoux, le beurre, la crème, doivent être employés avec beaucoup de réserve chez les vieillards, car ces substances donnent lieu fréquemment à des indigestions dangereuses.

CHAPITRE VII.

Des boissons.

Si les personnes qui attachent un juste intérêt à la conservation de leur santé doivent surveiller le choix ou la préparation des aliments dont elles font leur nourriture, elles ne doivent pas apporter moins d'attention dans le choix des liquides qui servent à leurs besoins.

L'eau, qui est la boisson la plus naturelle de l'homme, doit réunir, pour être salubre, plusieurs qualités que chacun doit connaître. La meilleure est celle qui est fraîche, limpide, sans couleur, sans odeur, qui s'échauffe promptement et se refroidit de même, qui ne produit aucun sentiment de pesanteur à l'estomac, qui dissout parfaitement le savon et cuit les graines légumineuses sans les durcir. Telle est ordinairement celle qui, avant d'arriver à la surface du sol, a parcouru un certain espace à travers le sable ou les cailloux.

Les eaux des rivières et des fleuves flattent moins le goût que les eaux de source, mais elles sont plus légères et moins crues. Celles qui ont traversé des terrains gypseux ou argileux sont moins bonnes. Dans l'un et l'autre cas, elles tiennent en suspension des matières étrangères : c'est ce qui arrive surtout après les grandes pluies. Alors, il faut les laisser déposer, ou les filtrer à travers le sable avant que d'en boire.

L'eau de pluie recueillie dans des citernes propres est

aussi de bonne qualité; mais pour qu'elle soit aussi pure qu'elle peut l'être, il faut avoir l'attention de ne point admettre dans la citerne la première eau qui tombe après une grande sécheresse, non plus que celle qui tombe par un grand vent accompagné de chaleur; car, dans ces circonstances, la pluie peut être considérée comme une sorte de lessive de l'atmosphère qui entraîne vers la terre une foule de substances tant animales que végétales qui flottaient dans l'air, et dont la présence dans l'eau est une cause de corruption prochaine.

Les eaux de puits sont, en général, moins salubres que les précédentes, parce qu'elles contiennent ordinairement beaucoup de substances terreuses ou salines, capables de fatiguer les organes digestifs. Le savon n'est pas dissous parfaitement dans ces eaux; elles cuisent mal les légumes; celles qui coulent sur le sable sont infiniment meilleures, mais celles qui viennent de terrains argileux ou calcaires sont les moins pures de toutes.

Les eaux croupissantes et chargées de substances organiques en décomposition, sont d'un emploi dangereux, surtout pendant ou après les grandes chaleurs de l'été, et devraient être entièrement proscrites des usages ordinaires de la vie. Si l'on était réduit à s'en servir, il faudrait, du moins, les filtrer dans des fontaines garnies de sable et de charbon de bois qui a la propriété de neutraliser les émanations fétides et de faire disparaître les effets de la putréfaction.

L'usage d'une eau pure et de bonne qualité a été regardée, de tout temps, comme un excellent moyen de se préserver des maladies et d'arriver à un âge avancé, et l'on cite plusieurs centenaires qui n'avaient jamais bu que de l'eau depuis leur enfance. Lors même que l'on n'en fait pas sa boisson exclusive, il est bon d'en boire un

6.

verre ou deux à jeun, lorsque l'estomac s'en accommode et qu'on est disposé à la pléthore sanguine ou à la gravelle.

Quant aux personnes qui ont toujours eu l'habitude de ne boire que de l'eau, il n'y a aucune raison solide qu'on puisse opposer à la continuation de cet usage, surtout chez les individus d'un tempérament sanguin, bilieux ou nerveux. Pour ceux d'une constitution lymphatique, il est rare qu'un instinct naturel ne les ait pas éloignés du régime aqueux et ne leur ait pas fait contracter le goût des boissons fermentées.

L'eau est la base d'un grand nombre de boissons dont on fait usage dans notre pays, tant en santé qu'en maladie. Outre l'eau simplement sucrée dont l'emploi va jusqu'à l'abus dans les différentes classes de la société, on compose avec ce liquide et les sucs des fruits acides ou les sirops qu'on en obtient, des boissons aussi agréables que salutaires, et qui sont très propres à calmer la soif. Les semences émulsives, comme les amandes douces, les pepins de courge, triturés avec l'addition de l'eau, fournissent une espèce de lait végétal qui jouit de la propriété de rafraîchir les organes digestifs, de ralentir la circulation et de modérer l'activité du système nerveux. Cette boisson, qui plaît généralement, dispose au sommeil, et c'est le calmant qui réussit le mieux toutes les fois qu'il y a trop de réaction et d'énergie vitale. Mais comme le *lait d'amande* modère et quelquefois affaiblit notablement l'activité de l'estomac, il est prudent de ne point en faire usage pendant le travail de la digestion. Pour les mêmes raisons, les vieillards et les individus de tempérament lymphatique n'y auront recours qu'avec circonspection et en prenant conseil de l'expérience.

Est-il nécessaire de rappeler aux personnes pour lesquelles j'écris, le danger qu'il y a de prendre des boissons fraîches lorsque le corps est échauffé ou en sueur, circonstance qui détermine, tous les jours, des fluxions de poitrine, des catarrhes et beaucoup d'autres maladies, chez les cultivateurs imprévoyants de nos campagnes?

L'eau est aussi la base de plusieurs boissons nourrissantes, parmi lesquelles *l'eau d'orge* et *l'eau panée* méritent d'être citées, à raison de leurs propriétés salutaires et de l'usage qu'on en fait généralement, tant en santé qu'en maladie.

C'est à l'eau qu'on prépare ordinairement le chocolat destiné aux personnes faibles et valétudinaires qui le digèrent mieux que lorsqu'il est au lait ou à la crème. Cependant il faut ici consulter l'habitude et les goûts particuliers. Cet aliment liquide, qui est ordinairement parfumé avec la vanille, convient aux estomacs débiles, aux individus dont le tempérament est lymphatique ou anémique, et aux convalescents; mais il est nuisible à ceux qui sont d'une constitution sanguine ou bilieuse, ainsi qu'aux individus secs, mélancoliques, et à ceux que la constipation tourmente.

Il faut savoir aussi que le chocolat dit *de santé* est plus indigeste que celui qu'on prépare à la vanille, et qu'il convient le moins aux personnes dont les organes digestifs sont dans l'atonie. Il faut enfin être prévenu que l'on trouve souvent dans le commerce un chocolat falsifié par différentes fécules, par de la farine de riz, de lentilles, de pois, dans lequel le beurre de cacao est remplacé par des jaunes d'œufs, des graisses animales ou du beurre ordinaire, qui passent promptement à la rancidité, et qui deviennent, par ce mélange frauduleux, un aliment indigeste, au lieu d'être réparateur.

Parmi les boissons aqueuses qui contiennent un principe aromatique, on ne fait guere usage, dans l'état de santé, que de l'infusion de thé et de celle de café.

La première qui est en usage, depuis un temps immémorial, dans la plus grande partie de l'Asie, et à laquelle on attribue la rareté de la goutte et de la gravelle parmi les Chinois qui en font une immense consommation, est une boisson agréable qui facilite la digestion, la transpiration et les autres sécrétions, et qui excite une douce gaîté sans produire jamais l'ivresse. Dans notre pays, son emploi le plus général est dans les indigestions, et l'on y a recours au moindre embarras de l'estomac ; mais alors on le prend beaucoup plus léger que lorsqu'on en fait usage comme boisson alimentaire, ce qui n'a guère lieu, parmi nous, que dans la classe opulente, où le thé a rendu l'immense service de rendre rare l'excès du vin et des liqueurs spiritueuses.

Le thé, par son principe aromatique, paraît avoir une action marquée sur les nerfs dont il apaise les mouvements désordonnés. Il réussit surtout aux personnes replètes, aux gros mangeurs, à ceux qui font peu d'exercice et aux pituiteux.

L'usage modéré d'un thé léger peut donc être utile aux personnes de l'âge de retour et aux vieillards qui sont dans de semblables dispositions. Mais les femmes nerveuses, irritables, éviteront d'en faire abus et d'en prendre une infusion trop chargée. On sait, en effet, que le thé seul, en poudre ou en pillules, est un excitant très énergique, et que cette propriété, encore exaltée par le degré de chaleur auquel certaines personnes ont l'imprudence de prendre cette infusion, s'exerce d'une manière nuisible sur les organes digestifs, sur la circulation et sur le système nerveux, d'où résultent l'élévation et l'accélération du pouls, de l'agitation, des tremblements, de l'insomnie, des vertiges, des palpitations, et quelquefois la mélancolie la plus profonde.

Les plantes aromatiques de notre pays, qui peuvent remplacer avec le plus d'avantage la feuille de la Chine, sont la sauge, la mélisse, le marrube blanc, le serpolet et autres semblables dont les habitants de nos campagnes font usage, et dont les personnes de tempérament lymphatique se trouvent bien de prendre des infusions tièdes, non-seulement dans les cas d'indigestion, mais encore dans les catarrhes de la gorge, de la poitrine et de l'estomac, dont les *glaires* sont, pour eux, l'effet le plus apparent et le plus incommode.

Le thé de Suisse, si connu dans toute la France, est une réunion de plantes qui sont pour la plupart aromatiques, et à la récolte desquelles j'ai plusieurs fois assisté sur les sommets du Jura. Celles qui dominent dans ce mélange sont le pied de chat, la sanicle, le pied de lion, la verge d'or, le bugle, la brunelle et le mille pertuis. L'infusion qu'on en prépare et dont on fait trop arbitrairement usage à la suite des contusions, des chutes, etc., est très excitante et fait souvent plus de mal que de bien.

Des infusions plus innocentes, et dont l'agrément remplace pour beaucoup de personnes le thé de la Chine, sont les infusions qu'on prépare vulgairement avec les fleurs de tilleul, et dont les femmes, surtout, font usage avec raison dans une foule de névralgies et d'affections spasmodiques.

On fait aussi des infusions très agréables et propres à remplacer le thé, sans en avoir les inconvénients, avec les feuilles de la verveine odorante, de l'oranger, du citronnier, mais surtout avec les fleurs de l'aspérule odorante qui croit dans la plupart de nos bois, et dont l'odeur est des plus suaves et se conserve après la dessication.

Une autre infusion dont l'usage est infiniment plus répandu parmi nous, c'est le café, qui plaît généralement au goût, à l'odorat, et qui jouit de la propriété de favoriser la digestion, de dissiper la pesanteur de tête et d'exciter toutes les facultés intellectuelles sans produire l'ivresse.

Le café à l'eau convient surtout aux personnes grasses, à celles de tempérament pituiteux, aux individus sédentaires, aux hommes de cabinet disposés à prendre de l'embonpoint et doués d'une fibre molle et peu irritable.

Il convient beaucoup moins et peut même être nuisible aux personnes sanguines ou nerveuses, à celles d'une constitution sèche, aux individus maigres, sujets à l'insomnie, fatigués par des névralgies, des maladies de la peau ou des accès de goutte.

Comme excitant du système sanguin et du système nerveux, le café pris avec excès favorise la tendance à l'apoplexie, aux hémorroïdes, aux spasmes, chez les personnes qui y sont prédisposées; il entretient l'inflammation chronique des viscères abdominaux que son abus a souvent déterminée; il produit le tremblement, éloigne le sommeil, exalte momentanément les forces soit au physique soit au moral, mais ne les répare pas.

On sait combien l'habitude atténue les mauvais effets de certaines choses, et combien on cite de personnes arrivées à un grand âge malgré l'usage du café; ce qui faisait dire à Fontenelle presque centenaire, que c'était un poison lent. Il n'en est pas moins vrai que cet agréable excitant dont on fait un emploi trop général, sans distinction d'âge et de tempérament, est une des causes qui multiplient les inflammations chroniques si communes de nos jours, et qui empêchent tant de personnes d'arriver à la vieillesse.

Au lieu de faire du café un usage habituel, on devrait le réserver pour certains cas de faiblesse ou d'atonie, pour certains jours de tristesse et d'abattement, pour les temps froids et humides, pour les circonstances où l'on ne peut prendre de l'exercice comme à l'ordinaire, pour celles où l'estomac a été surchargé d'aliments, etc. Le café serait alors une ressource d'autant plus précieuse que l'organisme ne serait point accoutumé à son action. Mais on veut connaître de bonne heure toutes les jouissances sensuelles, et, même à l'époque de la plus grande vigueur, on se plaît à user de tous les stimulants; est-il étonnant que le flambeau de la vie se consume avec tant de rapidité, et que si peu de personnes parviennent à un âge avancé !

Les boissons fermentées le plus en usage parmi nous sont le vin, la bière et le cidre, et ces boissons, qui diffèrent entre elles par leur goût plus ou moins agréable, et surtout par les proportions dans lesquelles s'y trouvent l'alkool et quelques autres principes, servent non-seulement à étancher la soif, mais encore à nourrir le corps, exciter l'action des organes digestifs et du cerveau, et à produire en nous un sentiment de bien-être qui les fait rechercher par la plupart des hommes.

Le vin est une boisson aussi agréable que salutaire quand il est de bonne qualité et qu'on en use sobrement. Alors il relève les forces, augmente l'énergie vitale, favorise la transpiration et donne de la gaîté. Pris avec excès, il produit l'ivresse, dont la fréquente répétition occasionne l'apoplexie, la stupidité, la démence, le tremblement, le dérangement des fonctions digestives, l'inflammation chronique des viscères du bas-ventre, et l'hydropisie qui en est presque toujours la suite.

On reconnaît que l'usage du vin est nuisible, lorsqu'àprès en avoir pris une petite quantité, on éprouve des nausées, des rapports aigres, des maux de tête, et qu'après en avoir bu un peu plus que de coutume, on sent qu'il occasionne des vertiges, trouble la raison et produit une ivresse querelleuse portée à la colère ou à la fureur. Les personnes chez lesquelles le vin détermine de semblables effets, et qui persistent dans son usage, périssent misérablement vers l'âge de retour.

Quant à celles qui digèrent bien le vin et dont l'ivresse est spirituelle, babillarde et gaie, elles vivent plus long-temps que les premières ; mais leur tempérament finit par s'altérer vers l'âge de soixante ans, et elles ont en partage, dans la vieillesse, la goutte, la paralysie, l'hypocondrie, le tremblement des membres, la démence, le catarrhe de la vessie, la gravelle, et souvent une grande partie de ces maux réunis.

Ce sont principalement les hommes pléthoriques, bilieux ou nerveux, adonnés à la bonne chère et dont le corps est peu exercé, qui doivent éviter l'abus du vin. On peut en permettre un usage plus libre aux gens de peine, aux cultivateurs qui fatiguent beaucoup, aux vieillards d'un tempérament pituiteux, particulièrement dans les contrées et dans les saisons qui sont humides et froides. Mais il est toujours prudent de tremper d'eau son vin, et comme l'a dit le bon Plutarque, *de calmer les ardeurs de Bacchus par le commerce des nymphes.*

Les vieillards, les convalescents et les personnes débiles doivent éviter l'usage des vins nouveaux, attendu que leur fermentation n'étant point encore achevée, la digestion en est souvent pénible. Les vins vieux qui sont moins excitants, moins chargés d'alkool et de matière colorante, leur conviennent mieux, et, selon les localités, les habitudes et les tempéraments, ils préféreront, pour l'usage habituel, les vins rouges de Bourgogne, de Champagne, de Bordeaux, ou des bons cantons du Jura. Ceux du Midi sont trop capiteux pour l'usage ordinaire. Les vins blancs secs ou mousseux sont utiles aux individus pituiteux, surchargés d'embonpoint et disposés à la gravelle; mais il ne faut pas les choisir parmi les plus spiritueux. Les vins *clairets* ou *rosés* mousseux, bien trempés d'eau, font une boisson agréable autant que salubre dans les grandes chaleurs de l'été, et l'on peut en ajouter une petite proportion à la limonade dont on aime à faire usage dans cette saison.

Quant aux vins riches en matière sucrée, en alkool et en arôme, comme les vins de Chypre, de Chio, de Malaga, d'Alicante, de Xerès, de Tokai, etc., ils sont fortifiants et très réparateurs; toutefois les personnes faibles ou âgées ne doivent en prendre qu'avec réserve, afin de se ménager une ressource précieuse que peuvent leur offrir aussi quelques vins de France, tels que ceux de Frontignan, de Lunel, et les vins de paille du Jura. Les *vins jaunes* bien choisis de Château-Châlons et d'Arbois peuvent remplacer avantageusement le vin de Madère qui se trouve souvent falsifié avec l'alkool, et le premier, surtout, mérite plus qu'aucun autre d'être nommé le *vin des vieillards*, comme on le désigne en Franche-Comté.

Après avoir appelé sur les inconvénients qui résultent de l'abus du vin l'attention des personnes pour lesquelles j'écris, je dois la fixer aussi sur les dangers qu'occasionne souvent la falsification de cette boisson.

La plus commune est celle que de coupables marchands employent pour rétablir, au moyen de la litharge, le vin qui tourne à l'aigre. Cet oxide de plomb jouit, en effet, de la propriété de neutraliser l'acide acétique qui s'est développé dans la liqueur, et de former avec lui un sel d'une saveur sucrée qui n'altère pas la couleur du vin, et qui empêche les progrès de la fermentation acétouse. Mais ce sel peut donner lieu à la colique que l'on connait vulgairement sous le nom de *colique de plomb* ou *colique des peintres*, et qui est toujours fort dangereuse pour les constitutions faibles et pour les personnes âgées.

Le moyen le plus simple et le plus facile de reconnaître ce genre de falsification, consiste à verser quinze ou vingt gouttes d'acide hydrosulfurique dans un verre bien net, à moitié rempli du vin suspect qui se trouble et qui forme un précipité noirâtre, lorsqu'il contient du plomb.

Après le vin, la bière est la boisson fermentée dont on fait le plus d'usage dans nos contrées. Elle est plus nourrissante et moins spiritueuse que le vin; elle est, par conséquent, moins échauffante; cependant il faut en user sobrement, car l'ivresse produite par la bière est plus dangereuse et plus durable que celle qui est occasionnée par le vin. Les personnes des deux sexes qui ont l'estomac faible, qui sont tourmentées par les vents et qui sont surchargées d'embonpoint doivent éviter l'usage de la bière; mais les sujets irritables, maigres, nerveux, ceux qui sont sujets aux douleurs articulaires, aux maladies de la peau, aux inflammations de poitrine, etc., se trouvent bien, en général, de cette boisson fermentée, plus ou moins étendue d'eau, et dont ils peuvent user plus impunément que du vin pendant les travaux champêtres et dans la saison des chaleurs. Pour les valétudinaires ils éviteront la bière trop récente, celle qui commence à s'aigrir; et ceux qui craignent les flatuosités laisseront dissiper la mousse que forme à la surface de la bière le dégagement de l'acide carbonique.

Avec cette attention, la bière ne peut qu'être salutaire aux personnes qui la digèrent bien, surtout à celles qui ont quelque disposition au scorbut, à la goutte ou à la pierre. Cette dernière maladie est, en effet, très rare dans les pays où l'usage de la bière est général, et Cyprianus, célèbre lithotomiste hollandais, qui avait, dit-on, pratiqué l'opération de la taille sur plus de quatorze cents sujets, fait observer que, dans le grand nombre de gens qui s'étaient adressés à lui pour être opérés, il n'en avait jamais vu aucun qui fît de la bière son unique boisson.

Le cidre et le poiré dont on fait un grand usage dans quelques-uns de nos départements de l'ouest, sont des boissons salubres et nourrissantes lorsqu'elles ont fermenté d'une manière convenable, mais elles sont nuisibles lorsqu'elles sont récentes. Elles causent alors des aigreurs, des vents, des coliques, surtout lorsqu'elles ont séjourné dans des vases de plomb.

Le cidre de pommes est plus doux que le poiré. Ce dernier est plus spiritueux et plus excitant, et les personnes nerveuses ne doivent en faire usage qu'avec modération. Ces boissons, qui ne sont pas défavorables à la longévité, conviennent parfaitement aux personnes disposées au scorbut; mais lorsqu'on en prend avec excès, elles occasionnent une ivresse plus longue et plus dangereuse que celle causée par le vin.

Si les diverses boissons dont je viens de parler sont presque toujours salutaires, et n'abrègent pas la durée de la vie quand on les prend avec modération, il n'en est pas de même des liqueurs *alkooliques* ou à l'esprit de vin, dont l'usage est malheureusement devenu si général dans quelques classes de la société.

Pour un petit nombre de cas où ces liqueurs, prises en petite quantité, peuvent aider à la digestion et relever instantanément les forces abattues, il en est une multitude où elles agissent à la manière d'un véritable poison qui brûle lentement les organes digestifs, y produit des lésions irrémédiables, répand le trouble dans les fonctions des nerfs et du cerveau, et amène une vieillesse prématurée, lorsqu'il n'occasionne pas des inflammations qui donnent promptement la mort, comme on en voit chaque jour des exemples.

L'emploi le plus dangereux que l'on puisse faire de l'eau-de-vie et des liqueurs analogues, c'est d'en boire à jeun, comme le font la plupart des ouvriers et des femmes du peuple. L'impression de la boisson perfide s'exerce alors à nu sur les membranes de l'estomac, et y produit très facilement une inflammation lente d'où résulte le cancer ou le squirre du pylore, maladies constamment mortelles et qui sont très communes parmi ceux qui ont la funeste habitude de boire à jeun des liqueurs fortes.

Quel que soit l'agrément des liqueurs dont l'esprit-de-vin fait la base et dont l'art a su varier à l'infini le goût et le parfum, on ne devrait s'en permettre l'usage que lorsqu'il est urgent de relever rapidement les forces abattues, comme dans les cas de défaillance, d'asphyxie, etc., ou bien lorsqu'on veut combattre momentanément l'influence de l'humidité froide à laquelle on se trouve exposé. Hors ces deux cas, les médecins seuls devraient régler l'emploi des liqueurs spiritueuses, dont l'usage est trop près de l'abus, pour qu'il soit abandonné aux caprices de la volonté et aux exigences de l'habitude.

Si la langueur des digestions par l'effet de la débilité réelle de l'estomac ou de la nature des aliments, oblige certaines personnes à recourir aux liqueurs spiritueuses, qu'elles préfèrent du moins les plus simples, comme l'eau d'absynthe, de noyau, etc.

L'anisette, la crème de vanille, de cannelle, le ratafia

de fleurs d'oranger, de cerises, de noix, peuvent être utiles aux estomacs paresseux et exempts d'irritation, qui sont fatigués par des flatuosités et des aigreurs. Mais, dans tous les cas, il faut se borner à la moindre quantité possible de ces liqueurs avec lesquelles on se familiarise trop facilement, ce qui conduit bientôt à l'abus.

Je dois en dire autant du *punch*, où une certaine proportion d'eau bouillante, de thé, de sucre et de citron corrige ce que le *rhum* seul a de trop échauffant. C'est, dit le docteur Falk, la plus agréable des boissons, mais la plus dangereuse quand on en prend indiscrètement ; et l'on conçoit combien son fréquent usage doit être nuisible aux sujets irritables, sanguins ou bilieux, qui sont disposés à des inflammations internes, à des hémorragies, à des maladies de la peau, de la vessie, à des douleurs articulaires ou à des affections nerveuses !

CHAPITRE VIII.

Considérations générales sur le régime.

Après avoir passé en revue les aliments et les boissons dont on fait le plus communément usage dans notre pays, je terminerai l'article si important du régime par quelques règles ou observations générales dont la connaissance devrait être universellement répandue.

Ce ne sont point les aliments que nous introduisons dans notre corps qui le nourrissent, mais seulement ceux que nous digérons bien; et la digestion est, en général, d'autant plus parfaite qu'elle s'exerce sur une plus petite quantité d'aliments bien choisis. Ceux que nous ne digérons pas ne servent qu'à fatiguer l'estomac et à déranger ses fonctions, d'où résultent la détérioration de la santé et une foule de maladies.

L'appétit bien prononcé est le signe auquel nous reconnaissons que le corps a besoin de nourriture, et que tous les organes qui concourent à la digestion sont convenablement disposés pour remplir leurs fonctions. L'absence de l'appétit annonce l'état contraire, et il est prudent alors de s'abstenir de manger jusqu'à ce que l'aiguillon de la faim se fasse sentir.

Il faut prendre garde de confondre celui-ci avec ce qu'on pourrait appeler l'appétit du palais, sensation factice à laquelle l'estomac est étranger et qui a son siége dans l'organe du goût artificiellement excité, et qui devient alors un conseiller perfide.

Il faut aussi être prévenu que, dans quelques circonstances, dans les convalescences, par exemple, et dans certains états nerveux, un appétit très vif est un sentiment trompeur auquel il serait fort dangereux de s'abandonner. C'est surtout dans ces cas là qu'on doit observer le précepte sage de ne satisfaire qu'à demi l'insatiable désir de manger dont on est tourmenté, et de multiplier ses repas.

Il est, en général, imprudent de manger entièrement à son appétit quand on est parvenu à l'âge de retour et surtout à la vieillesse, lorsqu'on est habituellement bien nourri et qu'on mène une vie sédentaire et inactive; car alors les organes, et particulièrement le tissu cellulaire, se pénètrent d'une grande quantité de sucs nourriciers, on prend un embonpoint suspect, on devient lourd, assoupi, disposé à l'apoplexie, à la goutte, à l'engorgement des viscères, l'absorption devient languissante, et les inflammations accidentelles se terminent difficilement par résolution.

L'estomac, qui est le principal organe de la digestion, a pour ainsi dire, dans chaque individu, sa manière d'être, son degré particulier d'énergie, ses préférences, ses répugnances et même ses caprices. Toutes ses modifications sont ordinairement bien connues des personnes qui sont arrivées à un certain âge. Or il est sage qu'elles y aient constamment égard, ainsi qu'à l'habitude, dans le choix des aliments, car il est très certain que ceux qu'on digère le mieux et auxquels on est le plus accoutumé, sont préférables, quoique moins salubres, à ceux d'une meilleure qualité pour lesquels on a de la répugnance ou dont on n'a pas l'habitude. Hippocrate a proclamé le premier cette grande vérité que l'expérience des siècles a confirmée.

7

La mastication étant la condition préalable de la digestion parfaite des substances solides qui se dissolvent d'autant plus facilement dans le suc gastrique, qu'elles ont été mieux triturées et plus imprégnées de salive, les personnes soigneuses de leur santé doivent bien mâcher leurs aliments; et si l'état des dents ne permet pas une mastication exacte, comme il arrive souvent dans l'âge avancé, elles doivent choisir alors, pour leur nourriture, des potages, des bouillies, des purées, des gelées, des viandes tendres, etc., ou se servir d'instruments appropriés pour diviser et mâcher, en quelque sorte, les aliments d'une consistance dure.

Un moyen sûr de ménager les forces de l'estomac est de ne pas dépasser les bornes du besoin; de ne faire usage que de mets préparés très simplement, et de n'en admettre qu'un petit nombre à chaque repas, car rien n'excite plus l'appétit que leur variété.

Lorsque, par circonstance, on a fait un repas trop copieux, on doit chercher à réparer cet inconvénient et à prévenir les effets nuisibles que cet excès pourrait avoir, en supprimant le repas suivant, ou en le réduisant beaucoup. C'est dans les mêmes vues que des personnes prudentes, obligées d'assister fréquemment à de grands repas, s'imposent, de temps en temps, un jour de jeûne à l'exemple de l'empereur Vespasien qui faisait diète un jour par mois.

Pour la quantité d'aliments qu'on doit prendre, dans les vingt-quatre heures, on sent qu'elle doit varier selon une foule de circonstances. Les sujets dont l'accroissement n'est pas terminé, les jeunes gens, les adultes qui travaillent d'une manière continue, qui se livrent à des exercices corporels, ont besoin d'une plus grande quantité d'aliments et de boissons; mais dans tous les âges, dans toutes les professions, une vie sobre et tempérante, également éloignée d'un régime surabondant et d'une abstinence portée trop loin, est le secret le plus sûr de conserver la santé, de prévenir les maladies et d'atteindre un âge avancé.

La régularité des repas est utile aux personnes d'une constitution délicate, ainsi qu'à celles d'un âge avancé, parce que l'habitude, qui exerce une si grande influence sur les divers actes de l'économie, favorise singulièrement l'action de l'estomac que viennent réveiller, à certaines époques de la journée, le besoin et la vue des aliments.

Si tout le monde est d'accord sur ce point, on ne l'est pas de même sur le nombre et la nature des repas qu'on doit faire. Quelques personnes n'en font qu'un seul, mais il est bien difficile alors que l'estomac n'ait pas à souffrir et d'une trop longue vacuité et d'une trop grande réplétion. Deux repas, par jour, satisfont un peu mieux au besoin de la nature qui, en général, exige de nouveaux aliments six heures après que l'estomac en a reçu une quantité médiocre; mais trois conviennent mieux encore aux personnes qui mangent peu à la fois et qui ne veulent s'exposer ni aux inconvénients d'une trop grande vacuité de l'estomac, ni à ceux d'un repas copieux.

L'habitude de quatre repas est bonne pour les enfants, pour les jeunes gens, pour les hommes faits qui se livrent à des travaux corporels, ainsi que pour les convalescents et les vieillards épuisés qui ont besoin de se restaurer fréquemment.

Les personnes qui dînent à midi, pour souper à sept ou huit heures, doivent faire un déjeûner léger une heure ou deux après leur lever; mais ce repas sera plus substantiel si le dîner ne doit avoir lieu qu'à deux ou

7.

trois heures, et le souper doit se borner alors à un potage ou à un bouillon, ou à quelques fruits. Dans le premier cas même, le repas du soir doit être frugal.

Après l'appétit, le meilleur assaisonnement des repas est la gaîté; nouveau motif pour les prendre en commun, au milieu de sa famille et de ses amis, et non pas solitairement. Ces réunions, où le plaisir de la conversation vient s'associer à l'un des actes les plus nécessaires de la vie physique, et le transforme en un délassement agréable, ont aussi pour avantage de faire manger plus lentement, d'augmenter la sécrétion de la salive et d'exclure toute contention d'esprit, circonstances singulièrement favorables à la digestion.

Je regarde comme fort nuisible à la santé l'usage où sont beaucoup de personnes de manger très chauds certains mets et surtout les potages. Pour les dents, il est certain que le contraste habituel du chaud et du froid prépare leur destruction : aussi les incisives supérieures, plus particulièrement exposées à ce contraste, sont-elles ordinairement gâtées les premières.

En ne prenant ses aliments qu'à une faible chaleur, on peut, sans inconvénient, prendre ses boissons fraîches ou même frappées de glace, ce qui est aussi salutaire qu'agréable pendant les ardeurs de l'été. L'habitude des boissons chaudes énerve souvent le corps, affaiblit la tête, débilite l'estomac et gâte les dents. Cependant les personnes fort âgées et dont les organes languissants sont peu capables de réaction, doivent éviter les boissons froides, surtout en hiver; elles se trouveront mieux de boire tiède.

C'est particulièrement en mangeant qu'il convient de boire, et non après les repas, comme on le fait en certains pays où l'on contracte facilement l'habitude des excès, au grand détriment de la santé. Le but essentiel de la boisson étant de délayer les aliments solides, il faut boire peu à la fois, mais souvent, et l'usage des petits verres adoptés aujourd'hui sur nos tables est bien préférable aux grands vases en usage chez nos aïeux qui mettaient leur vanité à les remplir de vin jusqu'aux bords et à les vider tout d'une haleine.

S'il est prudent de ne manger que d'un très petit nombre de mets à chaque repas, il ne l'est pas moins de s'interdire plusieurs sortes de vin. Le mieux est de s'en tenir à celui dont on a l'habitude ; et si, par circonstance, on est dans le cas d'en goûter d'autres, on doit le faire avec discrétion.

Telles sont les règles générales du régime alimentaire pour les différents âges et pour les divers tempéraments.

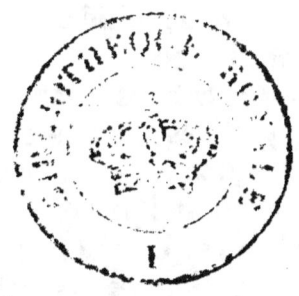

CHAPITRE IX.

Des évacuations naturelles.

Rien ne contribue plus au maintien de la santé que la facilité et la régularité des *excrétions* qui ont pour objet d'entraîner hors du corps des matières qui sont désormais impropres à le nourrir, et dont la rétention serait une cause de trouble pour l'économie animale.

Parmi les évacuations les plus importantes sont la transpiration, les selles et les urines. La première qui s'exhale continuellement de toutes les parties du corps, ou comme une vapeur insensible qui se dissout dans l'air, ou sous forme liquide, ce qui constitue la sueur, exerce, par ses variations, la plus grande influence sur la santé, et l'on n'en sera point surpris en apprenant qu'elle équivaut, en poids, à peu près à la moitié des aliments et des boissons dont nous faisons usage.

Cette même exhalation se fait aussi dans l'intérieur des voies respiratoires et digestives, et l'on observe que ces deux sources de transpiration se remplacent mutuellement, et que l'augmentation de l'une entraîne ordinairement la diminution de l'autre. Il existe aussi un rapport constant entre cette évacuation et les urines qui sont d'autant plus rares que la transpiration est plus abondante, et réciproquement. Chacun sait qu'on transpire plus en été qu'en hiver, saison pendant laquelle on urine aussi davantage. La transpiration est, en général, proportionnée à l'activité de la circulation et à l'énergie vitale de la peau ; il n'est donc pas surprenant qu'elle diminue dans la vieillesse et languisse chez les individus faibles.

On remarque aussi qu'elle est moindre pendant le sommeil ; que certaines parties de la peau transpirent plus que d'autres, comme la paume des mains, la plante des pieds, le creux des aisselles ; que lorsque l'air est chaud, sec et fréquemment renouvelé, elle est plus abondante, et que le besoin de prendre des liquides se fait alors plus vivement sentir.

La sueur est souvent due à l'augmentation de la transpiration insensible, mais on observe qu'elle affaiblit le corps et qu'elle en rend le poids plus accablant, quoiqu'il soit réellement moindre à la balance, ce qui semble prouver qu'elle entraine avec elle beaucoup de matière nutritive. La transpiration insensible, au contraire, allége le corps, le rend plus dispos, et augmente les forces au lieu de les déprimer.

Cette importante fonction varie d'après un grand nombre de circonstances dont il est utile que la connaissance devienne générale. L'exercice et la chaleur de l'atmosphère lui donnent de l'activité ; il en est de même de la gaîté et des affections agréables de l'àme ; la tristesse, l'ennui, la crainte, produisent l'effet contraire, ainsi que les travaux intellectuels d'un genre sérieux et qui captivent fortement l'attention.

La transpiration est contrariée aussi par l'action des ligatures qui gènent la circulation, par l'étroitesse des vètements, par le défaut de propreté de la peau, et par l'usage de certains aliments.

Un médecin, Sanctorius, qui, pour mieux étudier tous les phénomènes de cette fonction, a vécu près de trente ans dans une balance, pesant scrupuleusement tout ce qui entrait dans son corps et tout ce qui en sortait, a constaté que les huiles, la viande de cochon, le poisson gras et surtout l'anguille, le melon, le potiron, le concombre, les champignons, les figues fraîches, les boissons prises hors des repas, et tous les aliments d'une digestion difficile, diminuent et ralentissent la transpiration. Au contraire, d'après ses observations, le pain bien levé et bien cuit, le mouton, la volaille, l'ail, l'ognon, le poireau, augmentent sensiblement cette excrétion.

Le jeûne prolongé nuit à la transpiration, et l'on a remarqué qu'elle s'opère mieux quand on fait trois repas par jour que lorsqu'on n'en fait qu'un seul. L'on a encore observé que si l'on se couche immédiatement après le souper, la transpiration en est diminuée.

Mais rien ne s'oppose plus à l'exercice régulier de cette fonction que la vie sédentaire, le froid humide et les variations fréquentes de l'atmosphère.

La transpiration excessive jette le corps dans l'épuisement et affaiblit beaucoup l'énergie morale. La diminution, et surtout la suppression de cette évacuation, ne sont pas moins à craindre, et donnent lieu à diverses maladies qui affectent spécialement les membranes muqueuses, et que contractent facilement les personnes impressionnables, soit qu'elles s'exposent imprudemment à l'air froid en sortant d'un lieu chaud, soit qu'elles n'aient pas le soin de changer assez tôt de vêtements ou de chaussure après avoir été mouillées, soit qu'elles aient le malheur de coucher dans des draps imparfaitement séchés, comme cela arrive fréquemment en voyage, d'habiter des maisons humides, des chambres trop souvent lavées, ou d'être soumises à l'air de la nuit pendant les temps d'abondante rosée.

Les moyens propres à rétablir la transpiration, lorsqu'elle a été supprimée ou dérangée brusquement, consistent dans l'usage des bains tièdes de tout le corps, ou du moins des pieds et des mains, suivis de frictions sèches; après quoi il est convenable de se coucher dans un lit chaud, et d'y prendre quelques boissons tièdes, comme du thé, de l'infusion de fleur de tilleul ou de sureau, de préférence au vin, qui détermine quelquefois une réaction inflammatoire. On continue ces moyens jusqu'à ce qu'il soit arrivé un commencement de sueur que l'on soutient pendant quelques instants, mais qu'il faut bien se garder de pousser trop loin, comme tant de personnes ont l'imprudence de le faire, surtout dans les campagnes où j'ai vu, maintes fois, des malades exténués et couverts d'une éruption miliaire qui redoublait leur effroi, pour avoir trempé de leur sueur, vingt, trente et même quarante chemises de suite, ce qui les avait plongés dans une prostration de forces et dans un abattement moral qui donnaient un caractère fort grave à leur maladie primitive.

S'il est dangereux de provoquer des sueurs excessives, il ne l'est pas moins de contrarier des sueurs spontanées, qui s'observent assez souvent chez des personnes de l'un et l'autre sexe, dont la santé ne paraît que mieux affermie par cette évacuation naturelle qu'il faut bien se garder de contrarier.

Mais ce sont surtout les sueurs locales et anciennes, quelque incommodes qu'elles soient, qu'on ne saurait trop respecter à tout âge. Ces sueurs qui affectent particulièrement les pieds, les mains, les aisselles ou les aines, ont quelquefois une odeur fort désagréable. Nonobstant cet inconvénient, il ne faut leur opposer que des précautions de propreté, comme des bains, des lotions d'eau tiède, le changement fréquent de linge, de bas, de gants et de chaussure. Les annales de la médecine fourmillent d'exemples authentiques qui prouvent les dangers attachés à la suppression ou même à la diminution de cette excrétion de la peau, qui a évidemment un caractère dépuratoire; et il n'existe aucun praticien exercé qui n'ait fait de semblables observations. L'importance de la transpiration par rapport à l'intégrité des autres fonctions, la tendance qu'a cette excrétion à diminuer graduellement à mesure que l'énergie vitale s'affaiblit et que le tissu de la peau se dessèche, font aux personnes qui avancent en âge une loi rigoureuse de ne rien négliger de ce qui peut favoriser cette fonction; car c'est le moyen de prévenir les catarrhes, les douleurs rhumatismales et articulaires, les fluxions, les engorgements si communs au déclin de la vie. Elles entretiendront donc constamment la peau dans un état de propreté et de souplesse, en prenant de temps en temps des bains tempérés de tout le corps, en se lavant fréquemment les pieds et les mains à l'eau de savon tiède. Elles auront soin, en outre, de porter sur la peau des tissus de laine ou de coton selon la saison, de s'habiller d'autant plus chaudement que la température de l'atmosphère est plus froide, de faire en tout temps un peu d'exercice, d'éloigner autant que possible les passions tristes, d'observer la sobriété, de boire une quantité raisonnable de bon vin, si elles en ont l'habitude, de se nourrir enfin d'aliments faciles à digérer, et choisis parmi ceux qui favorisent la transpiration et que j'ai déjà fait connaître.

Une autre évacuation qui exerce une grande influence sur la santé, est celle du résidu des aliments solides qui, dans l'acte de la digestion, n'ont pu se convertir en chile, et qui doivent être rejetés hors du corps avec une certaine quantité de bile et de mucus intestinal.

Dans l'état de santé, et chez les adultes, cette évacuation s'opère ordinairement une fois dans les vingt-quatre heures, et d'une manière à peu près régulière; cependant on peut citer beaucoup de personnes qui jouissent d'une parfaite santé, et ne vont à la garde-robe que tous les deux ou trois jours, et même encore plus rarement; comme on peut citer quelques individus qui, sans paraître incommodés, ont eu plusieurs selles par jour, et cela pendant un certain nombre d'années.

La régularité des selles dépend du régime que l'on suit, de la nature des aliments dont on se nourrit, de la quantité de boisson que l'on prend, de la durée du sommeil auquel on se livre, de l'exercice, mais surtout de l'habitude. Le besoin naturel qui les provoque peut être suspendu ou réprimé, jusqu'à un certain point, par la volonté, et alors il cesse de se faire sentir et ne revient quelquefois que long-temps après, ce qui peut avoir de graves inconvénients.

La constipation dispose, en effet, aux maux de tête, aux vertiges, à l'insomnie, aux palpitations, à l'oppression, au dérangement de l'appétit et de la digestion. Elle peut occasionner des coliques, des hémorroïdes, l'inflammation des intestins, et enfin l'*iléus*, ou cette constipation opiniâtre accompagnée du vomissement de tout ce qui est contenu dans l'estomac et le reste du canal alimentaire. D'un autre côté les efforts violents que l'on fait pour aller à la garde-robe peuvent déterminer l'apoplexie chez les personnes qui y ont des dispositions, et des hernies en sont fréquemment aussi le résultat chez des individus même qui n'appartiennent pas encore à la vieillesse.

Les causes de la constipation sont communément des aliments secs ou féculents, une trop petite quantité de boisson, la chaleur atmosphérique, de grandes sueurs, un exercice prolongé, surtout à cheval, un long séjour en voiture ou au lit, une vie trop sédentaire, l'abus du café à l'eau, du chocolat, des vins astringents, des liqueurs spiritueuses, des médicaments âcres, irritants ou narcotiques, la diminution ou la suppression de l'écoulement de la bile dans les intestins, comme dans la jaunisse et quelques autres maladies du foie, le fréquent contact du plomb, mais surtout la diminution de la contractilité intestinale amenée par l'inaction ou par les progrès de l'âge.

Dans les cas ordinaires, on peut espérer de prévenir la constipation, en évitant d'abord les causes qui la produisent et dont j'ai fait plus haut l'énumération. Il faut, en outre, lorsque l'estomac le permet, modifier son régime ordinaire, le rendre plus aqueux, plus rafraîchissant, faire un plus grand usage de viandes blanches, de jardinage relâchant, de fruits bien mûrs ou cuits en compote. C'est alors qu'on se trouve bien de manger du pain de seigle, de boire de l'eau pure ou mêlée d'une très petite quantité de vin, de prendre, dans la matinée et à jeun, du petit-lait, du lait de beurre, et même quelques cuillerées d'huile douce et récente, comme celles d'olives, d'amandes, de pistaches, etc. Bien des personnes ne trouvent point de déjeûné plus propre à prévenir la constipation, que le café à la crème ou la bouillie de maïs préparée à l'eau, avec du sel et du beurre frais pour tout assaisonnement.

Les personnes sujettes à la constipation doivent appeler aussi à leur secours le pouvoir de l'habitude, et ne pas manquer de se présenter à la garde-robe tous les jours, en se levant, qu'elles en éprouvent ou non le besoin, et de persévérer dans cet usage qui tôt ou tard amène une grande régularité dans l'exercice d'une des fonctions les plus importantes à la santé.

Lorsqu'il faut avoir recours à des remèdes internes, les laxatifs doux, comme la manne, la casse, les tamarins, la marmelade de Tronchin, l'infusion de séné dans le jus de pruneaux, l'huile de ricin, la crème de tartre soluble, la magnésie, la rhubarbe, le sucre de lait dissous dans l'eau miellée ou le petit-lait, sont préférables aux purgatifs salins et résineux dont il n'est pas toujours facile de modérer l'action irritante et qu'on ne doit jamais laisser à la discrétion des malades. Il en est de même de l'aloës qui rend tous les jours de grands services chez les vieillards de tempérament pituiteux, et ceux dont les intestins sont dans l'inertie, mais qui ne convient pas aux constitutions sèches, nerveuses, irritables. Dans ce cas, on se trouve mieux des laxatifs indiqués plus haut, ainsi que de l'usage du miel et des compotes de pruneaux, de pommes, de poires ou d'abricots, apprêtées avec cette substance au lieu de sucre.

Le moyen le plus simple et le plus commode de remédier à la constipation, consiste à prendre des lavements qu'on prépare à l'eau tiède dans les cas ordinaires, mais auxquels on peut communiquer diverses propriétés, selon les indications. Ainsi, lorsque la constipation tient à un état de tension, à un excès de chaleur dans les gros intestins, comme il arrive presque toujours chez les individus forts et vigoureux et chez les personnes irritables, il faut préférer les décoctions émollientes et mucilagineuses, comme celles de mauves, de guimauve, de laitue, de graine de lin, de son, etc.

Lorsque la constipation est due à l'atonie, à l'inertie des gros intestins, comme il arrive souvent dans la vieillesse avancée, alors on prépare des lavements avec une décoction de mercuriale ou même de séné, et l'on y ajoute du miel, quelquefois du savon ou du sel de cuisine, dans des proportions variables que l'expérience fait bientôt connaître.

Les lavements sont une ressource si précieuse dans une foule de circonstances, que toute personne soigneuse de sa santé devrait se familiariser de bonne heure avec ce moyen, et se mettre dans le cas de l'employer avec facilité et sans la moindre assistance, pour y recourir au besoin. Mais il faudrait, pour cela, adopter un instrument avec lequel il fût impossible de se blesser, comme il arrive par fois avec les seringues ordinaires. J'ai été témoin d'accidents survenus à des personnes faibles ou maladroites qui étoient tombées en se servant de seringues à canule métallique à double courbure, et qui avaient couru le risque de se percer l'intestin, blessure qui est toujours extrémement dangereuse. Un semblable malheur ne peut arriver avec le *clyssoir* ni avec le *clyso-pompe* que je regarde comme des instruments fort utiles et qui ont l'avantage de pouvoir être transportés en voyage comme meubles de poche. Mais la manœuvre de ces instruments exige un petit apprentissage auquel il est bon de se livrer, pendant qu'on se porte bien, afin de ne pas être embarrassé quand le besoin devient pressant et lorsqu'on est privé d'assistance.

Les personnes âgées doivent être prévenues que les hernies s'établissent facilement chez elles, et que rien n'expose autant à leur formation que les efforts journaliers que l'on fait pour aller à la garde-robe, lesquels ont aussi pour effet de provoquer les hémorroïdes. Il est donc toujours prudent de modérer ces efforts, et de fléchir le corps le plus qu'il est possible, en appliquant les poings fermés sur les aisnes, où se trouvent les ouvertures du ventre par lesquelles se font ordinairement les hernies. S'il en existait déjà une qui fût contenue par un bandage, on aurait soin d'appuyer sur la pelotte qui la maintient réduite, pendant les efforts expulsifs; et si, par imprudence, on ne portait pas de bandage, ou que, par malheur, la hernie ne fût pas susceptible de rentrer, on redoublerait de soin pour l'embrasser exactement avec la main et pour la contenir de manière à ce qu'elle n'augmentât pas de volume et ne s'étranglât pas pendant les efforts auxquels on serait forcé de se livrer.

On devrait observer les mêmes précautions dans les cas de vomissement, de toux violente, et toutes les fois qu'on est forcé de se livrer à quelque effort.

S'il convient, pour prévenir la constipation, de ne passer aucun jour sans se présenter à la garde-robe, à peu près à la même heure, afin d'ajouter le pouvoir de l'habitude à l'aiguillon du besoin, il convient aussi de ne pas écouter trop facilement de faux besoins dont quelques personnes sont tourmentées, par l'effet d'une sorte de préoccupation à laquelle elles se livrent lorsqu'elles sont seules, ce qui leur fait beaucoup de mal. Le sommeil, la distraction, la société et la contrainte qu'elle impose, ont pour elles, sous ce point de vue, beaucoup d'avantages.

Une incommodité qui accompagne ordinairement la constipation dans l'âge avancé, ce sont les vents ou flatuosités qui se dégagent dans les voies digestives et dont l'expulsion éprouve plus ou moins d'obstacles.

Le développement de ces flatuosités est presque toujours en raison de la langueur de la digestion et du défaut de réaction des organes digestifs; voilà pourquoi elles tourmentent les valétudinaires, les convalescents, les goutteux, les hémorroïdaires, les hypocondriaques, les femmes vaporeuses, etc., pour peu que ces personnes s'écartent des loix de la sobriété et fassent usage d'aliments indigestes et susceptibles de fermentation.

Lorsque les flatuosités ne s'échappent pas facilement, soit par le haut, soit par le bas, l'appétit se dérange, le ventre se gonfle et devient douloureux, la respiration est gênée, la tête se charge, le sommeil fuit, on est enclin à la tristesse; enfin des palpitations de cœur, des vertiges et même des accidents apoplectiques viennent souvent aggraver cet état auquel disposent particulièrement le travail trop assidu du cabinet, la vie sédentaire, l'intempérance et les affections tristes de l'âme.

Il n'est pas sûr d'opposer toujours aux vents des substances échauffantes et des liqueurs spiritueuses, parce qu'ils coïncident quelquefois avec un état d'irritation de l'estomac et des intestins. Il vaut mieux employer les infusions légèrement aromatiques, comme celles d'anis, de fenouil, de camomille, de mélisse, de feuilles d'oranger, les lavements préparés avec la décoction des mêmes plantes, les frictions sèches pratiquées sur le ventre et dirigées dans le sens des gros intestins, c'est-à-dire de bas en haut et de droite à gauche.

Les flatuosités qui ne dépendent que de la constipation disparaissent avec elle; mais pour celles qui sont dues à la langueur des fonctions digestives, sans irritation et sans lésion organique, on ne peut y remédier que par la suspension des travaux intellectuels, si l'on s'y livrait immodérément, par l'exercice journalier, les frictions sèches, un régime plus animal que végétal, un peu de vin vieux aux repas, du café à l'eau si rien ne le contre-indique d'ailleurs, et quelques stimulants agréables comme les pastilles de menthe, le sucre d'aunée, la racine d'angélique confite, la fleur d'orange pralinée, l'anis sucré, le chocolat à la vanille et autres choses semblables.

Mais quelle que soit la cause des flatuosités, il est dangereux de ne pas leur donner issue quand on en éprouve le besoin pressant ; et puisque la politesse de nos mœurs ne permet pas que nous imitions en cela les Stoïciens ni les Romains du temps de Claude, auxquels cet empereur avait accordé, par décret, la liberté de sacrifier en pareil cas les convenances, c'est un nouveau motif pour que les personnes sujettes aux coliques venteuses s'éloignent des cérémonies et des assemblées qui imposent trop de contrainte, ou se ménagent du moins la facilité d'en sortir à l'annonce du plus léger besoin, de quelque nature qu'il soit.

Un de ceux qu'il est bien important aussi de satisfaire, dès qu'il se manifeste d'une manière pressante, c'est celui d'expulser les urines accumulées dans la vessie. En effet, ce fluide, séparé du sang par les reins, n'est pas destiné à séjourner longtemps dans le réservoir auquel il est transmis, et l'observation journalière prouve que les personnes qui tardent à le rendre, surtout dans l'âge avancé, s'exposent à l'inflammation ou à la paralysie de la vessie et à la rétention d'urine qui en est le résultat.

Il n'est pas de praticien un peu répandu, qui ne puisse citer des exemples analogues à ceux que rapporte Galien, de personnes qui, pour avoir retenu trop longtemps leurs urines, par distraction, par paresse ou par décence, dans les temples, au sénat, au barreau, à table, avaient perdu la faculté de les rendre à volonté.

D'un autre côté, l'on observe que si l'on contracte l'habitude d'uriner trop souvent, la vessie se resserre, ses parois s'épaississent et cessent, à la longue, de pouvoir se prêter à la moindre distension, ce qui impose la nécessité de la vider à chaque instant et dérange tous les actes de la vie sociale. Sans fixer de règles précises à cet égard, il parait convenable de pourvoir à l'émission complète de l'urine trois ou quatre fois par jour, lors même

8

qu'on n'en ressentirait pas le besoin d'une manière pressante.

Mais ce sont particulièrement les vieillards qui doivent être attentifs à le satisfaire dès qu'il s'annonce, parce que la vessie, chez eux, étant déjà paresseuse et peu sensible à l'impression de l'urine, ne les avertit plus que faiblement de sa présence, et s'ils négligent le premier avertissement, le col de la vessie s'irrite, se contracte, et le fond de cet organe, affaibli par la diminution générale de la contractilité ainsi que par la distention de ses parois, ne peut plus surmonter la résistance de l'orifice enflammé ou resserré spasmodiquement, et il en résulte la rétention d'urine, maladie si commune dans l'âge avancé, si difficile à guérir sans retour, et qui réclame les secours les plus prompts et les plus intelligents.

Une autre considération qui doit engager à ne point trop retenir ses urines, c'est la facilité avec laquelle se forment les calculs ou les pierres dans l'âge avancé. Comme, à l'exception de l'acide oxalique, tous les principes constituants des concrétions calculeuses des reins et de la vessie existent dans l'urine, il est facile de concevoir leur création. Il suffit, pour cela, que l'un de ces principes forme un précipité assez solide pour devenir le noyau d'une pierre qui s'accroît bientôt par couches successives, lorsqu'elle n'a pu être expulsée avec l'urine, par les contractions de la vessie. Or, rien ne favorise plus ce précipité que le repos du corps, l'habitude de rester longtemps couché dans des lits de laine ou de plume qui échauffent les reins et dissipent la partie la plus aqueuse de l'urine, le long séjour de ce fluide dans son réservoir, et la rétention du sédiment qu'il forme ordinairement.

Il est donc bien important, pour les personnes livrées à des travaux sédentaires, d'obéir promptement à la nature lorsqu'elle les sollicite, et de faire quelques pas pour aller rendre leurs urines. Il est bien essentiel, à tout âge, mais surtout dans la vieillesse, d'en favoriser l'expulsion complète en se plaçant dans la situation droite ou verticale, et de ne pas manquer d'uriner jusqu'à la dernière goutte *en donnant le dernier coup de piston*, comme le recommandait le célèbre Desault.

C'est donc une bien mauvaise habitude que celle que beaucoup de personnes contractent, par nonchalance, d'uriner sans se lever du lit. De cette manière la vessie ne se vide pas entièrement; le mucus qu'elle fournit et la portion la plus épaisse de l'urine y séjournent et s'y accumulent de plus en plus. Si, dans ces circonstances, il se formait des cristaux d'acide urique, ils deviendraient promptement le noyau d'un calcul, et si l'on échappait à la production d'un corps étranger, on échapperait difficilement au catarrhe et à l'inflammation de la vessie, qui sont le résultat le plus ordinaire du séjour que fait dans ce réservoir une certaine portion d'urine.

Ce sont surtout les hommes qui, à raison de quelques circonstances particulières d'organisation, sont le plus exposés à ces infirmités. Les femmes y sont infiniment moins sujettes, mais cependant il est sage qu'elles observent les mêmes précautions.

Après les trois excrétions principales dont il vient d'être question, il en est encore d'autres sur lesquelles il est utile d'appeler l'attention des personnes qui veulent conserver leur santé et prolonger leur existence.

La salive, fournie par plusieurs glandes situées au voisinage de la bouche, et versée dans cette cavité en grande quantité pendant l'acte de la mastication, humecte et pénètre les substances solides dont nous nous nourrissons, et leur imprime un premier degré d'altération, ce qui a

8.

fait dire, avec juste raison, que la digestion commençait dans la bouche. Aussi l'évacuation trop fréquente de la salive nuit singulièrement à cette importante fonction, la rend imparfaite et languissante, détruit l'appétit, occasionne la sécheresse de la gorge et détermine la soif.

C'est au moyen de la salive que les corps savoureux font impression sur l'organe du goût qui, faute de ce fluide, ne perçoit plus les saveurs.

Les personnes qui ont contracté la mauvaise habitude de cracher souvent, ont, en général, l'estomac débile, sont pâles, sans appétit, et ont ordinairement le ventre resserré. Hippocrate dit que les *cracheurs* sont mélancoliques ou le deviennent, ce que l'observation confirme tous les jours.

Une chose digne de remarque, c'est que, dans presque tous les pays, le désir de multiplier les jouissances sensuelles a fait imaginer diverses préparations qui, en excitant l'organe du goût, provoquent la sécrétion de la salive. Dans l'Inde, tout le monde mâche du *bétel*, espèce de poivre mêlé à d'autres substances âcres qu'on porte constamment avec soi, et dont on offre à toutes les personnes que l'on visite ou que l'on rencontre. Dans le nord de l'Europe, le peuple fume ou mâche du tabac; beaucoup de personnes, en France, ont pris le premier usage, surtout depuis nos longues guerres, et l'on observe que celles qui le portent jusqu'à l'excès maigrissent, digèrent mal, perdent l'appétit, ont les dents en mauvais état, tombent dans la consomption, et sont quelquefois exposées soit au squirre, soit au cancer de l'estomac.

Pour quelques cas assez rares où l'action de fumer peut être véritablement utile à la santé, ce dont les médecins seuls devraient être juges, il en est une foule où cet usage bizarre, que les Européens empruntèrent aux nations indiennes de l'Amérique, n'a que des effets nuisibles. Ce sont surtout les individus nerveux, irritables, secs et bilieux, qui doivent éviter de fumer du tabac. Les tempéraments lymphatiques et les habitants des pays froids et humides ont moins à craindre de cet usage, et peut-être même a-t-il pour eux quelque utilité.

Ceux qui n'y sont pas encore accoutumés éprouvent, dans les commencements, des vertiges, des nausées, des maux de tête, des anxiétés, des défaillances, une chaleur brûlante, des sueurs froides, des vomissements, de l'ivresse et un sommeil apoplectique. C'est un véritable empoisonnement qui aboutit quelquefois à l'apoplexie, comme on en a vu des exemples.

D'un autre côté il est juste d'avouer, avec les partisans de la pipe, qu'elle distrait et désennuie en plusieurs circonstances; qu'elle peut tromper la faim, chose utile à la guerre comme en voyage; qu'elle est la ressource et la compagne de l'homme solitaire; qu'elle suspend le travail de la pensée, et qu'elle efface momentanément l'impression des souvenirs. D'après cela, n'y aurait-il pas de la cruauté à en priver le prisonnier, l'exilé, l'homme accablé de soucis, tout être enfin dont la fumée du tabac calme la douleur? D'ailleurs, l'habitude une fois prise mérite certains égards; elle est quelquefois tellement impérieuse que la privation du tabac devient plus pénible que celle des aliments. L'on doit engager seulement ceux qui l'auraient contractée, à se tenir en garde contre l'abus, à modérer la perte de la salive qu'elle excite plus ou moins, et à préférer à la pipe des peuples du nord, qui fatigue la lèvre inférieure, y détermine souvent des ulcères chancreux, gâte et noircit les dents, la cigarre des Espagnols dont le tuyau fait de paille de riz ne s'échauffe jamais, ne peut altérer ni les lèvres ni les dents, irrite beaucoup moins la bouche, et n'excite pas autant la salivation.

Enfin les fumeurs doivent être prévenus qu'il est toujours imprudent et qu'il peut être dangereux de se servir de la pipe des autres, ou de faire *allumer* la sienne par le premier venu. Le célèbre Percy rapporte, à cette occasion, une foule d'exemples d'ulcères vénériens de la bouche, de la gorge ou du nez, développés chez des personnes saines, par le contact de pipes étrangères.

Quant à l'usage de mâcher du tabac, il est encore plus funeste à la santé, et on ne le rencontre guère, dans nos contrées, que parmi les matelots, les soldats et les gens du peuple chez lesquels ce goût dépravé, presque toujours associé à celui des liqueurs fortes et des aliments incendiaires, entraîne inévitablement à sa suite la perte de l'appétit, l'altération des dents et le dérangement des fonctions digestives, d'où résultent l'épuisement des forces, et une vieillesse précoce qui conduit promptement à la caducité.

Si l'action de fumer ou de mâcher du tabac augmente singulièrement la sécrétion de la salive, et met beaucoup de personnes dans le cas de rejeter une certaine quantité de ce fluide essentiellement nécessaire à la digestion, l'usage du tabac en poudre, pris par le nez, produit un effet analogue sur la sécrétion du mucus nasal.

On sait combien cette sécrétion a d'activité dans l'enfance et dans la vieillesse, tandis que, dans l'âge adulte, elle est réduite à son plus faible degré, quand elle n'est pas provoquée. Mais elle l'est très fréquemment par l'usage du tabac qui est aujourd'hui si généralement répandu, quoiqu'il y ait fort peu de cas où il soit véritablement utile à la santé. Du reste, lorsque l'habitude en a été une fois contractée, elle dégénère en un besoin si impérieux qu'il devient très difficile de s'y soustraire, et je dois ajouter qu'il pourrait y avoir autant d'inconvénient à se priver tout à coup de tabac, qu'à supprimer sans précaution un cautère ancien.

Pris avec modération, le tabac peut être utile aux personnes d'un tempérament pituiteux qui ont besoin d'une excitation habituelle, et il peut opérer une diversion salutaire dans quelques affections des yeux et des oreilles. Les partisans du tabac assurent même que son usage stimule agréablement le cerveau, réveille la mémoire, et donne plus d'activité à l'esprit; mais d'autres prétendent qu'il tend à affaiblir les facultés intellectuelles, à provoquer l'apoplexie, et qu'il agit sur les nerfs à la manière des substances narcotiques ou stupéfiantes, ce qui peut être vrai quand on en prend avec excès, dans une disposition pléthorique, et lorsqu'on est menacé de congestion sanguine au cerveau.

Au milieu d'opinions si diverses, l'observateur impartial ne trouve pas à faire de graves reproches au tabac sous le rapport de la salubrité, quand on en prend modérément. Mais, sous le rapport de la propreté, il y a plus d'objections raisonnables à élever; et certaines personnes, par l'abus qu'elles en font, deviennent des objets de répugnance pour leur entourage, et se privent ainsi des jouissances attachées aux relations intimes de la vie sociale.

CHAPITRE X.

De l'exercice.

Rien n'est plus contraire au vœu de la nature, et rien ne déprave plus le physique et le moral de l'homme que l'habitude de l'inaction, qu'on peut regarder, à juste titre, comme la source principale des infirmités et des vices qui affligent l'humanité.

Le travail et l'exercice sont, au contraire, les meilleurs garants de la santé, des mœurs et du bonheur.

Les anciens connurent bien cette vérité, et la gymnastique, qui faisait chez eux la base de l'éducation nationale, n'avait pas pour unique objet d'augmenter la force du corps et de former des athlètes ; elle prévenait aussi les conséquences fâcheuses de l'oisiveté dans la jeunesse, donnait le change aux passions de cet âge, lui imprimait une activité salutaire, et développait les plus nobles facultés de l'âme en rendant plus vigoureux tous les organes.

Les médecins regrettaient depuis longtemps que les modernes eussent renoncé à un plan d'éducation si conforme au vœu de la nature ; aussi favorisent-ils de tous leurs efforts les tentatives que font aujourd'hui beaucoup d'instituteurs, pour revenir à ce système avec les modifications qu'exige l'état actuel des mœurs. Il est certain que l'opinion publique est aujourd'hui plus éclairée sur ce point d'hygiène, de même que sur beaucoup d'autres, et qu'il y a déjà une amélioration sensible dans l'éducation physique des enfants et des jeunes gens. Mais ce n'est pas tout que de favoriser le développement des forces pendant l'époque de l'accroissement, il faut encore le soutenir dans l'âge mûr et surtout à l'âge de retour et pendant la première période de la vieillesse, pour retarder les approches de la caducité, et prolonger la vie dont le mouvement est l'élément principal.

En effet la santé, qui consiste dans l'exercice facile et régulier de toutes les fonctions, ne peut se maintenir longtemps dans l'inaction qui fait languir la digestion, et qui rend moins faciles les diverses excrétions, mais surtout la transpiration insensible, cette dépuration si importante dans tous les âges. La circulation se ralentit aussi, principalement dans le système capillaire, et il en résulte un reflux de sang dans les gros vaisseaux et les viscères. D'un autre côté, l'action nerveuse s'affaiblit dans les organes extérieurs où ne l'appelle plus le mouvement volontaire, et se concentre vicieusement dans ceux où prédomine déjà la sensibilité; de là une foule de désordres nerveux, de congestions humorales, de vices de nutrition, soit par excès, soit par défaut, qui tendent à détruire l'heureux équilibre qui constitue la santé.

L'exercice prévient de semblables désordres, mais il ne faut pas donner ce nom aux doux balancements d'une voiture bien suspendue et hermétiquement fermée. Le véritable exercice est celui qui met en jeu toutes les parties du corps et que l'on prend en plein air. C'est celui qui convient surtout aux personnes qui, par état ou par circonstances, sont privées de travaux corporels. Il est particulièrement nécessaire aux gens d'affaires, aux hommes de lettres, aux artistes sédentaires, à tous ceux qui passent une partie du jour sans mouvoir leurs membres, ou qui sont livrés à de fortes contentions d'esprit, et qui respirent l'air non renouvelé d'un appartement souvent très étroit.

L'exercice est encore éminemment favorable aux personnes replètes, aux femmes vaporeuses, pléthoriques, qui approchent de l'âge de retour, ou qui parcourent cette période si souvent orageuse. Il est indispensable à celles qui l'ont franchie, et qui n'éprouvent plus le bénéfice de l'évacuation périodique.

Enfin l'exercice proportionné à l'état des forces est le remède le plus efficace d'une foule de maladies chroniques, et les médecins n'en connaissent pas de plus sûr contre toutes ces affections nerveuses devenues si fréquentes dans les villes, parmi les personnes livrées à la mollesse, tandis que ces maux sont presque inconnus dans les classes laborieuses de la société.

Mais, pour être véritablement utile, l'exercice doit être approprié aux tempéraments, aux saisons et aux âges. Les individus lymphatiques, les personnes irritables et nerveuses, celles qui s'éloignent le moins de la jeunesse ont plus besoin de s'exercer, surtout dans les saisons froides et humides, que les sujets sanguins ou bilieux d'un âge avancé, chez qui l'exercice ne doit pas être porté trop loin.

Le moment du jour le plus convenable pour prendre de l'exercice, est le matin, dans la belle saison, parce que l'estomac est libre, et que le corps a trouvé dans le sommeil la réparation de ses forces. D'ailleurs, rien n'est plus propre à ranimer tous les organes et à exciter agréablement le système nerveux, que l'air pur qu'on respire dans une belle matinée. L'impression vivifiante qu'on en reçoit se conserve toute la journée; elle rend le corps plus dispos, l'esprit plus vif et plus gai; la digestion, mieux préparée par l'appétit qu'on a gagné, est communément plus parfaite, et le corps en devient nécessairement plus fort.

La course, le saut, la natation et les jeux variés auxquels se plaît le jeune âge, sont très favorables au développement des organes, et il est à regretter que l'on y renonce de si bonne heure; mais en général, dans nos mœurs, on ne cherche pas à conserver longtemps l'agilité du corps, et, à l'exception des écuyers et des chasseurs passionnés, la plupart des hommes ont perdu, bien avant l'âge du déclin, l'habitude des exercices propres à entretenir la régularité de l'action musculaire et l'activité des sens.

On conçoit qu'il ne s'agit pas ici des habitants de la campagne qui se livrent à la pratique de l'agriculture, et dont les travaux corporels, portés souvent trop loin, usent prématurément les forces et amènent une vieillesse précoce. Mais ceux qui, dans la campagne, ont des professions sédentaires, doivent prendre aussi souvent que possible de l'exercice en plein air, pour prévenir les mauvais effets d'une trop longue séquestration et de l'inaction de quelque partie du corps.

La marche, en mettant alternativement en jeu les muscles des cuisses et des jambes, détermine, par cela même, une réaction sur le cerveau, le cœur et les poumons. Le cours du sang en est accéléré, la respiration se précipite, la chaleur animale devient plus forte, et cette excitation est partagée par tous les organes intérieurs qui, d'ailleurs, éprouvent à chaque pas un léger ébranlement, d'où résulte pour eux un surcroît de ton et d'énergie. Aussi cet exercice, le plus simple et le plus facile de tous, est-il un moyen sûr de réveiller l'appétit, de favoriser la digestion, d'exciter les diverses excrétions, et de maintenir un heureux équilibre entre l'action des solides et celle des fluides.

Indépendamment de cet avantage, la promenade dont on peut varier sans cesse, à son gré, la direction et le but, en proportionnant à l'état des forces la durée et l'intensité du mouvement, excite d'une manière agréable l'action des sens par les objets divers qui viennent les frapper. Si l'on est au milieu de la campagne, dans la saison des fleurs, on respire un air embaumé que les poumons admettent jusque dans leurs dernières vésicules, avec un sentiment de bien-être qui se répand dans tout le système et qui redouble le plaisir d'exister. Dans cette heureuse disposition du corps et de l'esprit, on s'intéresse davantage aux scènes variées de la nature champêtre, et le moral comme le physique de l'homme se trouvent favorablement modifiés.

Mais pour que la promenade leur soit salutaire, les personnes délicates et valétudinaires ne doivent l'entreprendre que par un beau temps, et aux heures de la journée où la température s'éloigne le plus des extrêmes du froid et du chaud. Elles choisiront donc le milieu du jour en hiver, et, pendant l'été, le matin ou le soir, en évitant toutefois la rosée et le serein. Elles auront soin de ne pas trop se rapprocher, dans leurs promenades, des lieux insalubres, comme les marais, les eaux croupissantes, les ruisseaux fangeux, les voiries, etc., qui dégagent des miasmes dangereux : mais elles préféreront les lieux secs, élevés, où circule un air pur, et d'où l'œil enchanté peut embrasser un vaste horizon.

Il faut avoir soin de ralentir le pas et de se reposer de temps en temps, lorsque la promenade se dirige vers le sommet d'une montagne, pour ne point y arriver en sueur et s'exposer aux inconvénients de la transpiration supprimée. Ce conseil convient à tous les âges et peut prévenir de graves maladies. C'est aussi lorsque le corps est en

sueur et qu'on est au terme de sa marche qu'il faut surtout éviter de boire frais. Le mieux est alors de changer
de linge et de se reposer au coin du feu ou du moins dans
un lieu bien abrité.

Les vieillards, les convalescents et les infirmes ne doivent point aller se promener solitairement à une certaine
distance des habitations, car tant d'accidents imprévus
peuvent survenir ! un vertige, une faiblesse, un besoin,
un faux pas qui détermine une chute, peuvent susciter
de grands embarras, et faire naître même du danger
quand on n'est pas secouru à temps.

Après la promenade à pied, l'exercice le plus salutaire
est celui que l'on prend à cheval. Il convient particulièrement aux personnes faibles et irritables, aux goutteux
qui ont les pieds trop sensibles pour supporter la marche,
aux asthmatiques, aux individus disposés aux maladies du
cœur, etc. Ce genre d'exercice est souvent un excellent
remède dans les maladies de langueur, dans les affections nerveuses, ainsi que dans quelques cas de maladies
de poitrine; mais les mouvements du cheval doivent être
proportionnés aux forces du cavalier. Quand on est très
faible, il faut s'interdire le trot et le galop, et se contenter d'aller au pas. En pareille circonstance, l'âne est
même préférable au cheval, à raison de la douceur de
son allure.

Un des avantages de l'équitation est de permettre aux
personnes débiles des excursions longues et variées, dans
lesquelles elles trouvent plus de distractions que dans les
courtes promenades qu'elles pourraient entreprendre à
pied. Elle leur offre aussi un moyen commode de visiter
des lieux inaccessibles aux voitures, et de parvenir sans
fatigue et sans sueur jusqu'au sommet des montagnes,
pour y respirer un air pur et y jouir du plaisir de la vue;

car c'est alors, surtout, que les organes essentiels à la vie éprouvent une excitation salutaire qui double le charme de l'existence.

L'équitation peut être employée, dans certains cas, pour rappeler des hémorroïdes dont la suppression aurait été nuisible à la santé; l'exercice du cheval favorise en effet l'afflux du sang vers le siége, et, sous ce rapport, il ne convient pas aux hommes qui portent des tumeurs hémorroïdales douloureuses et faciles à s'enflammer.

L'exercice habituel du cheval provoque aussi la constipation et dispose aux hernies, deux incommodités qui sont quelquefois bien pénibles, et contre lesquelles il faut se tenir en garde. On s'efforcera de prévenir la première en observant les précautions recommandées dans le chapitre précédent; et, relativement à la seconde, il n'y a pas de meilleurs moyens à prendre, que de porter, comme préservatif, un bandage herniaire bien fait et appliqué comme il faut. Dans ce cas, il faut monter à cheval avec circonspection, en descendre de même, éviter le trot et le galop.

C'est aussi une précaution sage à prendre, pour les hommes, même dans la jeunesse, que de porter un suspensoir quand on monte à cheval. Faute de cette précaution, un écart, un saut inattendu de l'animal, le simple froissement déterminé par la selle, exposent les organes génitaux à des contusions dont les suites sont quelquefois dangereuses.

Quant aux vieillards affectés de hernies, ils ne doivent pas se rassurer par la présence d'un bandage qui peut se déranger, ou dont le ressort peut se rompre dans certains mouvements du cheval. Il est plus prudent qu'ils renoncent alors aux agréments de l'équitation, pour se borner à la promenade à pied ou en voiture suspendue.

Ce dernier genre d'exercice devrait être exclusivement réservé aux infirmes et aux personnes qui sont trop faibles pour se livrer à l'équitation, ou pour jouir du plaisir de marcher, car il condamne les membres à l'immobilité, et l'on est parvenu à suspendre les voitures sur des ressorts si doux que le corps y éprouve à peine un léger trémoussement, et que la plupart des muscles y sont dans une inaction complète. Aussi l'usage de ces sortes de voitures ne remédie-t-il pas à la faiblesse organique et à la susceptibilité nerveuse qui sont le triste apanage de tant de gens du monde. J'en ai soulagé beaucoup par la simple substitution d'un char découvert et non suspendu, aux calèches douces et fermées dont ils avaient l'habitude de se servir.

Une autre espèce de mouvement fort analogue à celui de la voiture, c'est celui qui résulte de la navigation qui, malheureusement, n'est pas à la portée de tout le monde, et se trouve bornée à de certaines localités, comme le voisinage de la mer, des lacs ou des rivières. Les promenades sur l'eau, quand elles ne déterminent pas des vertiges et des envies de vomir, réveillent l'appétit, facilitent la digestion ainsi que la respiration. L'établissement des bateaux à vapeur rendra désormais plus fréquent et plus commode ce genre d'exercices, ainsi que les voyages par mer qui ont été souvent utiles dans différentes maladies de la poitrine et de l'estomac.

Quant aux voyages de terre, on sait quelles ressources ils offrent à la médecine, dans le traitement d'une foule d'affections chroniques. On sait quelles jouissances ils procurent par la succession et la variété des sensations agréables qu'ils font éprouver, par la distraction continuelle de l'esprit, d'où résulte l'oubli presque entier de soi-même, par la gaîté douce à laquelle ils disposent, et par l'influence heureuse qu'exercent toujours sur nos organes un air pur, renouvelé sans cesse, et un mouvement prolongé qui se communique aux différentes parties du corps.

Les voyages sont particulièrement utiles aux personnes qui, par état, sont obligées de vivre sédentaires une partie de l'année, à celles qui se livrent habituellement à des occupations sérieuses ou à des études abstraites, aux sujets disposés à l'hypocondrie ou affectés de maladies nerveuses, à ceux enfin dont l'âme souffre et qu'afflige l'aspect des lieux témoins de leur bonheur passé ou de leur malheur présent.

Il est toutefois des précautions à prendre pour que les voyages soient véritablement utiles à la santé des individus faibles et ne la compromettent jamais. La première est de ne les entreprendre que dans une saison favorable, qui n'expose point à l'excès de la chaleur ou du froid, ni aux grandes vicissitudes de la température. La seconde est de s'y préparer par degrés, et de manière à ne point s'arracher brusquement à des habitudes sédentaires, pour entreprendre un voyage de long cours qui pourrait devenir alors très fatigant; car toute transition subite est contraire à la nature. Il faudrait du moins, en pareil cas, et cet avis intéresse surtout les convalescents, commencer par faire de très petites journées, en prenant de temps en temps un jour ou deux de repos dans les localités les plus agréables et les plus commodes. J'ai vu souvent les individus les plus faibles, après de grandes maladies, supporter à peine, le premier jour, le mouvement de la voiture, et pouvoir, dès le lendemain, marcher un peu et jouir déjà d'un certain degré de force. C'est particulièrement dans les voyages en pays de montagnes et au milieu des grandes scènes de la nature que j'ai observé ce phénomène.

Dès qu'une fois on peut faire usage de ses jambes, il faut les exercer à diverses reprises dans la journée, et ne pas rester plusieurs heures de suite dans la même attitude, au fond d'une calèche ou à cheval, car alors le mouvement ne se communique point à tous les organes, comme cela a lieu quand on marche.

On doit, dans nos climats, éviter de voyager la nuit, soit pour ne pas se priver du sommeil accoutumé, soit pour ne pas s'exposer à l'air froid et humide qui dérange la transpiration insensible, et qui cause fréquemment des indispositions chez les personnes délicates ou âgées. Pour favoriser même cette importante fonction, l'on redoublera de propreté en changeant souvent de linge, en se lavant chaque jour les mains, les pieds et le visage, et en prenant de temps en temps un bain tiède, ce qui est aussi un excellent moyen de diminuer la lassitude.

C'est surtout en voyage qu'il convient d'être sobre, de faire de légers repas, et de choisir ses aliments parmi les plus faciles à digérer et parmi ceux dont l'apprêt est le plus simple. On préférera donc le lait, les œufs frais, les viandes rôties ou grillées, les bons fruits et le pain bien cuit. Les ragoûts d'auberge, le poisson dit au *court-bouillon,* et tous les mets qu'on prépare dans des vaisseaux de cuivre ou d'étain sont plus ou moins suspects. Il faut se défier aussi des vins qu'on y sert, et il vaut mieux se contenter d'eau pure dont on peut corriger, si l'on veut, la crudité au moyen du sucre, ou en y mêlant quelques gouttes d'une bonne liqueur spiritueuse dont il est prudent de se munir quand on se met en voyage.

On doit, en général, s'abstenir dans cette circonstance de tout ce qui peut échauffer, car le mouvement continuel auquel on est soumis en voyageant, est par lui-même une cause d'excitation contre les effets de laquelle

9

il faut se tenir en garde. On cherchera aussi à prévenir la constipation qui fatigue ordinairement les voyageurs, et particulièrement ceux qui passent toutes leurs journées à cheval ou en voiture.

La propreté des lits doit être exactement surveillée en voyage, car on peut y contracter des maladies contagieuses; et il est bien important que les draps dans lesquels on se couche soient blancs de lessive et parfaitement secs.

Telles sont les principales précautions que doivent observer les personnes qui entreprennent, par raison de santé, des voyages de long cours. Pour celles à qui la fortune refuse de semblables jouissances, ou que d'impérieux devoirs condamnent à ne pas s'éloigner de leur pays, elles peuvent se dédommager en faisant, le plus souvent possible, des promenades champêtres, en dirigeant certaines opérations d'agriculture qui exigent leur présence au milieu de la campagne, en se livrant enfin, si leur goût les y porte, et si l'état des forces le permet, au plaisir de la chasse, genre d'exercice qui met en jeu tous les organes, et qui peut être fort utile à la santé quand on s'y livre avec modération.

Si quelques circonstances obligeaient les personnes valétudinaires à se renfermer dans des limites plus étroites, elles pourraient trouver dans la culture des arbres, des fleurs ou des légumes, l'occasion facile de procurer du mouvement au corps, de l'activité aux sens, des jouissances douces à l'âme. Le plus petit jardin suffit souvent pour entretenir la santé et le bonheur de celui qui en prend soin.

Comme la saison, les infirmités, les affaires, etc., ne permettent pas toujours les exercices en plein air, qui sont en général les plus salutaires, il faut y suppléer par des occupations manuelles, ou par des jeux propres à entretenir l'habitude du mouvement.

Depuis que les habitants des villes ont renoncé aux jeux de paume, de balle, de boules, etc., et semblent avoir abandonné aux gens de la campagne les jeux de palets et de quilles, il n'y a plus que le billard qui puisse remplacer, pour les premiers, les exercices du corps, et s'approprier aux goûts et aux besoins de ceux qui sont forcés d'être sédentaires.

Les femmes auxquelles nos mœurs permettent rarement de prendre, hors de leurs maisons, autant d'exercice que le demande leur santé, devraient au moins, dans leur intérieur, s'amuser du *volant,* qui, par la variété des attitudes, la grâce et l'agilité des mouvements qu'exige ce jeu, et par la gaîté qui l'accompagne, convient parfaitement aux personnes du sexe.

Lorsqu'on est dans l'impossibilité de se livrer à aucun des exercices que je viens de passer en revue, c'est alors qu'il ne faut pas négliger les frictions sèches qui peuvent, jusqu'à un certain point, suppléer à l'action musculaire.

On doit mettre encore au nombre des exercices auxquels les infirmes peuvent quelquefois se livrer utilement, la déclamation, la lecture à haute voix et la musique.

Celse recommande la première, pour fortifier les poumons et l'estomac, et l'on remarque, à cette occasion, que les maîtres d'école, malgré la vie sédentaire qu'ils mènent, jouissent, en général, d'une bonne santé et vivent longtemps. Cette observation devrait bien être mise à profit par les gens de lettres qui pèchent presque toujours par un défaut absolu d'exercice.

9.

CHAPITRE XI.

Du sommeil et de la veille.

Fatigués par un exercice continuel, nos organes seraient bientôt tombés dans un engourdissement complet, si un repos réparateur ne fût venu leur rendre leur première vigueur. L'alternative du mouvement et de l'inaction a été sagement imposée par la nature à tous les êtres organisés, et l'homme trouve, dans l'observation de cette loi, une des meilleures garanties du maintien de sa santé.

Le sommeil et la veille exercent en effet la plus grande influence sur notre manière d'être, et rien ne contribue davantage à entretenir l'harmonie des diverses fonctions, que l'usage bien réglé de ces deux choses dont l'excès et l'abus sont une source féconde de maladies.

Le sommeil consiste dans la suspension momentanée de l'action des sens et du cerveau, ainsi que des mouvements soumis à l'empire de la volonté. C'est un état de repos du corps et de l'esprit qui, en interrompant nos rapports avec les objets extérieurs, nous soustrait, pendant sa durée, aux douleurs physiques comme aux peines de l'âme, et qui renouvelle chaque jour, pour nous, le charme de l'existence.

Un sommeil paisible et profond restitue les forces épuisées et favorise la réparation du corps. Sous son influence, la circulation se ralentit ainsi que la respiration ; la trans-

piration insensible est moins abondante; les autres sécrétions diminuent aussi, et la digestion s'opère dans un
temps plus long que pendant la veille. Le sommeil est
donc le *modérateur* de la vie, comme il en est le *consola-*
teur, et la régularité de son retour est une des circonstances qui contribuent le plus efficacement à prolonger
l'existence.

La veille est l'état opposé au sommeil; elle consiste,
par conséquent, dans l'exercice des sens et des mouvements volontaires; elle constitue la période active de la
vie qui, prolongée un certain temps, fait naître un sentiment de lassitude et de faiblesse, un défaut de perception,
et une difficulté de mouvement, qui annoncent la nécessité du repos.

Le besoin de la veille, comme celui du sommeil, varie
suivant l'âge, le sexe, le tempérament, l'habitude, le
genre de travail, etc. L'enfant nouveau-né dort presque
continuellement; mais à mesure qu'il se développe, la
prédominance du sommeil sur la veille diminue par degrés, jusqu'à l'âge où le corps a pris tout son accroissement. Alors, la veille commence à l'emporter de plus en
plus sur le sommeil, dont les personnes âgées n'ont plus
autant besoin pour réparer les pertes journalières de leurs
organes affaiblis.

Les femmes éprouvent plus que les hommes le besoin
du sommeil, à cause de la sensibilité plus vive et de la
mobilité plus grande dont elles sont douées, ce qui rapproche beaucoup leur constitution de celle de l'enfance.
Elles portent donc un bien grand préjudice à leur santé,
lorsqu'à peine sorties de l'adolescence, elles prolongent
inconsidérément leurs veilles au milieu de tout ce qui
peut exciter le plus l'action des sens, et développer une
susceptibilité nerveuse qui doit être pour elles la source

de tant de maux. Mais c'est particulièrement aux approches de l'âge de retour, pendant les variations du flux menstruel, ou peu après sa suppression définitive, que l'excès des veilles et le défaut d'un sommeil régulier préparent ces maladies cruelles qui, par leur fréquence chez les femmes du monde, font envisager avec tant d'effroi cette époque de la vie que traversent sans peine les simples paysannes qui vivent d'une manière conforme au vœu de la nature.

L'habitude exerce la plus grande influence sur la durée du sommeil, et diminue aussi les inconvénients d'une veille trop prolongée ; c'est elle qui ramène chaque jour, à peu près à la même heure, le besoin de dormir.

La durée naturelle du sommeil est du tiers au quart de la journée, c'est-à-dire de six à huit heures, chez les sujets qui n'appartiennent plus à la jeunesse. Il peut se prolonger davantage et sans inconvénients chez les femmes délicates, chez les individus qui exercent des professions fatigantes, chez les personnes valétudinaires et les vieillards débiles.

Toutefois il ne faut pas croire que le sommeil porté trop loin n'ait aucun mauvais effet sur la santé. Tous les observateurs ont constaté qu'il rendait le corps lourd et les fonctions languissantes, qu'il diminuait l'activité des sens et de l'esprit, et qu'il disposait surtout à l'apoplexie.

La nature qui a mis notre organisation en harmonie avec la terre que nous habitons, dont la révolution diurne est de vingt-quatre heures, a bien évidemment destiné la nuit au repos. L'absence du soleil, et la modification que cette circonstance imprime à l'atmosphère, rendent le sommeil plus profitable alors que pendant le jour. Les veilles ruinent les tempéraments les mieux constitués ;

elles ont, en outre, le très grave inconvénient de fatiguer la vue par l'éclat de la lumière artificielle, et d'affaiblir prématurément le plus précieux de nos sens. D'ailleurs, ceux qui veillent une partie de la nuit se lèvent ordinairement fort tard, et n'éprouvent pas l'influence vivifiante du matin qui ranime l'organisation, comme le retour du soleil réveille et rajeunit la nature.

On a remarqué que tous ceux qui étaient parvenus à un âge très avancé, avaient eu l'habitude de se coucher et de se lever de bonne heure, et cette pratique, a dit un pieux philantrope, procure à l'homme, santé, richesse et sagesse.

Quelques personnes objecteront peut-être qu'elles ne pourraient pas s'endormir si elles se couchaient trop tôt, et qu'elles seraient exposées à s'ennuyer au lit; mais cet inconvénient disparaîtrait en peu de jours, si elles avaient l'attention de se faire réveiller tous les matins à une heure fixe, et de se lever à l'instant même. C'est ainsi que l'on perd promptement l'habitude de prolonger ses veilles, et que l'on parvient facilement à s'endormir de bonne heure.

Les habitants laborieux des campagnes n'ont pas besoin qu'on leur rappelle, à cet égard, le vœu de la nature; ils s'y conforment dès l'enfance, au grand avantage de leur constitution physique. Dans les villes, les agréments de la société remplissent ordinairement la soirée; on est rarement fatigué des exercices de la journée, et l'on peut, sans inconvénient, prolonger davantage le plaisir de la veille; mais il convient, en général, qu'entre neuf et dix heures, les personnes délicates et celles d'un âge avancé se retirent du monde pour se livrer au repos de la nuit.

Il faut observer que la digestion s'opérant moins vite, ordinairement, pendant le sommeil que pendant la veille, on doit éviter de se coucher immédiatement après le souper. Pour la même raison, il faut peu manger le soir et ne prendre que des aliments légers. C'est une précaution essentielle pour avoir un sommeil tranquille et se réveiller bien dispos de corps et d'esprit.

Il est prudent de différer l'heure de son coucher, lorsqu'on soupçonne une digestion laborieuse, et l'on doit chercher alors à la faciliter soit par l'application d'un linge chaud sur l'estomac, soit par de douces frictions pratiquées avec la main à la partie supérieure du ventre, soit en prenant, selon les circonstances et d'après son expérience personnelle, du thé, de l'eau sucrée, du café à l'eau ou quelque infusion aromatique.

Dans nos climats tempérés, on doit éviter de dormir après dîner, comme on est dans l'usage de le faire dans les pays chauds. Cette habitude ne convient, même en été, qu'aux hommes qui se livrent à des travaux pénibles. Hors ce cas, elle rend le corps lourd, la tête pesante, elle émousse l'activité des sens et dispose à l'apoplexie.

La chambre dans laquelle on couche devrait toujours être spacieuse, bien aérée, exempte d'humidité, et située dans la partie supérieure de la maison plutôt qu'au rez-de-chaussée.

Rien n'est moins salubre que de se reléguer, pour dormir, dans une alcôve fermée ou dans un cabinet étroit. Si la nécessité le voulait ainsi, il faudrait, pour diminuer le danger d'une semblable disposition, tenir ouvertes les portes de l'alcôve ou du cabinet qu'on ferait communiquer alors avec les chambres contiguës, ou même avec l'air extérieur.

Il convient aussi de ne point fermer exactement les rideaux du lit, surtout s'ils sont d'un tissu serré, car alors ils s'opposeraient au renouvellement de l'air qu'on aurait à respirer pendant le sommeil. Mais avec la précaution de les laisser entr'ouverts aux pieds du lit, ou de placer une ou deux chaises entre le lit et les rideaux pour laisser quelque intervalle, on peut se préserver de la lumière en été, du froid en hiver, et des courants d'air en tout temps.

Il faut éviter les lits trop mous et trop chauds qui affaiblissent le corps en l'entretenant dans une transpiration continuelle, et qui sont particulièrement nuisibles aux femmes parvenues à l'âge de retour, ainsi qu'aux hommes disposés à l'inflammation des reins, de la vessie, et aux calculs urinaires.

La paille et le crin devraient être, surtout pendant l'été, les seules matières employées à la confection des lits. La plume et le duvet ne devraient y être admis qu'en hiver ou pour des cas particuliers. Il faut éviter aussi les couvertures épaisses qui joignent à l'inconvénient d'être très lourdes, celui d'être trop chaudes.

Les draps d'un lit doivent être souvent renouvelés, même quand on est en santé, et il est bien important qu'ils soient toujours bien secs.

Une attention très importante est celle de se débarrasser, en se couchant, de tout ce qui pourrait gêner la circulation, comme jarretières, cravatte, manches étroites, etc. Le cou, principalement, ne doit souffrir pendant le sommeil aucune espèce de compression. Quant à l'usage de porter, la nuit, un bonnet plus ou moins chaud, il faut, en cela, avoir égard à l'habitude depuis longtemps contractée, et éviter d'accoutumer la tête à une trop grande chaleur, ce qui la rendrait plus sensible à l'impression du froid pendant le jour, et ferait affluer davantage le sang au cerveau durant le sommeil.

Il faut avoir la précaution d'éloigner de la chambre où

l'on couche, toute substance odorante, et particulièrement les fleurs, car elles fournissent, pendant l'absence de la lumière solaire, des émanations qui rendent l'air impropre à la respiration.

On ne doit jamais laisser ouvertes, pendant la nuit, même en été, les fenêtres de la chambre où l'on repose. Il convient d'en éloigner le bruit, la lumière, tout ce qui peut troubler le sommeil, et si l'on est dans l'usage de conserver une *veilleuse,* il faut la faire placer de manière à ne point en apercevoir la lueur, et à ne point respirer la fumée qu'elle répand.

La meilleure position à prendre, pour le sommeil, est celle dans laquelle le corps est le moins gêné : c'est la position horizontale, avec la tête un peu relevée et les membres un peu fléchis. Rien n'est moins convenable que d'être assis à moitié dans son lit, car le corps étant alors ployé sur lui-même, la circulation se fait avec gêne dans le bas-ventre, ce qui dispose aux congestions de la poitrine et de la tête.

On recommande de se coucher sur le côté, plutôt que sur le dos, et de préférence sur le côté droit, pour favoriser le passage des aliments dans les intestins, et pour que le poids de l'estomac distendu ne comprime pas les gros vaisseaux qui sont situés entre ce viscère et la partie postérieure du tronc. Ce conseil n'est point à négliger, surtout chez les personnes qui sont dans l'habitude de se coucher peu après le souper.

Pour se disposer à un sommeil tranquille et réparateur, il faut éviter, dans la soirée, les contentions d'esprit, les vives émotions de l'âme, et tout ce qui peut ébranler fortement l'imagination. Une petite promenade en plein air, quand le temps le permet, dans le cas contraire, un exercice équivalent pris à la maison, quelque jeu de société, une lecture agréable, sont la meilleure préparation au sommeil.

Je ne terminerai pas ce chapitre important, sans rappeler aux personnes valétudinaires, languissantes, ou d'un âge avancé, combien il est imprudent de s'enfermer sous clef dans sa chambre à coucher, et de n'avoir pas, la nuit, dans son appartement, ou du moins dans une pièce contiguë, une personne intelligente et dévouée qui puisse porter de prompts secours en cas d'accident, et sur la vigilance de laquelle on puisse compter en tout temps.

CHAPITRE XII.

Des soins qu'exigent les organes des sens.

Rien ne contribue davantage à nous rendre l'existence agréable que l'intégrité parfaite des organes des sens, et l'on ne peut s'étonner assez de l'indifférence avec laquelle beaucoup de personnes s'exposent à en être privées de bonne heure, faute de les avoir suffisamment ménagés, ou pour avoir négligé de remédier, dans le principe, aux diverses altérations dont ces organes sont susceptibles. Tout le monde convient cependant de leur haute importance, et déplore le malheur de l'aveugle, du sourd et du paralytique. Le premier, surtout, excite à juste titre la compassion générale. Aucun sens, en effet, ne nous procure des jouissances plus multipliées que la vue, et quand, par le progrès de l'âge, notre oreille est devenue insensible aux sons, et que le tact s'est émoussé, nous nous consolons un peu de ces privations, si nos yeux peuvent embrasser encore dans son ensemble, comme dans ses détails, le magnifique spectacle de la création, et si le charme de la lecture, cet aliment de la vie intellectuelle, ne nous est pas entièrement interdit.

C'est à l'âge de retour, et quelquefois beaucoup plus tôt, que la vue s'affaiblit chez un grand nombre de personnes; c'est donc à cet âge qu'il faut redoubler de soins pour conserver intact un sens qui nous est si nécessaire, et auquel notre vieillesse devra, peut-être, ses dernières jouissances.

Il est malheureusement, dans notre état social, beaucoup de professions qui fatiguent particulièrement la vue et qui en abrégent la durée : ce sont toutes celles qui exposent les yeux à l'éclat d'une vive lumière, ou à l'impression continuelle de la poussière, de la fumée et de certaines vapeurs irritantes.

On peut, sous le rapport du danger qui menace la vue, rapprocher de ceux qui exercent ces professions, le savant ou l'artiste qui fait un fréquent usage de la loupe, du microscope, du télescope, etc., l'homme studieux, l'administrateur, le copiste, qui ont les yeux constamment fixés sur un papier dont la blancheur éclatante contraste si fort avec la couleur noire des caractères tracés.

Dans toutes ces circonstances les yeux souffrent plus ou moins, et l'on doit concevoir des craintes pour la vieillesse, si l'on ne peut renoncer à de semblables occupations, ou du moins apporter dans leur exercice une extrême modération.

La première précaution à observer pour conserver la vue, c'est de ne jamais en abuser, quelque bonne qu'elle puisse être; et la nature a soin de nous avertir que les yeux commencent à se fatiguer, par un sentiment de cuisson ou de picotement que nous éprouvons dans ces organes qui deviennent rouges, larmoyants, et ne nous laissent plus apercevoir les petits objets qu'à travers une espèce de brouillard. Ce premier degré d'irritation est le signe auquel on doit être attentif pour suspendre, à l'instant même, l'exercice de la vue. Si c'est l'heure accoutumée du sommeil, rien n'est plus convenable que de gagner alors son lit. Sinon, il faut se détourner de la lumière, reposer la vue sur des couleurs douces, rechercher l'air extérieur, ou recourir même à des lotions d'eau pure pour rafraîchir les yeux.

Les personnes qui ont ces organes naturellement faibles et délicats, doivent éviter de les exposer tout à coup à la lumière du soleil réfléchie, soit par la neige, soit par des murailles blanches ou des rochers nus, car ces transitions subites sont toujours nuisibles à la vue. Elles se garderont bien de lire à la vive clarté du soleil, des lampes à courant d'air, ou de se livrer aux occupations qui forcent à observer de très petits objets. Elles interrompront fréquemment l'exercice de la lecture et de l'écriture, et iront prendre l'air pour délasser l'organe de la vue. Le matin, elles auront soin de passer graduellement de l'obscurité à la lumière, de laver ensuite les yeux à l'eau fraîche, au moyen d'une éponge, et de les exposer quelque temps à l'air libre avant de se mettre au travail.

Les yeux gris ou bleus, bien ouverts et à fleur de tête, sont, en général, plus délicats que les yeux bruns et petits, surtout quand les paupières et les sourcils sont peu garnis, et les personnes organisées ainsi doivent prendre un soin particulier de leur vue.

On parvient à soulager les yeux trop sensibles à la lumière, par des lunettes dont les verres sont colorés en vert ou en bleu. On obtient un résultat semblable, en portant un voile d'un tissu vert et transparent, et les femmes trouveraient beaucoup d'avantages à s'en servir, quand elles se promènent au soleil. Par les mêmes considérations, il convient de modérer l'éclat du jour, dans les appartements trop éclairés, au moyens de rideaux verts, car c'est la couleur qui fatigue le moins les yeux.

Une lumière artificielle très vive est encore plus dangereuse pour la vue que la lumière naturelle. On ne saurait donc trop éviter l'impression directe sur les yeux, de ces foyers lumineux très brillants qui sont aujourd'hui si fort en usage. On fait bien de les couvrir d'une coupole de verre dépoli, ou de tout autre corps demi transparent, pour atténuer leur éclat. Il est prudent aussi, lorsqu'on veut lire ou travailler à leur lueur, de placer au-dessus des sourcils une espèce de visière en taffetas vert, pour empêcher la lumière de frapper l'œil d'une manière trop vive, et dans des directions opposées. Le mieux serait encore de placer derrière soi le foyer destiné à répandre la clarté, pour que l'organe de la vue n'en reçût pas l'impression directe.

Le suif, qui est si généralement employé dans l'éclairage, donne une flamme vacillante qui fatigue les yeux, et une odeur désagréable qui porte à la tête et qui vicie l'air de l'appartement. La bougie produit une lumière plus douce que la chandelle, n'exhale aucune mauvaise odeur, et mérite la préférence auprès des malades, chez les personnes sujettes aux maux de tête, et celles dont la respiration n'est pas libre. L'huile parfaitement épurée donne une flamme immobile, une clarté douce, ne répand aucune odeur, et c'est avec raison qu'on préfère aujourd'hui ce mode d'éclairage dans les maisons particulières.

Quant au gaz hydrogène qui fournit une lumière si brillante et si pure, il ne peut convenir qu'à l'extérieur ou dans les vastes établissements; mais dans les appartements peu spacieux, il blesse les yeux par la vivacité et les oscillations de sa flamme.

Si une lumière trop éclatante a de grands inconvénients pour la vue, une lumière trop faible en présente aussi; car l'organe est alors obligé de déployer une activité plus grande et de faire des efforts plus continus pour apercevoir des objets mal éclairés. L'observation prouve en effet que l'inflammation des yeux et quelques maladies consécutives, sont fréquemment la suite d'un exercice aussi fatigant que celui de lire, d'écrire ou de travailler à la clarté de la lune, des crépuscules, ou à la faible lueur d'une chandelle.

Une lumière d'une intensité moyenne est donc celle qui convient le mieux à l'organe de la vue; mais encore faut-il qu'il n'en soit pas frappé pendant un temps trop long.

L'état de l'estomac a la plus grande influence sur celui des yeux. Il est généralement reconnu qu'une nourriture abondante, des mets excitants et l'abus des boissons fermentées, en occasionnant la pléthore et en déterminant le sang vers la tête, procurent des éblouissements, des vertiges, et quelquefois même entraînent la perte de la vue. La sobriété et la tempérance préviennent tous ces maux. Mais il ne faut pas, d'un autre côté, que l'abstinence soit poussée trop loin, car en jetant tous les organes dans la langueur, elle affaiblirait la vue dans la même proportion. Il en est de même des évacuations de sang trop abondantes ou trop répétées.

Les yeux souffrent presque toujours par l'effet de la constipation, et les personnes qui veulent conserver la vue en bon état, doivent se tenir le ventre libre, soit par l'effet d'un régime approprié, soit au moyen des lavements. Mais de toutes les évacuations, c'est celle de la liqueur séminale qui a le plus d'influence sur l'organe de la vue et qui l'affaiblit davantage : aussi l'homme prudent ne doit-il user qu'avec beaucoup de discrétion de ses facultés viriles. Le vieillard doit être encore plus réservé sur ce point.

Ce que les gens du monde nomment *une vue faible*, n'est souvent autre chose qu'une augmentation générale ou locale de la sensibilité. La véritable faiblesse de la vue est, au contraire, l'effet d'une diminution de sensibilité, due fréquemment à l'impression prolongée d'une vive clarté, de couleurs trop éclatantes, au travail qui s'exerce sur des objets très petits ou mal éclairés, etc. On conçoit que, dans ces deux cas, le traitement doit être fort différent. Dans le premier, il s'agit de modérer une sensibilité trop grande, et c'est alors, qu'indépendamment des moyens généraux, on a recours aux verres colorés, soit en bleu, soit même en violet, pour affaiblir l'impression de la lumière sur les yeux. Dans le second, il suffit presque toujours d'interrompre les habitudes ou les occupations qui fatiguaient la vue, pour qu'elle revienne à son état naturel.

Le caractère d'une vue parfaite est de distinguer nettement tous les objets, et beaucoup mieux qu'avec aucune sorte de lunettes. Mais il est des individus chez lesquels le point de vue distinct est plus rapproché des yeux, et il en est d'autres pour qui ce point est plus éloigné. On nomme *myopie* le premier de ces états, et *presbytie* le second. Ce dernier état est celui de la plupart des vieillards. Ils n'aperçoivent plus avec la même netteté les objets les plus rapprochés, et ne voient bien que ceux qui sont à une certaine distance.

Mais nous pouvons heureusement remédier à ces deux états opposés de la vue, et l'industrie humaine a trouvé, dans la découverte des lunettes, le moyen de rectifier le phénomène admirable de la vision. On corrige en effet la *myopie* en plaçant entre l'œil et les objets une lentille divergente ou concave; et une lentille convergente ou convexe permet aux *presbytes* de voir nettement les objets rapprochés.

Pour que les diverses lunettes, dont on se sert dans l'intention de rectifier la vue, ne soient pas nuisibles à l'organe, il faut que les deux verres soient d'une grande transparence, d'une égale épaisseur, d'un poli achevé, et

que leur courbure sphérique déterminée, soit exécutée de
la manière la plus exacte; autrement la réfraction de la
lumière serait imparfaite et la vision en souffrirait. Il faut,
de plus, que le foyer des verres soit en rapport avec la
portée de la vue qui, chez les *presbytes*, s'affaiblissant
avec l'âge, exige que l'on prenne, de temps en temps,
des verres de plus en plus convexes.

Mais comme les meilleures lunettes ne laissent pas que
de fatiguer à la longue, il est prudent de n'y recourir
que lorsque les avantages qui doivent résulter de leur
secours, peuvent l'emporter sur les inconvénients qu'on a
lieu de craindre de leur usage. Il ne faut donc pas imiter
ces personnes imprudentes qui s'empressent de prendre
des lunettes, même dans la jeunesse, et qui forcent en
quelque sorte leurs yeux à s'accoutumer à des verres dont
ils auraient pu se passer encore longtemps.

Les *myopes*, dont la vue est tellement basse qu'ils ne
peuvent vaquer facilement à leurs occupations ordinaires,
sont effectivement obligés de recourir, à tout âge, aux
lunettes qui leur conviennent; mais il est bien important
qu'ils commencent toujours par les verres les moins
concaves, car ceux qui le sont beaucoup fatiguent pro-
digieusement les yeux, et en préparent la perte en excitant trop la sensibilité de ces organes.

Quant aux personnes qui deviennent presbytes en
vieillissant, elles reconnaîtront que l'instant de prendre
des lunettes est arrivé, lorsque leur point de vue commençant à s'allonger, elles éloignent machinalement de
leurs yeux les petits objets, pour mieux les apercevoir;
lorsque, pour travailler, elles ont besoin de se rapprocher
de la lumière, et que pour lire, par exemple, elles sont
forcées de placer le livre tout près du flambeau ou même
derrière; lorsque enfin les yeux se fatiguent promptement

en regardant les petits objets, et que ceux-ci paraissent se confondre quand on les considère longtemps.

A ces divers signes on reconnaîtra la nécessité de recourir aux verres convexes; mais il convient d'apporter dans leur choix l'attention la plus scrupuleuse, et de s'assurer, comme je l'ai déjà dit, de leur transparence parfaite, de leur courbure régulière et du poli de leurs surfaces. Le mieux serait d'essayer soi-même, chez l'opticien, les lunettes dont on a besoin, attendu que chaque œil exige quelquefois une épreuve particulière, qu'il n'a pas toujours la même portée, et que l'un des yeux peut souffrir de l'uniformité des verres.

La monture même des lunettes n'est pas une chose indifférente à considérer. Trop faible ou trop mobile, son mouvement continuel peut faire varier à chaque instant l'axe de la vision, et trop rapprochés de l'œil, les verres peuvent en gêner les mouvements, tandis que trop éloignés, ils n'atteignent pas le but qu'on se propose. Il est donc nécessaire que les branches des bésicles aient l'élasticité, la longueur et la solidité nécessaires pour être placées à une distance convenable des yeux, et ne point se déranger dans les divers mouvements de la tête.

Ces considérations minutieuses, en apparence, échappent à la plupart des gens qui n'en connaissent pas l'importance, et qui souvent achètent leurs lunettes sans examen, auprès du premier colporteur. Mais un organe aussi précieux que celui de la vue vaut bien la peine que l'on s'occupe de sa conservation, et qu'on cherche à prolonger sa durée par toutes les ressources de l'industrie humaine.

Les verres *périscopiques* ont sur les verres ordinaires l'avantage d'agrandir le champ de la vision, et conviennent particulièrement aux personnes qui, d'un seul coup d'œil, ont besoin d'apercevoir un grand espace. Ils méritent donc incontestablement la préférence.

Quant aux loupes, lentilles et *lorgnons* qui se tiennent à la main, ils fatiguent beaucoup plus la vue que les lunettes ordinaires, soit par la mobilité de leur foyer qui varie à chaque instant suivant les mouvements de la main et de la tête, soit parce qu'il n'y a ordinairement qu'un œil qui se serve de la lentille, l'autre restant dans l'inaction. Il faudrait, du moins, pour diminuer cet inconvénient, se servir alternativement des deux yeux.

Le sens qui, après la vue, répand le plus de charme sur notre existence, celui qui a le plus de part au développement de notre intelligence, qui favorise le mieux nos rapports avec nos semblables, et qui nous procure les jouissances les plus douces, est le sens de l'ouïe, à la faveur duquel toutes les connaissances, tous les sentiments exprimés par des sons articulés, arrivent à notre esprit. C'est par l'ouïe que la voix opère tous ses prodiges, que l'éloquence nous subjugue et que la musique nous enchante.

A l'intégrité de ce sens se rattache l'agrément des relations sociales, dont la privation rend l'homme triste et morose, augmente la méfiance naturelle du vieillard, et le condamne en quelque sorte à l'isolement sur la fin de sa carrière.

Malgré de tels inconvénients, on redoute beaucoup moins, en général, les maladies qui menacent l'ouïe que celles qui peuvent compromettre la vue; et comme la surdité survient fréquemment sans douleur, par degrés insensibles et sans lésions apparentes, bien des personnes négligent cette infirmité naissante, et subissent avec une étonnante résignation l'affaiblissement progressif et même la perte entière d'un de nos organes les plus précieux.

Il est cependant possible d'en prolonger la durée, au moyen de précautions dont l'expérience et l'observation ont fait reconnaître l'utilité; et lorsque par les progrès de l'âge, l'oreille est devenue moins sensible à l'impression des sons, l'industrie humaine peut encore venir au secours de la nature en défaut, sans pouvoir lui offrir, toutefois, un secours aussi efficace que celui qu'elle apporte à la vue affaiblie.

L'organe très compliqué qui est destiné à recueillir les sons et à les transmettre au cerveau, est susceptible d'un grand nombre d'altérations, dont plusieurs sont inaccessibles à nos recherches et à nos moyens curatifs. Au milieu de l'obscurité qui règne encore sur les différentes causes d'où peuvent dépendre l'affaiblissement et même la perte complète de l'ouïe, nous savons que les sons trop intenses ou trop répétés produisent fréquemment ce triste résultat. Les sons faibles n'ont, au contraire, aucun inconvénient, et le silence qui est le repos de l'ouïe, comme l'obscurité est le repos de la vue, vient rendre à l'organe toute la sensibilité que des sons continus tendent à émousser.

C'est donc un bruit médiocre, interrompu par intervalle, qui convient le mieux pour entretenir l'oreille dans un juste degré de sensibilité. L'exercice fortifie ces organes, comme il fortifie tous les autres, et la musique qui eut toujours tant d'empire sur les âmes, est le plus sûr moyen d'exciter agréablement le sens de l'ouïe et de lui faire acquérir plus de force et de précision. Ce genre d'exercice devrait donc devenir plus populaire dans notre pays : il devrait faire partie essentielle de l'éducation, car il adoucit les mœurs et s'associe merveilleusement aux émotions religieuses qui ont tant d'influence sur le perfectionnement moral de l'homme.

Plusieurs des circonstances qui tendent à altérer la vue, exercent aussi une influence nuisible sur l'ouïe ; ainsi la pléthore sanguine, l'excès d'aliments, l'abus des boissons fermentées et des liqueurs spiritueuses, disposent aux altérations de l'ouïe qui sont fréquemment liées aux maladies du cerveau. Diverses qualités de l'air atmosphérique, particulièrement le froid humide, sont une cause fréquente d'affection de l'oreille, ainsi que le passage subit du chaud au froid, et réciproquement. Il en est de même des localités, des habitations et des saisons froides, qui déterminent souvent le catarrhe de l'oreille, soit externe, soit interne, et ce catarrhe, négligé dans son principe, passe facilement à l'état chronique chez les personnes d'un certain âge, et finit par produire une surdité plus ou moins complète.

On voit fréquemment aussi la suppression de la transpiration, celle d'une hémorragie habituelle, d'une éruption ancienne, d'une suppuration extérieure établie depuis long-temps, être suivie de fluxion, d'inflammation de l'oreille, occasionner des écoulements et des lésions organiques qui entraînent à leur suite l'affaiblissement ou la perte de l'ouïe.

L'impression du froid ressenti aux pieds ou à la tête exerce, dans nos climats, une influence nuisible sur l'état de l'ouïe, et les personnes des deux sexes qui ont passé l'âge de retour, ne doivent jamais négliger, pour cette raison, d'entretenir, par de bonnes chaussures, la chaleur des extrémités inférieures, et de se couvrir la tête si elle n'est plus suffisamment garnie de cheveux.

Pour faciliter la perception des sons chez ceux qui sont affectés d'une surdité incomplète, on a imaginé des cornets, dits *acoustiques*, destinés à recueillir une plus grande quantité de rayons sonores que ne peut le faire la conque de l'oreille, et à les transmettre au conduit auditif, renforcés de toutes les vibrations qu'ils excitent dans les parois de l'instrument.

On a lieu de s'étonner que les personnes affectées de surdité ne mettent pas autant d'empressement à recourir à ces instruments, que l'on en met généralement à recourir aux lunettes pour remédier à différents vices de la vue.

Quoique l'odorat ne serve point à étendre nos relations sociales, comme la vue et l'ouïe, qu'il ne contribue que faiblement au développement de notre intelligence, et que, de tous les sens dont la nature nous a doués, il soit le moins indispensable à la conservation de notre être, il mérite cependant, à raison des jouissances douces et innocentes qu'il nous procure, d'être l'objet de quelques soins capables d'en prolonger la durée.

Nous avons, en effet, un attrait naturel pour les odeurs agréables comme pour les sons mélodieux. Le parfum de certaines fleurs, de certaines substances, exalte vivement en nous le sentiment de l'existence, et il est raisonnable de ne point tarir prématurément la source de plaisirs si purs, que l'on peut goûter même dans l'extrême vieillesse, et dont l'effet est d'ébranler doucement les organes sans les affaiblir.

Pour conserver intact le sens de l'odorat dont la principale utilité est d'avertir l'organe du goût de certaines propriétés des corps, et de nous faire apprécier en même temps les qualités de l'air que nous respirons, il ne faut pas l'exposer, d'une manière continue, à des impressions trop fortes. Les personnes qui se sont habituées à prendre beaucoup de tabac, ne sont plus sensibles au doux parfum des fleurs. Les odeurs pénétrantes exposent, comme on sait, les femmes à contracter des affections nerveuses.

Les hommes mêmes peuvent être conduits par l'abus des parfums à l'hypocondrie, à la mélancolie et quelquefois à l'aliénation mentale. Mais aucun de ces mauvais effets n'est à craindre pour les personnes qui ne portent habituellement sur elles aucune odeur forte, qui ne conservent pas dans leur chambre, surtout pendant la nuit, des fleurs très odorantes comme la tubéreuse, le lis, le narcisse, l'œillet, la rose, la violette même, et qui se bornent à respirer le parfum des fleurs dans les jardins et au milieu de la campagne.

Il faut enfin, pour conserver à l'odorat toute sa délicatesse, se préserver du catarrhe des narines, ou de l'enchiffrenement qu'on nomme improprement *rhume de cerveau*. Cette incommodité, qui devient permanente chez les personnes qui négligent de s'en guérir, et chez les vieillards accoutumés à prendre beaucoup de tabac, finit par entraîner la perte de l'odorat et prive ainsi l'âge avancé des jouissances auxquelles il avait encore des droits.

La nature a créé pour la sensation des saveurs un appareil beaucoup moins compliqué que ceux qu'elle a disposés pour recevoir la lumière, les sons et les odeurs, et elle a placé l'organe du goût sous la surveillance de l'odorat, à l'entrée des voies digestives, pour apprécier les qualités des substances que nous destinons à notre nourriture.

Ce sens, tout matériel, fournit peu d'éléments à l'intelligence, mais il est intimement lié à notre conservation; aussi la nature prévoyante l'a-t-elle mis à l'abri des lésions nombreuses auxquelles sont exposées la vue et l'ouïe.

L'organe du goût, en effet, n'éprouve point de paralysie permanente, à moins qu'il n'existe, en même temps, une affection grave du cerveau lui-même. Mais il est

susceptible de s'émousser par un long usage d'aliments
âcres et de boissons irritantes. Tout le monde sait que
l'impression d'une saveur très forte rend insensible à
l'impression d'une plus faible, et que le goût se blase par
l'abus des assaisonnements et par celui des liqueurs spiritueuses.

Il est d'autant plus important de ménager ce sens,
qu'indépendamment de son utilité relative au choix des
aliments qui conviennent le mieux, en général, à l'état de
l'estomac, il est la source de quelques jouissances que
nous apprécions surtout à cette époque de la vie où la nature devient plus avare envers nous de plaisirs matériels.
Il semble même qu'elle ait voulu nous dédommager des
privations que nous fait éprouver la vieillesse, en conservant l'organe du goût dans toute sa perfection chez ceux
qui n'en ont point abusé, et en le faisant survivre à la
perte des autres sens. Suivons donc le vœu de la nature
qui, jusqu'à la fin de notre carrière, cherche à nous
rattacher à la vie par l'attrait du plaisir, et, dans l'âge
où nos jouissances sont encore en grand nombre, mé-
nageons l'organe auquel nous devrons des sensations
agréables quand les autres sens ne pourront plus nous
en procurer.

Il faut donc éviter l'usage habituel des aliments de haut
goût, des assaisonnements âcres, des liqueurs à l'esprit
de vin, et surtout de l'eau-de-vie. Quelques personnes
ont la mauvaise habitude de manger très chaud, et de
prendre presque bouillants le café, le thé ou le punch
qu'elles se font servir : rien n'est plus propre à user
promptement l'organe du goût et à le rendre insensible
aux saveurs qui sont peu prononcées. Il en est de même
de l'usage de fumer, et surtout de celui de mâcher du
tabac, du poivre, du piment, etc. Ces substances excitent

une sécrétion surabondante de salive, provoquent même l'inflammation des glandes salivaires et celle de la membrane qui tapisse l'intérieur de la bouche, et il en résulte un excès de sécheresse ou d'humidité qui nuit également à la perception des saveurs.

Comme le sens du goût est intimement lié avec l'état de l'estomac et des intestins, et qu'il se déprave aussitôt que l'action de ces viscères est dérangée, il en résulte que pour le maintenir dans son intégrité parfaite, il faut se garantir de toutes les maladies qui peuvent affecter l'appareil digestif, et prévenir surtout leur passage à l'état chronique. C'est encore ici que la sobriété et la tempérance doivent être mises au premier rang des moyens propres à conserver l'organe du goût.

Le sens qui nous instruit de la figure, des dimensions, de la consistance, de la température et des autres qualités physiques des corps au milieu desquels nous vivons, est répandu, avec quelques modifications, sur toute la surface du corps, mais s'exerce principalement par la main, qui est merveilleusement organisée pour répondre à son importante destination. Le toucher est, comme on l'a dit très bien, le géomètre de l'esprit et le sens de la raison. Il réalise, dans la matière, toutes les formes qu'invente l'imagination ; il crée, perfectionne ou sert tous les arts, pourvoit aux principaux besoins du corps, rectifie les erreurs de la vue, et fournit à l'intelligence les données les plus exactes qu'elle puisse recevoir.

On peut juger, d'après cela, du puissant intérêt que nous avons à conserver au toucher toute la délicatesse et toute la perfection que nous lui avons fait acquérir par un long usage. La souplesse de la peau, son humidité légère, et l'entière mobilité des doigts, sont les conditions les plus favorables à l'exercice du toucher ; de là l'utilité des bains tièdes, des lotions fréquentes, des frictions douces, des onctions avec des substances grasses, des vêtements appropriés à la température extérieure, des gants, et de tout ce qui peut soustraire la peau et les mains en particulier, à l'impression d'un froid rigoureux et prolongé, d'une chaleur brûlante, et au contact habituel des corps durs, qui finit par épaissir l'épiderme et par émousser la sensibilité des nerfs, ainsi qu'on l'observe chez certains ouvriers livrés aux plus rudes travaux des mains.

Comme rien ne peut apporter plus d'obstacle à l'exercice du toucher que le dérangement de l'admirable organisation de la main, l'enflure, l'immobilité ou l'insensibilité des doigts qui peuvent résulter d'une lésion extérieure ou d'une maladie de cause interne, telle que la goutte, la paralysie, etc., l'on ne saurait être trop attentif à se garantir de toutes ces altérations accidentelles, ni trop empressé de les combattre, lorsqu'on a le malheur d'y être exposé.

Tels sont, en général, les soins qu'exigent les organes des sens, pour être maintenus, le plus longtemps possible, dans l'exercice de leurs fonctions.

LE
GUIDE MÉDICAL.

SECONDE PARTIE.

MÉDECINE PRÉSERVATIVE.

La médecine préservative se confond sous beaucoup de rapports avec la médecine conservatrice; cependant, comme elle offre une application plus directe de certains préceptes qui résultent de l'observation attentive des circonstances propres à prévenir tel ou tel état maladif, le titre de Médecine préservative me servira de cadre pour réunir, sous plusieurs chefs particuliers, l'ensemble des précautions au moyen desquelles on peut se préserver des inconvénients et des maladies auxquelles disposent soit les âges, soit le sexe, le tempérament ou les professions. J'ai joint à ces quatre divisions, le traitement préservatif qui est propre à repousser, à neutraliser ou à atténuer les maladies contagieuses les plus communes dans le pays que nous habitons.

Les préceptes dont se compose la médecine préservative, sont comme ceux de la médecine conservatrice, le fruit d'une longue expérience; ils sont indépendants des théories, n'appartiennent à aucun syèstme exclusif, peuvent être facilement compris, et ne sauraient être trop généralement connus, car *il est bien plus facile et surtout plus économique de prévenir certaines maladies, que d'en obtenir la guérison* au moyen d'un traitement *qui est toujours plus ou moins long et plus ou moins dispendieux.*

CHAPITRE PREMIER.

Soins préservatifs appropriés à l'enfance.

L'homme si richement doté par le Créateur, puisqu'il en a reçu une âme intelligente et immortelle, est, à sa naissance, le plus faible de tous les êtres, et il périrait infailliblement sur le seuil de la vie, si l'amour maternel, ou, à son défaut, la tendre pitié que sa faiblesse inspire aux cœurs même les plus indifférents, ne venait à son secours et ne l'entourait des soins les plus empressés.

A peine sorti du sein de sa mère où une chaleur douce et constante favorisait le développement de tous ses organes, il serait exposé, dans nos climats, à souffrir d'une température bien différente, si l'on ne recueillait cet être si frêle dans des langes chauds qui rendent moins douloureuse, sur sa peau, l'impression de notre atmosphère.

Il peut aussi, dès sa naissance, avoir besoin des secours de l'art, car il vient quelquefois au monde dans un état d'*apoplexie*, d'autrefois dans un état d'*asphyxie*, et les personnes qui le reçoivent doivent en être prévenues pour le rappeler à la vie au moyen des précautions indiquées dans les articles correspondants à ces deux mots.

Après la ligature et la section du cordon ombilical qu'il ne faut pas faire trop près du ventre, mais qu'on pratique communément à trois ou quatre travers de doigt du nombril, on lave le nouveau-né avec un mélange tiède d'eau et de vin pour enlever cet enduit visqueux dont tout son corps est recouvert, et dont la présence serait désormais pour la peau une cause d'irritation et de douleur.

Ce n'est pas dans nos climats qu'il conviendrait d'adopter l'usage de certains peuples qui lavent à l'eau froide les enfants nouveau-nés, ou les plongent dans l'eau courante. Ce contraste serait trop dangereux pour ces êtres délicats dont un grand nombre ne pourrait supporter une semblable épreuve.

La respiration qui s'établit au moment où l'enfant arrive à la lumière, ouvre au sang de nouvelles routes à travers les poumons, et différentes excrétions qui avaient été jusques là retenues, deviennent pour le nouveau-né un besoin qu'il faut quelquefois aider ; telle est l'évacuation du *méconium*, matière noire et poisseuse qui remplit les gros intestins, et dont l'expulsion incomplète compromet la vie de l'enfant.

Le premier lait de la mère a les qualités nécessaires pour entraîner cette matière nuisible ; mais lorsque l'enfant est confié à une nourrice étrangère, il faut suppléer ce premier lait par de l'eau miellée, ou de la manne fondue dans l'eau, dans la proportion d'une demi-once pour cinq ou six cuillerées d'eau chaude. Ces remèdes purgatifs, auxquels on est quelquefois obligé de joindre l'usage de petits lavements préparés avec les mêmes substances, sont les meilleurs préservatifs de la jaunisse qui survient fréquemment chez les nouveau-nés, et de la constipation qui leur est souvent fatale.

Dans les premiers jours de la vie, on n'a à préserver l'enfant qui est bien organisé que de l'impression du froid et des coups d'air qui déterminent facilement la toux, l'enchiffrenement, des coliques intestinales, ou des fluxions sur les yeux et les oreilles. On prendra donc des précautions et l'on choisira un temps favorable pour présenter l'enfant soit à l'église, soit à la mairie, et l'on aura soin de faire tiédir l'eau destinée à la cérémonie du baptême.

C'est aussi préserver l'enfant de beaucoup de maux qui menacent sa frèle existence que de ne point le garotter inhumainement dans les maillots et avec les bandes serrées dont on l'enveloppe des pieds à la tête dans la plupart de nos campagnes. Sa mollesse exige au contraire qu'aucune compression ne s'exerce sur son corps délicat et ne gêne le développement de ses organes. La réforme du maillot doit donc être considérée comme un des meilleurs préservatifs contre ces déviations de la taille, ces déformations des membres, ces lésions incurables de la respiration qui sont si fréquentes dans l'espèce humaine et si rares parmi les animaux.

Cette réforme devrait même s'étendre aux coiffures étroites ou pesantes dont la vanité des parents ou la mode non moins ridicule, affuble le crâne encore flexible des jeunes enfants, ce qui peut nuire à son développement et disposer aux maladies du cerveau si communes dans le premier âge. La couche du nouveau-né doit être molle, garnie de paille sèche, fréquemment renouvelée, ou de crin tenu bien proprement; et si l'on est dans la nécessité de le bercer, pour calmer quelques souffrances et provoquer le sommeil, on ne doit imprimer au berceau qu'un doux balancement et non l'agiter comme font certaines nourrices qui plongent, de cette manière, l'enfant dans un assoupissement qui tient plus de l'apoplexie que du véritable sommeil.

Pendant les premiers mois de sa naissance et jusques à l'éruption des premières dents, l'enfant a peu de maladies à craindre s'il est bien soigné et s'il suce un bon lait. On préviendra tout dérangement du ventre, tel que coliques,

11

diarrhée, vomissements, en lui donnant le sein à des intervalles plus ou moins réguliers, et en lui épargnant les
bouillies et autres aliments indigestes que certaines nourrices prodiguent imprudemment dans les premiers jours
même de la naissance. Il est nécessaire aussi, pour que
la digestion de l'enfant ne soit pas troublée, que celle qui
le nourrit de son lait suive un régime salubre, ne travaille
point avec excès et jouisse d'une parfaite tranquillité
d'esprit, car les passions troublent le lait d'une manière
extraordinaire, et je pourrais citer plusieurs nourrices qui
ont provoqué des convulsions chez leurs nourrissons en
leur donnant à téter après un accès de colère ou bien
après une vive frayeur.

Les enfants à la mamelle sont sujets à des vomissements
qui ne s'accompagnent d'aucun dérangement dans leur
santé, et qui ne viennent que de la plénitude de leur estomac. On peut les en préserver en ménageant davantage l'allaitement.

Le suintement plus ou moins abondant qui s'établit
derrière les oreilles des petits enfants, doit être considéré
comme une excrétion utile, surtout chez ceux qui sont
très gras et bien nourris. Il faut bien se garder de contrarier cette dépuration par des applications astringentes.
On ne doit y donner que des soins de propreté, comme
des lotions émollientes et tièdes.

Ces mêmes lotions pratiquées chaque jour sur tout le
corps et particulièrement dans les endroits où la peau
forme des plis et où il survient souvent de la rougeur et
des excoriations, préviendront ces inconvénients, surtout si, après une douce fomentation, on saupoudre ces
parties avec de la poudre à poudrer, ou de la poussière
de bois vermoulu, passée au tamis de soie. Si malgré ces
précautions et la plus grande propreté, ces excoriations

devenaient profondes et suppurantes, on aurait recours à l'application de la crème fraîche, du beurre frais ou du cérat. Mais un moyen de préserver la peau de toute irritation, c'est de laver chaque jour les petits enfants, de les baigner fréquemment à l'eau tiède et de les changer souvent de linge.

Une infirmité beaucoup plus grave dont il faut préserver les enfants, c'est la hernie du nombril et quelquefois celle de l'aine qui, l'une et l'autre, sont l'effet des efforts qu'ils font soit en criant, soit en cherchant à se soustraire à la gêne douloureuse du maillot. Ce n'est qu'en épargnant à l'enfant toute sensation pénible, en rendant à ses membres plus de liberté, en ne le laissant pas dans des langes imprégnés d'urine, en satisfaisant promptement à tous ses besoins, c'est en le dirigeant ainsi qu'on préviendra ses cris et les conséquences fâcheuses qu'ils peuvent avoir.

Comme l'ouverture du nombril ne se ferme que longtemps après la naissance, il est toujours prudent d'y appliquer une compresse épaisse maintenue par quelques tours de bande médiocrement serrés, pour favoriser l'oblitération de l'anneau ombilical. Il est bon de soutenir cette compression pendant les premiers mois de la vie.

La *chute du fondement* ou le boursouflement de la membrane interne de l'intestin *rectum* qui fait saillie hors de l'anus, est encore une incommodité à laquelle sont sujets les enfants délicats du premier âge à la suite de la diarrhée ou d'une constipation qui les sollicite à faire de grands efforts quand ils vont du ventre.

Pour prévenir cette incommodité, il suffit de remédier promptement, par un changement de régime, soit au dévoiement, soit à la constipation prolongée, et tout le monde sait qu'on a contre celle-ci la ressource des lavements, qui est très précieuse chez les enfants, et qu'il ne faut pas négliger dans leurs différentes indispositions.

En approchant de la dentition, l'enfant exige une surveillance des plus attentives, car, il est bien important pour sa conservation, que sa santé soit aussi parfaite que possible en entrant dans cette période orageuse qui commence ordinairement vers le septième mois, et qui se prolonge quelquefois jusqu'au vingtième.

C'est avant le travail de la première dentition qu'il convient de préserver l'enfant de la petite vérole au moyen de la vaccine, découverte admirable dans laquelle nous devons voir un bienfait de la Providence qu'il ne nous est plus permis de négliger depuis que des milliers d'expériences ont invinciblement démontré que la vaccine, éruption bénigne et ne méritant pas le nom de maladie, est le préservatif assuré du fléau le plus redoutable qu'il y ait pour l'espèce humaine, puisqu'il fait périr, terme moyen, la septième partie des individus qu'il atteint et qu'il mutile, ou défigure le quart de ceux qui survivent.

Quoiqu'il convienne, en général, de choisir l'époque du troisième ou du quatrième mois de la naissance pour soumettre les enfants à la *vaccination*, l'on doit prendre ce parti beaucoup plus tôt, quand la petite vérole règne dans le pays et que la contagion est à craindre pour le nouveau-né ; c'est dans de pareilles circonstances que j'ai vacciné, sans le moindre inconvénient, des enfants qui venaient de naître et qu'on devait conduire en nourrice dans des villages infectés par la petite vérole. On ne négligera donc pas cette importante précaution toutes les fois qu'il y aura du danger à temporiser ; et lors même que le travail de la dentition sera commencé, on ne se prévaudra pas de cette circonstance pour différer une opération qui peut sauver la vie d'un enfant ou le préserver, du moins, de quelque infirmité.

C'est pendant la crise souvent orageuse de la dentition que l'on sent tout le prix de l'allaitement naturel, qui non-seulement offre à l'enfant qui souffre, l'aliment et la boisson qui lui conviennent le mieux, mais qui lui procure en outre une heureuse distraction dans ses douleurs, et le moyen le plus commode d'humecter et d'assouplir ses gencives enflammées.

L'on ne peut se représenter, à moins d'en avoir été le triste spectateur, le misérable état d'un enfant sevré qui souffre du travail de la dentition. Rien ne peut le distraire de ses anxiétés ni apaiser ses pleurs. Il repousse toute nourriture, toute boisson alimentaire, il ne veut que de l'eau pure, fait le tourment des personnes qui le soignent, et tombe, après quelques semaines de diarrhée et d'inflammation intestinale, dans un état de faiblesse qui ne lui permet pas de lutter bien longtemps contre la maladie qui le consume.

Les enfants à la mamelle ont des chances infiniment plus favorables, et quand ils sont bien dirigés, ils triomphent ordinairement du travail de la dentition. Ce travail s'annonce par une salivation plus ou moins abondante et par la disposition qu'ont les enfants à porter à leur bouche et leurs doigts et tout ce qu'ils tiennent à la main. Leurs gencives sont gonflées et douloureuses; on apaise leur sensibilité en les frottant doucement avec le doigt ou bien un petit pinceau de linge enduit de miel. C'est le cas de donner pour hochet, à l'enfant, une racine de guimauve, de réglisse en bois, ou une croûte de pain de forme convenable, de préférence aux hochets brillants de cristal ou d'ivoire dont quelques mères se plaisent à parer leurs enfants.

Modérer l'irritation des gencives et des intestins, et entretenir la liberté du ventre, tels sont les moyens préservatifs des accidents graves auxquels les enfants sont exposés pendant la dentition. Ceux d'entr'eux qui sont forts, vigoureux, sanguins, très colorés se trouveront très bien d'une sangsue appliquée derrière l'oreille ou sous l'angle de la mâchoire, du côté correspondant aux gencives les plus gonflées. S'il y avait constipation et qu'elle ne cédât point à l'usage du sirop de violette, de l'eau miellée et des lavements émollients, on y remédierait en faisant avaler une légère dissolution de manne ou quelques cuillerées de sirop de pommes.

Je ne parle point ici de l'incision qu'on peut faire quelquefois utilement sur les gencives tuméfiées pour favoriser l'éruption d'une dent; il n'y a qu'un médecin très expérimenté qui puisse entreprendre cette opération délicate dont le succès dépend entièrement de l'à propos.

C'est pendant le travail de la dentition qu'il faut surveiller le plus scrupuleusement le régime des enfants et celui de leurs nourrices, parce que les organes digestifs sont alors excessivement impressionnables, et que le plus léger dérangement de l'estomac peut déterminer des convulsions. Dans le cas où l'on soupçonnerait la présence de quelques aliments indigestes, le moyen le plus sûr de faire cesser les convulsions, serait de chatouiller le gosier de l'enfant malade, avec une plume trempée dans l'huile, pour solliciter le vomissement, et de lui donner ensuite quelques petits lavements.

Je ne saurais trop répéter que le meilleur préservatif des maladies qui se rattachent à la dentition, c'est un allaitement bien dirigé et prolongé jusqu'à la fin de cette crise, ou du moins jusqu'après la sortie des dents de l'œil.

Durant la crise de la dentition, certains enfants d'un tempérament lymphatique sont disposés au rachitisme plus connu dans le monde sous le nom de *nouure*. Le rachitisme consiste dans le ramollisssement et la courbure des os, dont les extrémités se gonflent de manière à donner aux articulations ou jointures l'apparence d'un nœud qui s'y serait formé.

Cette maladie, qui peut amener les difformités les plus affligeantes des membres et de la taille, serait presque toujours prévenue si l'on suivait pour les enfants un bon système d'éducation physique. Ainsi, au défaut du lait de la mère, choisir une nourrice jeune, saine et bien constituée qui entretienne l'enfant dans une grande propreté; lui faire respirer, ainsi qu'à son nourrisson, un air pur et sec; faire coucher celui-ci, quand on lui soupçonne des dispositions à la nouure, sur des matelas remplis de fougère et de plantes aromatiques bien desséchées; le laver chaque jour avec de l'eau mêlée de vin aromatique ou d'eau-de-vie; lui faire des frictions sèches sur tout le corps; le porter fréquemment en plein air et au soleil, en protégeant sa tête par une coiffure blanche et légère; l'entretenir dans une gaité constante; lui épargner les farineux non fermentés, mais associer au lait de la mère ou de la nourrice quelques potages faits avec le pain de froment bien levé et le bouillon de viande; tel est, en général, le régime propre à prévenir les atteintes du rachitisme, dans ceux même qui y sont le plus disposés.

C'est entre la première et la seconde dentition que les enfants sont le plus menacés du *croup*. Les moyens de les en préserver varient selon leur constitution particulière. Sont-ils sanguins? leur nourriture doit être douce et légère, composée de végétaux et de viandes blanches. Il faut exclure de leur régime tout assaisonnement âcre, le vin pur, le café, le chocolat; leur interdire tout exercice violent et prolongé surtout à l'ardeur du soleil et pendant les froids rigoureux; les coucher de bonne heure et faire en sorte qu'ils goûtent un long sommeil; on doit, en un mot, écarter d'eux tout ce qui pourrait augmenter l'activité déjà trop grande de leur constitution.

Les enfants d'une constitution lymphatique doivent être dirigés d'après un autre système. Leur nourriture doit être plus animale que végétale; ils boiront du vin trempé d'eau, respireront un air vif, sec et chaud, seront vêtus chaudement, et dans la mauvaise saison porteront de la flanelle sur la peau. On les assujettira à des frictions sèches et aromatiques, à des exercices corporels variés; en un mot, on ne négligera rien de ce qui est capable d'augmenter leurs forces et de développer leurs organes.

Pour les enfants nerveux il faut chercher à accroître leur vigueur, sans les irriter; ainsi des aliments substantiels et non excitants; de l'eau rougie ou de l'eau pure; point de café ni de chocolat; un long sommeil, de l'exercice, ménager le moral, et épargner toute émotion vive.

Comme rien ne dispose plus au *croup* que les affections catarrhales et les fièvres éruptives, il faut redoubler de surveillance pour les enfants qui en sont actuellement atteints ou qui viennent d'en être attaqués. Après les éruptions, surtout, comme la rougeole, la petite vérole, la scarlatine, il faut, pendant plusieurs semaines, retenir les enfants dans la chambre avec une température douce et égale, et, pour plus de précaution, leur faire porter sur la poitrine ou entre les épaules un emplâtre de poix de Bourgogne. Cette précaution n'est pas moins utile à prendre chez les enfants qui viennent d'être éprouvés par un catarrhe de la poitrine ou de la gorge.

Une des causes les plus fréquentes du croup étant l'impression du froid humide et surtout le passage du chaud au froid, c'est vers ce point qu'il faut diriger plus particulièrement l'attention des parents et de toutes les personnes chargées de l'éducation de la première enfance.

On veillera, surtout dans les pays et dans les saisons où le *croup* est plus fréquent, à ce que les enfants soient suffisamment vétus relativement à la température régnante; qu'ils n'aient jamais le col et les bras nus, qu'ils ne s'exposent pas au frais en sortant d'un lieu chaud ou après un exercice violent; qu'ils ne se baignent point et ne se lavent pas les mains ou le visage à l'eau froide, le corps étant en sueur; qu'ils ne boivent pas frais, étant en transpiration, et que rien ne dérange brusquement cette importante fonction.

Enfin, pendant le cours d'une épidémie *croupale*, on doit redoubler de surveillance à l'égard des enfants qui s'enrhument facilement, et surtout de ceux qui ont été déjà pris du *croup*. On leur fera porter, par précaution, un emplâtre de poix de Bourgogne à la nuque; on soignera leurs rhumes les plus légers comme une maladie sérieuse; et pour peu que la toux devienne sèche et rauque, la respiration gênée et la voix enrouée, on s'empressera, à *l'instant même*, d'appliquer des sangsues au col et ensuite de la moutarde aux jambes, comme il est indiqué au chapitre du *croup*.

C'est à l'époque de la seconde dentition, ou vers l'âge de sept ans que les enfants et surtout ceux qui sont d'une constitution lymphatique, ont le plus de disposition à devenir scrophuleux et à être incommodés par les vers.

La première de ces maladies peut être prévenue, lors même qu'elle serait héréditaire ou transmise des père et mère à l'enfant, par un bon système d'éducation physique, suivi dans une localité salubre, une habitation sèche et bien exposée, un air pur et sous l'influence de la lumière solaire. Mais il faut faire concourir au succès de ce traitement préservatif un régime alimentaire consistant principalement en viandes faites, en gibier, en œufs frais, en poisson de rivière, en pain de pur froment bien levé et bien cuit. La boisson doit être une liqueur fermentée comme le vin ou la bière, et l'on doit exclure du régime les viandes blanches, la graisse, le beurre, l'huile, les farineux non fermentés, le laitage et les fruits relâchants. Les aliments pourront être relevés par quelques aromates, et les viandes seront de préférence grillées ou rôties.

On joindra à ce régime l'usage de quelques amers comme l'infusion de racine de rhubarbe ou de gentiane; mais rien n'est plus utile en pareil cas que la limaille de fer prise à la dose d'une ou deux pincées par jour dans une cuiller de soupe ou de potage.

On fera porter des vêtements de laine aux enfants qu'on voudra préserver des scrophules; on les frictionnera avec des flanelles chargées de vapeurs aromatiques comme celles que donnent l'encens brûlé, la poix résine ou les baies de genevrier projetées sur des charbons ardents. On les fera coucher dans des chambres sèches, élevées, bien éclairées et bien aérées, et leur lit sera garni de fougère ou de paille bien sèche et mêlée de plantes aromatiques. On aura soin qu'ils ne dorment pas la tête enfoncée sous les couvertures, circonstance qui a paru nuisible au témoignage de quelques observateurs. Leur sommeil ne sera pas trop prolongé, et la journée sera employée à des exercices variés qui auront pour objet de développer et de fortifier tous les organes, en ménageant beaucoup celui de la pensée.

Tel est le meilleur traitement préservatif des scrophules, maladie qui n'est pas contagieuse comme le croit le vulgaire, mais qui est susceptible de se transmettre des pères aux enfants, et qui est extrêmement répandue dans certains pays où elle affecte toujours plus gravement ceux qui vivent dans la misère, dans la malpropreté et ceux qui exercent des professions sédentaires comme les tisserands, les cordonniers, les tailleurs, etc.

Quant aux vers auxquels sont particulièrement sujets les enfants du tempérament lymphatique, ceux qui ont la peau douce et blanche, les yeux gris ou bleus, les cheveux blonds, l'haleine aigre, on peut les en préserver, ou diminuer du moins leur disposition vermineuse en les assujettissant à un régime sobre et tonique, duquel soient exclus les sucreries, les pâtisseries, les farineux non fermentés, le laitage et les fruits pris avec excès. On leur donnera par fois quelques cuillerées de vin et de café à l'eau, et par fois quelques infusions amères comme celles d'absinthe, de gentiane, de tanaisie ou de *semen contra vermes*, mais l'on aura soin de s'abstenir de ces infusions, parmi lesquelles l'eau de rhubarbe doit aussi être recommandée, toutes les fois que les enfants éprouveront dans les voies digestives une inflammation annoncée par la douleur et la tension du ventre, la diarrhée ou le vomissement, la fièvre, la chaleur de la peau, la soif, la rougeur de la langue, le mal de tête et une inquiétude vague.

Les seuls vermifuges qui ne soient pas nuisibles, lorsqu'il y a de l'inflammation dans les entrailles, sont l'infusion de fougère mâle, la décoction de pourpier, l'huile d'olive ou de noix mêlée au suc de citron, et la limonade coupée avec l'infusion de coralline de Corse appelée vulgairement mousse de mer.

CHAPITRE II.

Soins préservatifs appropriés à l'adolescence et à la jeunesse.

Les soins préservatifs que réclament l'adolescence et la jeunesse, portent principalement sur le régime alimentaire, sur les exercices du corps et sur ceux de l'esprit.

On conçoit que la nourriture doit être, en général, plus abondante pendant l'adolescence et la jeunesse que pendant l'enfance, à raison du développement progressif de tous les organes et de la révolution de la puberté. Mais pour certains individus qui ont la poitrine étroite et délicate, soit par le vice d'une conformation primitive, ou par l'effet d'un accroissement trop rapide, il faut, pour les préserver de la pulmonie qui les menace, leur faire éviter les aliments trop succulents, les boissons trop excitantes, et les nourrir principalement de farineux, de laitage, de jardinage et de fruits. On leur recommandera aussi d'être fort réservés sur l'usage du vin, de se priver de café, de liqueurs fortes et de toute espèce de stimulants.

Les exercices du corps sont d'autant plus utiles à cet âge que la nature travaille au développement de tous les organes, et qu'il convient de consumer en efforts musculaires l'excès d'activité dont l'adolescence est alors dévorée, et qui pourrait, en se concentrant dans le cerveau ou dans le cœur, occasionner des désordres graves tant au physique qu'au moral.

C'est à cet âge qu'un mentor adroit fait naître le goût des exercices qui disposent le corps à un sommeil profond et éloignent les passions orageuses qu'on doit craindre à cette époque de la vie. C'est pour la même raison que les jeunes gens qui sont doués d'une grande susceptibilité nerveuse ne peuvent guères, sans danger, cultiver avec assiduité les arts d'imagination qui, par l'état d'excitement où ils tiennent les sens, aiguillonnent nécessairement les passions naissantes qui conduisent trop souvent à des excès nuisibles. Il faudrait, dans de semblables circonstances, que des études graves vinssent absorber toute l'activité de l'imagination, et alternassent avec des exercices du corps qui, en amenant le besoin du sommeil, ne laisseraient aucune prise à des sensations d'un autre ordre. Mais ce système d'éducation dont Fénélon nous a tracé l'idéal dans son livre immortel, ne peut guère se réaliser dans nos mœurs actuelles, ou n'est susceptible, du moins, que d'applications individuelles.

Les hémorragies si familières dans l'adolescence et la jeunesse, sont le préservatif des maladies inflammatoires qu'occasionneraient fréquemment la surabondance d'un sang riche, l'activité de la circulation et l'irritabilité de la fibre, si la nature ne faisait avorter ces maladies au moyen d'une perte de sang. L'on ne doit réprimer les hémorragies extérieures que par l'influence du régime et la régularité de toutes les excrétions. Du reste on doit imiter la nature au début de toutes les inflammations si communes dans la jeunesse, et les combattre surtout par les évacuations sanguines proportionnées à la gravité des maladies, à leurs différentes périodes et à l'état des forces.

CHAPITRE III.

Soins préservatifs appropriés à l'âge viril.

Le commencement de l'âge viril offre encore les dispositions organiques de la jeunesse, et réclame les mêmes soins préservatifs comme le démontre la tendance au crachement de sang et à la phthisie pulmonaire qui se prolonge jusqu'à trente-six ans ou environ. Mais, après cette époque, l'activité vitale qui prédominait dans la poitrine et rendait si fréquentes les maladies des poumons, semble se concentrer dans le bas-ventre dont le volume augmente sensiblement, et dispose alors aux engorgements des viscères, particulièrement du foie, à la jaunisse, au choléra, à l'hypocondrie, aux hémorroïdes, à la goutte, aux concrétions pierreuses des reins et de la vessie, et à toutes les affections connues sous le nom de *bilieuses*.

Le préservatif le plus assuré contre toutes ces maladies, consiste essentiellement dans un régime sobre et frugal combiné avec des exercices qui ne laissent aucune fonction dans la langueur.

Le corps ayant acquis tout son développement dans l'âge viril, n'exige plus autant de nourriture, et à moins qu'on n'exerce une profession fatigante et qui exige journellement l'emploi des forces musculaires, on doit se tenir en garde contre un régime alimentaire trop substantiel et contre l'abus des stimulants à l'attrait desquels on cède d'autant plus facilement, que leur première impression est agréable, et qu'on ne prévoit pas d'ordinaire les conséquences fâcheuses qui doivent en résulter pour la santé. Ce n'est souvent qu'après plusieurs années d'un régime trop excitant, qu'elle commence à s'altérer, et comme cette altération de la santé s'accompagne toujours de la diminution des forces musculaires, les hommes qui ont l'habitude de la bonne chère et des vins généreux, continuent de s'y livrer, trompés qu'ils sont par le sentiment de bien-être qu'elle leur fait momentanément éprouver; et croyant toujours n'avoir à redouter que la faiblesse, ils persévèrent dans un régime qui irrite de plus en plus les organes digestifs. De là ces inflammations aiguës ou lentes de l'estomac, du foie, des intestins, des reins, qui sont si communes parmi les hommes qui ont abusé des plaisirs de la table et qui ne se sont refusé aucune jouissance sensuelle. Mais la plupart de ces amis de la bonne chère, succombent de bonne heure à des maladies aiguës, ou contractent des affections organiques qui les conduisent à l'hydropisie, à l'asthme, à l'apoplexie, s'ils ne tombent pas dans les tourments de la goutte, de la gravelle, ou de l'hypocondrie.

L'âge viril, je le répète, ne peut échapper à tous ces maux qu'en suivant un régime sobre, plus végétal qu'animal, combiné avec une juste proportion d'exercices du corps et de contentions de l'esprit.

CHAPITRE IV.

Soins préservatifs appropriés à l'âge de retour.

Notre corps n'est pas plutôt parvenu à son plus haut degré de perfection, qu'il commence à déchoir, mais son dépérissement est d'abord peu sensible et ne se manifeste souvent que par le changement de couleur des cheveux et de la barbe qui blanchissent peu à peu.

C'est vers l'âge de cinquante ans que l'on observe, en général, ces premiers signes de décadence dans les deux sexes, et c'est l'époque de la vie où l'on doit faire la plus sérieuse attention à sa santé pour en jouir longtemps encore et avoir une vieillesse heureuse.

Cela devient d'autant plus facile, que l'imagination, moins active à cet âge, laisse plus d'empire au jugement qui se perfectionne sans cesse, et que revenu des illusions de la vie, on apprécie mieux les véritables biens, la santé et le bonheur domestique.

Dans la jeunesse, on jouit sans réflexion de tous les agréments de l'existence, et la santé paraît être une chose si naturelle que l'on s'arrête bien rarement à l'idée de pouvoir en être privé. On compte sur elle comme on compte sur le lever du soleil pour le lendemain; mais peu d'hommes arrivent à cinquante ans sans avoir éprouvé quelques maladies, et le souvenir qu'ils en conservent, joint au sentiment du déclin des forces et à la prévoyance de l'avenir qui domine alors la pensée, commence à exciter quelque sollicitude en eux et à leur suggérer des précautions qu'ils avaient jusques là dédaignées. A l'âge de retour il ne faut plus autant compter sur cette faculté de réaction dont la nature a doué nos organes et en vertu de laquelle les principaux viscères déversent, pour ainsi parler, sur la peau ou sur divers organes sécrétoires, l'excès d'irritation qui les importune. C'est ce transport d'action d'une partie sur une autre, qui constitue ce qu'on appelle en médecine *les crises,* qui sont si fréquentes dans les maladies des jeunes gens, et qui multiplient pour eux les chances salutaires. Ces mouvements critiques sont déjà plus rares et moins complets à l'âge de retour ; il faut donc moins compter sur la nature, et invoquer de bonne heure les secours de l'art, d'autant plus que les dérangements dont on se plaint, à cet âge, datent souvent de loin et ont jeté quelquefois, de profondes racines avant que de se manifester par la perte de la santé.

La première attention d'une personne raisonnable qui est parvenue à l'âge de retour, et qui veut obtenir de la vie tous les avantages que le Créateur y a attachés, doit donc être d'étudier son tempérament et sa manière d'être individuelle, pour reconnaître de quel côté l'équilibre qui constitue la santé semble disposé à se rompre, et pour porter secours aux fonctions qui paraissent les moins parfaites.

Si elle se rapproche du tempérament sanguin, elle se tiendra en garde contre la pléthore qui dispose à l'apoplexie, à la paralysie, aux affections du cœur, à l'asthme, aux engorgements du foie, aux maladies des reins et de la vessie, au rhumatisme, à la goutte.

Cette pléthore se reconnaît au développement des vaisseaux sanguins, à la coloration rouge de la peau et des membranes qui tapissent les yeux, la bouche, l'intérieur des narines, à la plénitude du pouls, à la gêne de la respiration quand on marche un peu vite, ou qu'on monte un escalier, à des sensations de fourmillement et d'engourdissement dans diverses parties du corps.

Le remède de la pléthore sanguine, c'est la saignée, et la nature l'indique par le soulagement que procurent aux personnes pléthoriques l'hémorragie nasale et le flux hémorroïdal; mais, après avoir pourvu au besoin du moment, il est très important de prévenir le retour d'un état qui peut déterminer tout à coup une apoplexie, une paralysie, un vomissement de sang, ou telle autre hémorragie interne capable de donner la mort.

Les seuls moyens efficaces de prévenir la pléthore sanguine, c'est de s'astreindre à un régime très sobre, de faire journellement de l'exercice sans excès et sans fatigue, ou, à défaut d'exercice corporel, d'y suppléer par des frictions pratiquées chaque jour, pendant une demi-heure au moins, sur toute la surface du corps; de veiller à la liberté des différentes excrétions, principalement à celle du ventre, d'éviter un sommeil trop prolongé, de choisir ses aliments parmi les viandes blanches, les légumes aqueux, les fruits fondants, les divers produits du lait, et de bien tremper son vin.

Une disposition particulière aux maladies du foie, annoncée par une teinte jaunâtre des yeux et du visage, la sensibilité du côté droit, la couleur foncée des urines, la fréquence des coliques, l'amertume et la sécheresse de la bouche, réclame le régime végétal, l'usage des fruits acidules comme mérises, groseilles, framboises, les boissons aigrelettes comme la limonade, l'eau de groseilles, l'eau d'orge acidulée avec un peu de vinaigre, le petit lait, les bains tièdes, les lavements émollients, un exercice modéré, des distractions agréables, l'éloignement des affaires, l'absence de tout souci, de toute contention d'esprit et la privation absolue du vin pur, du café à l'eau, et surtout des liqueurs à l'esprit de vin.

La tendance à l'apoplexie caractérisée par de l'embonpoint, un teint vermeil, la tête grosse, le col court, est encore favorisée par l'habitude de manger beaucoup, de boire abondamment du vin et des liqueurs spiritueuses, de travailler peu, de dormir longtemps et surtout après les repas.

On y est encore exposé par une disposition héréditaire, par l'excès de l'étude, par l'habitude de se livrer à des passions violentes et surtout à la colère.

Le traitement préservatif de cette maladie à laquelle on est déjà sujet de cinquante à soixante ans, consiste à combattre la pléthore sanguine par l'ensemble des moyens indiqués plus haut. Indépendamment du soin avec lequel on respectera les hémorragies que la nature suscite, comme le saignement de nez et le flux hémorroïdal, on appliquera de temps en temps des sangsues à l'anus, on prendra des bains de jambes dans de l'eau tiède où l'on aura délayé quelques poignées de cendres non lessivées et gros comme une noix de chaux vive, ou bien une suffisante quantité de savon, de sel de cuisine ou de moutarde en poudre, pour que les jambes deviennent rouges au bout de quelques minutes. Pendant ces pédiluves qui ont pour effet d'accumuler le sang dans les veines des membres inférieurs, on fera bien d'appliquer une ligature au haut de la jambe pour y retenir plus longtemps ce fluide. Ces pédiluves devront se prolonger une heure au moins, et pour qu'ils ne puissent avoir aucune espèce d'inconvénients, on les prendra à jeun ou deux heures avant les repas principaux.

Les personnes disposées à l'apoplexie et surtout celles

12.

qui en ont déjà éprouvé une attaque, ne sauraient observer trop de sobriété dans leur régime. C'est le cas de suivre le précepte, *ne manger que pour vivre*. Il faut avoir le courage de quitter la table avec un reste d'appétit, et se priver sévèrement de tous les mets succulents, se bornant à un plat ou deux de viandes blanches ou de jardinage, apprêtés le plus simplement possible.

Ces personnes resteront peu au lit, se lèveront de bonne heure, boiront à jeun un verre ou deux d'eau fraiche, et feront un peu d'exercice avant le déjeûner qui consistera en une écuelle de lait, ou une soupe maigre, ou quelques fruits de la saison.

Elles auront grand soin de se présenter tous les matins à la garde-robe, lors même qu'elles n'en éprouveraient pas le besoin; car on a remarqué que l'habitude exerçait une grande influence sur la régularité de cette importante fonction qu'on peut d'ailleurs favoriser, quand elle est incomplète ou nulle, par l'usage des lavements préparés avec une eau de savon légère.

C'est le cas de prendre aussi de temps en temps, comme une ou deux fois par mois, un remède laxatif tel qu'une once de sel d'Epsom ou de crème de tartre soluble, dans un demi-litre de petit-lait, de bouillon de cerfeuil, ou d'eau de veau qu'on boit par tasse de demi-heure en demi-heure.

Les personnes qui ont à craindre l'apoplexie doivent éviter, dans leurs occupations ou leurs jeux, de porter la tête en bas, de regarder fixément un objet, la tête étant tournée de côté, d'exposer cette partie nue à l'impression directe des rayons du soleil, de dormir devant le feu la tête basse et en avant. Elles auront soin de ne point serrer leur col ou leur cravatte, et de n'avoir dans leurs vêtements rien qui puisse gêner la circulation. Elles éviteront le froid aux pieds, le séjour prolongé d'un lieu trop chaud, les petites chambres chauffées par des poëles en fer, les travaux de la campagne à l'ardeur du soleil, les bains chauds, les études abstraites, les contentions d'esprit, les émotions fortes et surtout la colère.

Ces personnes surveilleront avec le plus grand soin certaines éruptions, certaines suppurations dont la guérison prompte peut leur devenir funeste. Dans ce cas elles se feraient appliquer un vésicatoire sur la partie même qui était le siége de l'écoulement supprimé; mais la prudence exige en outre, quand on a quelque raison de craindre l'apoplexie, que l'on porte un cautère à la cuisse ou à la jambe, et qu'on l'entretienne soigneusement.

Tel est le traitement préservatif de l'apoplexie, de la paralysie et de toutes les maladies du cerveau qu'on peut craindre à l'âge de retour.

Les mêmes moyens préservatifs seront utiles contre les maladies du cœur, l'asthme, la goutte, et les affections des reins dues aux abus de la bonne chère, des vins généreux, des liqueurs spiritueuses, au défaut d'exercice, et aux excès de tout genre que l'homme oisif et bien nourri se permet trop généralement.

L'âge de retour est marqué chez la femme par la cessation d'une fonction d'une grande importance, et cette circonstance exige une suite de précautions particulières qui seront exposées au chapitre *des soins appropriés aux sexes.*

CHAPITRE V.

Soins préservatifs appropriés à la vieillesse.

LE commencement de la vieillesse se confond avec la fin de l'âge de retour, et d'ailleurs une foule de circonstances en font varier l'époque, à raison de l'état habituel de santé ou de maladie dont on a joui, du bon usage ou de l'abus qu'on a fait de ses forces, du régime et du genre de travail auquel on s'est adonné, des pays et des climats qu'on a habités, des passions auxquelles on a été le plus souvent livré, des habitudes sous l'empire desquelles on a vécu, etc., etc.

Cette période de la vie est menacée par un grand nombre d'infirmités contre lesquelles il est bon de se prémunir de bonne heure afin de jouir longtemps encore, comme beaucoup d'exemples le prouvent, d'une santé qui nous permette d'être utiles à nos semblables sans être trop à charge à nous-mêmes.

Une circonstance, en effet, bien remarquable, et fort rassurante pour celui qui commence la vieillesse, c'est que cette période de la vie est susceptible de prendre une extension singulière chez les personnes qu'une bonne organisation ou un régime convenable disposent à la longévité, et qu'elles arrivent au terme naturel de l'existence sans passer par la caducité.

Tous les préceptes que j'ai tracés pour l'âge de retour chez l'homme, sont applicables à la première partie de la vieillesse, dans les deux sexes qui, soumis alors au même mode de santé, réclament aussi les mêmes soins, car les femmes, en général, n'en exigent plus de particuliers, dès qu'elles ont passé l'âge de soixante ans.

C'est au commencement de la vieillesse, et lorsque la santé est encore bonne, qu'il faut se débarrasser de toute maladie susceptible d'être guérie par une opération chirurgicale. Si donc on porte certaines tumeurs gênantes et susceptibles d'accroissement ou de dégénération, quelque ulcère, fistule ou carie, si l'on est affecté d'un rétrécissement de l'urètre, si l'on a quelque pierre dans la vessie, il ne faut pas ajourner le traitement de semblables maladies, ni réserver pour un âge plus avancé des opérations dont les chances sont plus incertaines à mesure que l'on s'éloigne de l'âge de la vigueur.

On doit chercher aussi à se délivrer le plus complétement possible des maladies internes dont on se trouverait atteint, et qui, si on les négligeait, pourraient se prolonger indéfiniment sous forme chronique, telles sont, entre autres, le catarrhe pulmonaire, le catarrhe de la vessie, le rhumatisme, la goutte, les lésions de la vue et de l'ouïe, les inflammations des viscères du bas-ventre, les éruptions de la peau, etc.

Pour se préserver de tant de maux, l'attention principale des vieillards doit se porter sur les soins à donner à la transpiration qui devient de moins en moins facile à mesure qu'on avance en âge; sur les autres évacuations les plus habituelles, comme les selles, les urines, les crachats, les hémorroïdes; sur le régime alimentaire, les exercices du corps, les travaux de l'esprit, les affections de l'âme, et sur les moyens de diriger l'état fluxionnaire du dedans au dehors.

C'est pour avoir maintes fois observé les bons effets

que les vieillards retirent d'une suppuration extérieure,
qu'on a été conduit à leur établir des cautères qui, placés
aux membres inférieurs, ou bien aux bras selon qu'on
veut préserver le ventre, la tête ou la poitrine, rendent
le plus grand service à ces vieillards quand ils sont bien
nourris et peu exercés.

On ne manquera donc pas d'en ouvrir aux cuisses ou
aux jambes, chez les individus menacés d'apoplexie,
chez ceux qui sont disposés aux maladies du foie ou des
voies urinaires. On préférera de les établir aux bras chez
ceux qui portent d'anciens catarrhes pulmonaires, qui
ont habituellement la respiration gênée et chez lesquels
on soupçonne quelques lésions du cœur.

Mais chez tous on favorisera la transpiration insensible
par des frictions journalières, par des bains tièdes pris
de temps en temps, par des vêtements chauds et par des
exercices corporels.

Dans la vieillesse verte et vigoureuse on supporte très
bien la diète, et l'on a remarqué, de tout temps, que les
vieillards accoutumés à une grande sobriété étaient peu
sujets aux maladies et poussaient fort loin leur carrière.
Ainsi, après l'habitude de l'exercice, il n'en est pas de
plus salutaire aux vieillards que celle d'un régime frugal
et réglé. C'est non-seulement le moyen de se préserver de
beaucoup de maladies, mais encore celui de guérir des
affections présentes et qu'on regardait comme incurables.

C'est particulièrement chez les vieillards oisifs de la
classe aisée que la sobriété a produit des miracles, et c'est
à cette classe qu'appartenait le célèbre Louis Cornaro
dont la santé paraissait perdue sans retour à l'âge de
trente-cinq ans, et qui, au moyen du régime le plus
sévère, la recouvra de manière à vivre exempt de maladie
et même vigoureux jusqu'à cent ans.

Je pourrais citer un grand nombre de vieillards qui ont poussé leur carrière au delà d'un siècle, et qui, presque tous, se sont fait remarquer par leur frugalité et par l'habitude d'un exercice journalier. On trouvera beaucoup de ces exemples dans mon ouvrage intitulé : *Le Médecin de l'âge de retour et de la vieillesse* [1].

[1] Un vol. in-8° de 500 pages, 2ᵉ édition. *Paris* 1857. Chez Dufey libraire, rue des Marais-Saint-Germain 17, et chez l'auteur, rue Hauteville 6.

CHAPITRE VI.

Soins préservatifs appropriés aux sexes.

Les deux sexes réclament les mêmes soins jusqu'aux approches de la puberté, mais, à cette époque, les jeunes filles en demandent de particuliers, jusqu'à l'établissement définitif d'une fonction dont la régularité est la meilleure garantie de la santé des femmes, pendant un certain nombre d'années.

C'est vers l'âge de treize ou quatorze ans, dans notre pays, que les organes sexuels entrent en activité chez les jeunes filles, après avoir été pour ainsi dire endormis pendant l'enfance.

Il est fort important que rien ne s'oppose à ce travail dont le résultat est l'apparition d'une hémorragie périodique qui emprunte son nom de sa régularité même, et dont le dérangement et surtout la suppression troublent toute l'économie de la femme.

Pour que la révolution de la puberté se fasse heureusement chez les filles, il faut, aux approches de cette époque, redoubler de soins pour fortifier leur constitution et leur faire faire, s'il est permis de s'exprimer ainsi, une provision de santé. Faute de ces précautions, les jeunes personnes délicates, sédentaires, mal nourries, tombent dans un état de langueur et de faiblesse qui s'accompagne de la décoloration du visage, de la bouffissure des paupières et de l'enflure des jambes, de la lassitude des membres, de la gêne de la respiration au moindre mouvement, de palpitations de cœur et d'une fièvre lente qu'accompagnent toujours la tristesse et le découragement.

On connaît vulgairement, sous le nom de *pâles couleurs*, ce dérangement général de la santé auquel viennent se joindre plus tard l'engorgement des principaux viscères du bas-ventre, et, du côté de la poitrine, des lésions dangereuses.

Le préservatif assuré d'un état semblable et qui peut s'aggraver jusqu'au point de causer la mort, c'est de faire suivre aux petites filles un bon système d'éducation physique dès leur première enfance. Si, par malheur, elles en avaient été privées, on chercherait à y remédier en les soumettant à un régime alimentaire bien entendu et consistant principalement en potages au bouillon gras, en viande de boucherie et en œufs frais. Le laitage, les farineux et le jardinage entreront bien dans leur régime, mais n'en formeront pas la base, et on leur interdira sévèrement les crudités, les sucreries, les pâtes non fermentées et les fruits acerbes que les jeunes filles recherchent avec avidité. On leur fera boire du vin à leurs repas qui devront être réguliers pour que la digestion soit plus parfaite ; le chocolat à l'eau, le vin sucré, pourront leur servir de déjeûner, de préférence aux soupes maigres et surtout au café au lait qui ne leur convient pas du tout.

Après le choix du régime, il n'y a rien de plus important que celui des exercices qui leur sont nécessaires. Les plus utiles sont ceux qu'elles prendront en pleine campagne et qui seront animés par le plaisir. On les engagera à courir en liberté et à se livrer à toute la gaîté de leur âge. Si le temps ne permettait pas des promenades au dehors, on les ferait jouer, dans l'intérieur, à la paume, au volant, au cerceau, et, sans négliger l'instruction, on éviterait de leur imposer des études trop sérieuses ou des ouvrages d'aiguilles qui les retinssent trop longtemps assises. On cherchera enfin à enchainer leurs occupations journalières, de telle sorte que le corps et l'esprit soient alternativement exercés d'une manière aussi utile qu'agréable, en ne laissant aucun accès aux sensations capables d'éveiller leur attention sur un nouvel ordre de choses qu'elles ignorent encore, et en fatiguant assez les organes du mouvement pour qu'à la fin de la journée le besoin d'un sommeil profond se fasse sentir. Mais quand ce besoin est satisfait, il ne faut pas permettre à la jeune fille de rester davantage au lit, et de savourer les douceurs d'un repos pendant lequel l'imagination seule est active. De nouvelles occupations succéderont à son lever; des exercices variés rempliront l'intervalle de ses repas; on entretiendra chez elle une douce gaîté et on ne laissera point de place aux méditations solitaires. Si, malgré toutes ces précautions, la jeune fille éprouvait quelques symptômes précurseurs des *pâles couleurs,* on surveillerait plus sévèrement encore son régime alimentaire dont on retrancherait entièrement le laitage et les fruits, ainsi que toutes les crudités, et l'on ferait prendre, tous les jours, huit ou dix grains de limaille de fer dans une cuiller de soupe, en continuant pendant longtemps ce remède simple et sans danger qu'on peut, à la campagne, se procurer chez un maréchal ferrant qui, ne travaillant que sur le fer, ne laisse pas craindre qu'il y ait, dans la limaille, des particules de cuivre ou d'autre métal suspect.

Tel est le traitement préservatif des *pâles couleurs,* indisposition presque inconnue dans les campagnes où l'exercice supplée, en quelque sorte, au défaut de tout autre précaution, mais très fréquente au sein des villes et dans les familles qui exercent des professions sédentaires.

Dès qu'une fois la révolution de la puberté est achevée chez les filles, il ne reste plus qu'à veiller à ce que la nouvelle fonction qui vient de s'établir chez elles et qui domine, pour ainsi dire, toutes les autres, ne subisse aucun dérangement que celui que la nature elle-même a voulu que la femme éprouvât pendant la grossesse, durant l'allaitement, et après avoir parcouru sa carrière de fécondité.

Les femmes sont incontestablement sujettes à un plus grand nombre de maladies que les hommes, puisqu'indépendamment de celles qui les menacent comme individus de l'espèce humaine, elles ont à craindre encore les infirmités qui tiennent à leur propre organisation. Elles ont donc besoin d'une surveillance plus attentive aux différentes époques de leur vie. Je viens d'indiquer les précautions qu'elles ont à prendre aux approches de la puberté; plus tard, le mariage amène des changements dans leur manière d'être et les expose aussi à des maladies particulières. Puis, à l'époque où elles cessent d'être fécondes, elles ont encore à redouter diverses incommodités dont il est important qu'elles soient prévenues d'avance, afin de se mettre en garde contre leur atteinte.

Pendant la grossesse les femmes doivent s'interdire tout travail fatigant, et c'est surtout dans les campagnes qu'il faut leur faire une semblable recommandation. Elles doivent suivre un régime alimentaire qui, sans être excitant, soit assez substantiel pour les maintenir elles et leur fruit dans un bon état de nutrition. Elles peuvent satisfaire leur appétit, mais avec des aliments de facile digestion, et elles doivent plutôt multiplier leurs repas que de manger trop à la fois, car les indigestions sont à craindre chez une femme grosse, pouvant occasionner l'avortement ou des pertes inquiétantes. L'exercice pris avec modération, et plutôt à pied qu'en voiture, est utile dans la grossesse, et surtout après les premiers mois pendant lesquels les femmes doivent s'y livrer avec circonspection.

Le danger de l'avortement qui est toujours plus ou moins imminent chez les femmes grosses, doit être toujours présent à l'esprit des personnes qui les entourent, et doit les engager à prendre toutes les précautions possibles pour prévenir cet accident, qui non-seulement affaiblit leur tempérament, mais les rend encore sujettes au même malheur dans la suite.

Comme c'est dans les deux ou trois premiers mois que l'avortement arrive le plus communément, c'est vers cette époque de la grossesse qu'on doit être le plus attentif à le prévenir.

Les moyens les plus convenables pour cela sont de faire suivre un bon régime aux femmes d'une constitution faible et délicate, qui vivent ordinairement mal; de leur interdire les boissons aqueuses, les ouvrages fatigants, les habitations insalubres; de les soustraire, autant qu'il est possible, aux affections tristes de l'âme, et de leur faire prendre en plein air et lorsque le temps est beau, un exercice qui n'aille jamais jusqu'à occasionner de la lassitude.

Quant aux femmes grasses et bien nourries, elles éviteront de prendre habituellement une trop grande quantité d'aliments, et des choses trop substantielles; leur régime se composera en grande partie de laitage et de jardinage; elles se priveront de vin pur, de café à l'eau, de chocolat, mais surtout de liqueurs; elles feront de l'exercice à pied plutôt qu'en voiture; resteront peu de temps au lit, et s'entretiendront le ventre libre au moyen des lavements.

Mais pour les femmes robustes et d'un tempérament sanguin, aucun moyen préservatif n'est plus convenable que la saignée du bras pratiquée avant la fin du troisième mois, et plus tôt même si la femme éprouve des signes de pléthore, comme une coloration plus prononcée du visage, le saignement insuffisant du nez ou des dents, des maux de têtes, des étourdissements, un sentiment de chaleur incommode, de la gêne dans la respiration, des lassitudes ou de l'engourdissement dans les membres, des douleurs dans les reins. A ces divers signes on reconnaîtra la nécessité de saigner une femme grosse, et à défaut d'une personne instruite pour pratiquer la saignée du bras à la lancette, on appliquera, sur le dos de la main, une douzaine de sangsues dont on laissera saigner plus ou moins longtemps les piqûres, en plongeant la main dans de l'eau tiède après avoir placé une ligature au poignet pour favoriser l'écoulement du sang.

Toutefois on ne saignerait une femme grosse, dans les circonstances que je viens d'exposer, qu'autant qu'on croirait la chose urgente et qu'on serait dans l'impossibilité d'avoir l'avis d'un homme de l'art.

Ce traitement préservatif de l'avortement serait suivi avec d'autant plus d'exactitude, que la femme grosse aurait éprouvé déjà une ou plusieurs fois cet accident, et qu'elle serait d'un tempérament sanguin et d'une santé robuste. Dans ce cas, on aurait recours à la saignée un peu avant l'époque où seraient survenus les avortements précédents, et on l'emploierait dans tous les temps de la grossesse où les signes de pléthore se manifesteraient, et dans tous les cas où une vive émotion, un coup, une chute, un travail extraordinaire, pourraient faire craindre une fausse couche.

La faiblesse et la force du tempérament ne sont pas, en

effet, les seules causes qui puissent la déterminer; un exercice violent, la danse, la course, le saut, des efforts pour lever des fardeaux très lourds ou pour atteindre à des objets trop élevés, les vomissements excessifs, les convulsions, un dévoiement considérable, une toux prolongée, produisent fréquemment l'avortement, et l'on sent que l'on ne peut s'en préserver qu'en éloignant les causes qui peuvent y donner lieu.

C'est surtout en approchant du terme de la grossesse que les femmes redoubleront de précautions pour s'entretenir dans un bon état de santé. A cette époque où le développement de l'utérus commence à gêner les fonctions digestives, elles auront soin de manger peu à la fois et de remédier à la constipation par des lavements. Elles porteront des vêtements aisés et supprimeront toutes les ligatures, tous les cordons qui pourraient gêner la circulation.

Si à cette époque avancée de la grossesse elles éprouvent des vertiges, des maux de tête et d'autres signes de pléthore, elles ne craindront pas de se faire saigner encore; rien ne sera plus propre à rendre moins difficile le travail de l'accouchement, surtout si c'est une première grossesse; enfin, pendant le dernier mois, elles prendront, avec beaucoup d'utilité, un bain tiède tous les trois ou quatre jours.

Quoiqu'il soit vrai de dire que la nature abandonnée à elle-même délivre pour l'ordinaire de son enfant une femme en travail, il est également vrai que la plupart des femmes ont besoin d'être conduites et dirigées avec attention et avec habileté, et que souvent des sages-femmes ignorantes leur font beaucoup de mal par leurs préjugés superstitieux ou ridicules.

Comme il peut s'en trouver encore beaucoup, dans les

campagnes, qui soient dépourvues d'instruction, il est bon que les personnes charitables qui s'intéressent aux malades et cherchent à les soulager, connaissent les préceptes principaux qui sont relatifs à la direction de l'accouchement, et qui doivent être observés si l'on veut préserver la femme de plusieurs accidents graves qu'on aurait à craindre en les négligeant.

Le premier précepte à suivre est de ne point presser le travail de l'accouchement quand il s'annonce, de ne point l'exciter par du vin chaud, du café, de la liqueur et autres choses semblables. Cette pratique qui est encore en usage chez les gens du peuple, dans quelques campagnes, occasionne souvent des hémorragies mortelles, ou dispose l'accouchée à des accidents inflammatoires des plus dangereux. Si elle peut être applicable, dans certains cas, ce n'est que sous la direction d'un accoucheur instruit et expérimenté.

On favorise beaucoup mieux le travail, lorsqu'il se prolonge et paraît difficile, en donnant des boissons adoucissantes comme l'eau d'orge, l'eau panée, des lavements émollients, en faisant asseoir la femme sur la vapeur de l'eau, ou en la plongeant dans un bain tiède pendant une heure ou deux.

C'est surtout dans un premier accouchement qu'il faut savoir attendre et ne rien faire de nuisible ; mais beaucoup de sages-femmes, les unes par ignorance, les autres pour se faire valoir, ne manquent pas de tourmenter les femmes en travail soit en les touchant indiscrètement, soit en les faisant marcher jusqu'à la fatigue, soit en leur faisant faire prématurément des efforts qui n'aboutissent qu'à épuiser leurs forces et à augmenter l'irritation générale qu'il faut presque toujours modérer.

Un précepte des plus utiles, est de faire coucher la

femme sur la fin du travail, afin qu'elle ne soit pas dans
le cas d'accoucher debout, ce qui peut donner lieu à des
accidents graves et pour la mère et pour l'enfant.

On doit recommander aussi de ne rompre la poche
des eaux que quelques instants avant l'accouchement, ce
qui est le meilleur moyen d'en accélérer la terminaison
et d'épargner quelques douleurs à la femme.

Enfin après la sortie de l'enfant, on doit bien se garder
de vouloir opérer de force la délivrance, en tirant sur
le cordon ombilical, car on s'expose à le rompre ou à
renverser la matrice elle-même, ce qui est un accident
des plus dangereux. Il faut encore ici de la patience, et
l'on doit attendre une nouvelle contraction de l'organe
qui renferme l'arrière-faix, pour l'extraire avec lenteur
et de manière à l'obtenir tout entier et sans déchirure.

Mais il est plus prudent encore de mettre la femme en
travail sous la direction d'un habile accoucheur ou d'une
sage-femme prudente et instruite, dès les premières douleurs, et jusqu'à ce que la délivrance soit complétement terminée. La présence d'une personne éclairée est nécessaire
encore pendant les premiers jours qui suivent l'accouchement, car si la nature se suffit ordinairement à elle-même,
dans cette opération, la femme qui vient d'accoucher
exige des soins que l'état de faiblesse, de fatigue et souvent d'épuisement, dans lequel elle se trouve en général,
l'empêche de se donner à elle-même ainsi qu'à son enfant.

Pour prévenir une hémorragie trop abondante après la
délivrance, il faut que l'accouchée reste couchée horizontalement, dans la plus grande tranquillité, les reins un
peu relevés, les jambes alongées, et les genoux rapprochés ; on se gardera bien alors de lui faire boire du vin
chaud ; un simple bouillon convient bien mieux, et il
répare les forces sans produire de réaction.

Lorsque la mère peut nourrir son enfant suivant le vœu de la nature, c'est le meilleur préservatif de l'engorgement du sein et de l'inflammation qui lui succède souvent et qui se termine, chez beaucoup de femmes, par la suppuration, et chez d'autres, par l'induration de quelques glandes qui, vers l'âge de retour, peuvent devenir cancéreuses.

L'allaitement est aussi le préservatif de ces inflammations du ventre qui sont si fréquentes après l'accouchement, chez les femmes qui ne nourrissent pas, et de ces engorgements de l'utérus qui, négligés dans leur début, restent stationnaires pendant un certain nombre d'années, pour donner lieu ensuite à une ulcération cancéreuse.

C'est donc plus encore dans l'intérêt de la femme que dans celui de son enfant que l'allaitement maternel doit être conseillé d'une manière générale.

Il est sans doute des mères qui, soit par vice de conformation du sein, soit par faiblesse de constitution, soit par la crainte de transmettre une maladie héréditaire à leur fruit, doivent se dispenser de nourrir, mais le nombre en est infiniment limité; et quant à celles qui n'ont à faire valoir pour toute excuse qu'une santé délicate, on peut leur procurer tous les avantages de l'allaitement sans qu'elles aient à en craindre les inconvénients, en les faisant nourrir les six premières semaines. De cette manière elles ne sont point incommodées par le lait, tout se passe selon l'ordre et les vues de la nature, et quand elles ont échappé à tous les accidents qui peuvent suivre l'accouchement, on leur permet de céder leur enfant à une nourrice bien choisie. Cet essai suffit souvent aussi pour prouver à la mère qu'elle peut, avec des ménagements, continuer de nourrir son enfant sans se nuire à elle-même, comme j'en ai vu un grand nombre d'exemples.

13.

Ce sont les femmes obligées de renoncer aux douceurs de l'allaitement qui ont le plus à craindre des suites de couches ; ce sont celles-là qui ont besoin de passer douze ou quinze jours au moins au lit, ou sur une chaise longue, pour prévenir la précipitation de l'utérus qui reste quelquefois plus de six semaines avant que de revenir à son volume ordinaire. Ce sont celles-là qu'on ne peut pas soumettre à un régime trop sévère, pendant les huit premiers jours de l'accouchement, pour annuler la sécrétion du lait, ou la réduire à la moindre activité possible, et malgré toutes les précautions, on a quelquefois à combattre longtemps l'engorgement des glandes du sein, et leur réaction sur l'utérus qui reste aussi dans un état de congestion, lequel dispose les femmes à la *Leucorrhée* et plus tard au cancer.

C'est au travers de semblables révolutions aggravées quelquefois par des accouchements laborieux et par les accidents dont ils sont suivis, que les femmes qui ont payé leur tribut à la maternité, parviennent enfin à l'âge où l'organe reproducteur rentre dans l'inaction. C'est ordinairement, dans notre pays, entre quarante-cinq et cinquante ans. Mais ce n'est pas toujours par une transition insensible que les femmes passent de la période de fécondité au terme de leur vie réproductive. Cette transition est souvent orageuse, ce qui lui a fait donner le nom d'*âge critique*, et elle comprend quelquefois un espace de plusieurs années pendant lequel il se manifeste des désordres dans plusieurs fonctions de l'économie.

Plus la nature emploie de temps à opérer la cessation complète du flux menstruel, moins les femmes ont à craindre les suites de cette suppression qui exige plus de précautions chez celles qui jouissent d'un tempérament sanguin, qui sont accoutumées à la bonne chère et à la mollesse, que chez les femmes qui mènent une vie exercée et qui suivent un régime frugal. Pour celles-ci, l'on n'a ordinairement rien à faire, et c'est heureusement le plus grand nombre. Mais pour les premières, qu'on rencontre surtout dans la classe aisée, le secret de l'art est, le plus souvent, de les ramener par divers moyens, à la condition des femmes laborieuses qui peuplent nos campagnes.

Celles qui ont eu les pâles couleurs à l'époque de la puberté, qui sont restées sujettes à des douleurs utérines à chaque époque menstruelle; celles qui ont eu des avortements, des accouchements laborieux, ou qui n'ont pu recevoir, pendant leurs couches, les soins nécessaires au rétablissement parfait de leur santé; celles qui, pourvues de beaucoup de lait, n'ont pu nourrir leurs enfants; celles dont la menstruation était habituellement très abondante; celles qui vivent dans le tourbillon du monde au milieu de tout ce qui excite les passions; toutes ces femmes doivent redoubler de soins et de précautions aux approches de l'âge de retour, et se mettre sous la direction d'un médecin prudent et expérimenté, pour franchir, avec moins de danger, cette époque souvent orageuse.

Je donne le même conseil aux femmes qui portent quelque inflammation sourde à l'utérus, qui sont menacées de congestion sanguine à la tête, à la poitrine, ou qui sont disposées à quelque maladie du cœur. Dans tous ces cas, comme dans ceux où elles seraient sujettes aux maladies de la peau, aux douleurs rhumatismales, aux engorgements des glandes, au crachement ou au vomissement de sang, les femmes ne sauraient être trop attentives à observer un régime très sévère, et à favoriser par des boissons abondantes et aqueuses, les urines, la transpiration, les selles, et à faire un exercice régulier proportionné à l'état de leurs forces.

Elles éviteront les appartements trop chauds et les grandes réunions où l'on respire un air étouffé. Pendant l'hiver, elles préféreront les feux de cheminées à la chaleur des poêles en fer, et banniront l'usage des chaufferettes ordinaires qui ont beaucoup d'inconvénients en pareil cas. Elles entretiendront la peau dans une grande propreté au moyen de bains tièdes pris de temps en temps, seront habillées chaudement relativement à la saison, mais éviteront soigneusement les vêtements trop étroits, les corsets, les ceintures, les jarretières trop serrées, et tout ce qui peut gêner la circulation. Elles écarteront de leurs lits, la plume, le duvet et même la laine, pour ne coucher que sur le crin ou même sur la paille, si elles ont à craindre que le sang afflue trop abondamment à l'utérus et que cet organe soit disposé à quelque engorgement.

La constipation doit être prévenue par des aliments doux et relâchants, par l'usage des fruits fondants, des bouillons d'herbes, du petit-lait; mais il faut éviter soigneusement, dans ce cas, les purgatifs âcres et surtout les préparations aloétiques, comme les grains de santé de Franck, l'élixir de longue vie et autres remèdes analogues, que les femmes prennent quelquefois de leur chef à l'âge critique.

Comme la susceptibilité nerveuse est presque toujours augmentée à l'époque où la menstruation devient irrégulière, les femmes doivent éviter tout ce qui peut ébranler les sens, enflammer l'imagination, procurer des émotions vives, comme certains spectacles, certaines lectures capables d'exciter ou de rappeler les passions. Il faut, au contraire, en éloigner jusqu'au souvenir, et ne plus se livrer qu'aux affections les plus douces, comme l'amitié, la bienfaisance, la commisération.

En suivant de semblables préceptes, la révolution de l'âge s'opère ordinairement d'une manière insensible et sans accidents graves.

Les femmes d'un tempérament sanguin ont quelquefois besoin de recourir à la saignée, lorsque plusieurs époques leur ont manqué, et qu'elles éprouvent les signes de pléthore dont il a été question plus haut. L'indication de la saignée sera plus pressante encore, si elles sont alors sous l'influence du printemps, si elles perdaient beaucoup habituellement, si elles ont des vertiges ou la respiration gênée, si elles sont sujettes au crachement ou au vomissement de sang, aux hémorroïdes. Dans tous ces cas il est prudent de recourir à la saignée, et c'est au bras qu'il convient de la pratiquer; mais à moins de quelques accidents pressants, il conviendra de consulter un médecin qui déterminera la quantité plus ou moins grande de sang à tirer en une ou plusieurs fois, selon diverses circonstances qu'il appréciera après avoir vu et questionné la malade.

Les pertes quelquefois énormes qu'éprouvent certaines femmes parvenues à l'âge critique, exigent une grande surveillance, mais ne doivent, en général, être réprimées que par degrés et au moyen de simples précautions *hygiéniques*, comme le repos absolu du corps, le calme de l'esprit, le silence, la situation horizontale dans un lit frais et garni de paille plutôt que de laine, au milieu d'une chambre spacieuse où l'air soit fréquemment renouvelé et d'où soient éloignées toutes les personnes inutiles au service de la malade, les lumières, les odeurs fortes, et tout ce qui peut altérer la pureté de l'air.

On a recours, dans ce cas, aux boissons raffraichissantes et mucilagineuses, comme l'eau d'orge, l'eau de riz, acidulées avec le jus d'orange ou de citron qu'on peut remplacer par le vinaigre, le suc de groseille, de framboise ou d'épine-vinette; on donne, pour tout aliment, des bouillons d'herbes ou de pain, des crèmes de riz, d'orge ou d'avoine, du lait coupé avec de l'eau d'orge, des fruits fondants.

Toutes ces choses doivent être prises froides ou à peine tièdes, et si la perte était assez forte pour causer des défaillances, on donnerait les boissons à la glace, et l'on couvrirait le bas-ventre de compresses trempées dans un mélange d'eau froide et de vinaigre. Mais hors ce cas, il pourrait être nuisible d'arrêter brusquement une perte qui n'occasionnerait à la malade ni pâleur ni faiblesse.

Lorsqu'après avoir diminué graduellement ou avoir subi des variations et des interruptions pendant un certain temps, le flux menstruel quitte enfin les femmes pour ne plus reparaître, celles-ci ne doivent pas se croire dispensées, désormais, de toute précaution. C'est le moment, au contraire, où l'intérêt de leur santé exige qu'elles s'observent le plus, surtout si elles sont d'un tempérament sanguin, si elles étaient accoutumées à des évacuations abondantes, et si elles vivent dans l'oisiveté en prenant beaucoup de nourriture.

Dans ce cas, il est nécessaire que les femmes s'astreignent, pendant quelque temps encore, à la plus grande sobriété jointe à l'activité du corps. Pendant la première année de toute cessation, les femmes robustes et sanguines se trouveront bien d'une saignée répétée tous les trois ou quatre mois. Pendant la seconde année, il suffira de la pratiquer au printemps et en automne pour entretenir un juste équilibre de la circulation. Dans les années suivantes, lorsque les femmes suivent un régime convenable, elle devient moins urgente, mais il est quelquefois prudent de la répéter encore une ou deux fois par an, sauf à tirer une petite quantité de sang à chaque fois.

Tel est le traitement préservatif des maladies auxquelles les femmes sont exposées à l'âge de retour. Quand cette époque de leur vie est passée sans accidents, elles ont acquis, pour l'ordinaire, une santé plus constante et de nouvelles chances de longévité; mais pour en tirer tout le parti possible, elles doivent, ainsi que les hommes, avec la santé desquels la leur a désormais la plus grande analogie, veiller à l'entretien régulier de toutes les fonctions qui leur restent à remplir, et prévenir, à l'aide des mêmes soins préservatifs, les maladies qui menacent la vieillesse de l'un et de l'autre sexe.

CHAPITRE VII.

Soins préservatifs appropriés aux tempéraments.

Chaque tempérament dispose à certaines maladies qu'il est utile de connaître à l'avance pour tâcher de s'en garantir, et chaque individu doit vivre de manière à réprimer ce que son tempérament a de prédominant, car c'est cette prédominance qui finit par devenir une maladie d'autant plus difficile à guérir, qu'elle est en quelque sorte implantée dans l'organisation, et paraît en être une des conséquences inévitables.

Ainsi l'homme doué du tempérament sanguin, sera éminemment disposé soit aux hémorragies, soit aux maladies inflammatoires, et les éprouvera toujours d'une manière plus violente et plus grave que les individus dont la constitution est lymphatique ou *anémique*.

Pour prévenir ou atténuer les conséquences fâcheuses de son tempérament, le sanguin suivra un régime plus végétal qu'animal; il mangera peu de viande et préférera celle des jeunes animaux; le lait, les fruits aigrelets, le jardinage rafraîchissant, les boissons aqueuses, le petit-lait, lui conviennent à merveille. Il prendra un exercice modéré, en favorisant les hémorragies naturelles comme celles des narines, et le flux hémorroïdal dont la nature le gratifie pour maintenir l'équilibre de la circulation qui, sans ces évacuations salutaires, porterait trop de sang aux différents organes qui en seraient surchargés, et dont les fonctions seraient inévitablement dérangées.

Les personnes qui se rapprochent du tempérament athlétique ou *musculaire*, doivent, comme les individus sanguins, se tenir en garde contre l'habitude de la bonne chère qui les dispose éminemment à l'apoplexie et aux hémorragies internes, quand la nature ne suscite pas chez eux le saignement de nez ou le flux hémorroïdal. Sans le bénéfice de ces évacuations, et sans la plus grande sobriété dans leur régime, les personnes de ce tempérament sont exposées à prendre un embonpoint énorme, et à tomber dans un état de pléthore qui est pour eux une source de dangers.

Ceux qui sont doués du tempérament *gastrique* ou *bilieux* ont, en général, un appétit bien prononcé et une digestion rapide, ce qui les engage et les accoutume peu à peu à prendre beaucoup plus d'aliments qu'ils n'en auraient besoin, surtout s'ils ne sont pas livrés à des travaux corporels.

Les personnes de ce tempérament croient souvent n'avoir à se préserver que de la surabondance de la bile, et pensent qu'un vomitif ou un purgatif, pris de temps en temps, est le seul préservatif dont elles aient besoin ; mais il en est autrement : l'évacuation de la bile surabondante ne produit qu'un soulagement momentané ; il s'en forme bientôt une nouvelle quantité, si l'on continue de provoquer l'activité de l'estomac par une nourriture trop succulente ou des boissons trop excitantes. Bientôt l'appétit se déprave ou se perd, et l'on croit, dans le vulgaire, que pour le ranimer il suffit de recourir encore aux évacuants et aux amers ; mais cette méthode ne fait le plus souvent qu'augmenter l'irritation, ou même l'inflammation lente qui affecte déjà les organes digestifs auxquels il ne fallait qu'accorder du repos, jusqu'à ce qu'ils fussent rétablis de la fatigue à laquelle on les a trop longtemps soumis. Mais en insistant sur les purgatifs, sur les amers, plutôt que sur le régime alimentaire, l'irritation de l'estomac, des intestins, du foie, ne fait qu'augmenter; l'estomac se refuse à la digestion, ou bien si elle s'opère encore, ce n'est qu'avec un sentiment de malaise; les forces ne sont pas réparées; on éprouve, par l'effet de la souffrance des organes digestifs, une foule de sensations pénibles; on tombe dans l'hypocondrie et la vie devient insupportable.

Les tempéraments bilieux doivent donc se mettre en garde contre un régime alimentaire trop stimulant : les viandes leur conviennent moins que les végétaux; mais ils éviteront surtout les viandes noires, la graisse, les assaisonnements âcres, comme le poivre, la muscade, le girofle, la cannelle, la moutarde, l'ail et tout ce qui tend à exciter l'appétit, comme les viandes salées, la charcuterie, le fromage vieux; et ils éviteront aussi l'usage habituel du café à l'eau, des liqueurs à l'esprit de vin, et tremperont d'eau leur vin.

Les bains leur conviennent parfaitement, ainsi qu'un exercice modéré et des boissons aqueuses. J'ai toujours remarqué que ceux d'entre eux qui ne buvaient que de l'eau, se portaient habituellement fort bien, et quant à ceux qui boivent du vin à leurs repas, ils se trouvent toujours parfaitement de prendre le matin, à jeun, quelques verres d'eau pure ou de limonade.

Les tempéraments bilieux sont sujets à la constipation qui entraîne à sa suite d'autres incommodités, comme des coliques, des maux de tête, des hémorroïdes; nouveaux motifs pour éviter un régime incendiaire, pour se mettre de temps en temps à l'usage des végétaux ou des fruits relâchants, et pour avoir recours aux lavements.

Les mélancoliques doivent être considérés comme affectés déjà de quelques dérangements dans les fonctions de l'estomac, du foie, du cerveau, et ces dérangements coïncident toujours avec une grande susceptibilité nerveuse ; c'est encore dans le régime, dans les exercices du corps, et dans une bonne direction imprimée aux affections morales que consiste le traitement préservatif qui leur convient.

Il faut, de toute nécessité, les soustraire à l'impression continuelle des idées tristes dont ils aiment à se nourrir ; il faut les soustraire au travail de la pensée, et leur imposer des occupations manuelles et des exercices journaliers ; ce traitement convient à tous les mélancoliques et à ceux qui sont disposés à le devenir. On remarque cette tendance chez toutes les personnes qui passent d'une vie active à un repos absolu du corps et de l'esprit, comme font ordinairement les gens qui se retirent des affaires ou du commerce, les militaires qui renoncent au service, etc. ; dans tous ces cas, on est sûr de tomber dans la mélancolie, si l'on ne se crée quelque occupation manuelle, si l'on ne se livre à des exercices en plein air, comme ceux que nécessitent les travaux de la campagne ou la culture d'un jardin, et si l'on ne contracte l'habitude de la sobriété.

Les mélancoliques doivent surveiller attentivement la transpiration, les fonctions du ventre et le flux hémorroïdal.

Rien ne favorise mieux la transpiration insensible que l'exercice soutenu et des frictions journalières. La constipation rend triste et morose ; c'est dans le régime encore, dans l'exercice, et quelquefois dans l'usage des lavements, qu'on en trouve le remède. Quant au flux hémorroïdal, il est, chez certains mélancoliques, le thermomètre de la santé : il faut le respecter tant qu'il est modéré, mais il

faut surtout le rétablir lorsqu'il vient à se supprimer brusquement, et pour cela il suffit ordinairement de diriger
des fumigations émollientes sur le fondement, en s'as-
seyant sur un vase à moitié rempli d'eau chaude, ou d'en
venir à l'application des sangsues sur les hémorroïdes
anciennes.

Les personnes lymphatiques préviendront la prédominance de leur tempérament par un régime alimentaire substantiel et tonique; les viandes faites, comme le bœuf, le
mouton et même les viandes noires leur conviennent, ainsi
que les boissons fermentées, le café à l'eau et même des
liqueurs prises avec discrétion; mais on exclura de leur
régime habituel, le laitage, la graisse, l'huile, les farineux
non fermentés, les crudités, le jardinage relâchant et
l'usage abondant des fruits aigrelets. Le tempérament
lymphatique dispose à l'apathie, et les individus qui sont
ainsi organisés ont souvent besoin de courage pour se
soumettre aux exercices du corps que leur santé réclame;
néanmoins ces exercices sont indispensables s'ils veulent
éviter l'obésité ou l'excès d'embonpoint auquel ils ont
beaucoup de tendance.

Les lymphatiques sont disposés aux affections catarrhales, aux engorgements des glandes, aux tubercules qui
surviennent facilement chez eux à l'occasion d'une irritation prolongée soit des poumons, soit des intestins. Ils
se prémuniront donc contre les catarrhes qui ne sont que
des inflammations aiguës ou lentes des membranes qui tapissent l'intérieur des voies digestives, des voies urinaires
et des conduits de la respiration. Ces membranes qu'on
nomme *muqueuses* à raison du fluide visqueux qui les enduit, en fournissent une quantité beaucoup plus grande
quand elles sont irritées; de là ces *glaires* dont tant de
personnes se plaignent, et que le vulgaire accuse de tant

de maux, ignorant que ces *glaires* sont l'effet et non la cause d'une maladie plus sérieuse et qui exige les secours d'un médecin éclairé.

Les sujets lymphatiques sont d'autant plus intéressés à se préserver des différents catarrhes auxquels ils ont tant de dispositions, qu'une fois arrivés à la vieillesse, ils ne peuvent plus se débarrasser de ces affections.

Rien n'est plus propre à prévenir les affections catarrhales, que d'entretenir la régularité de la transpiration insensible par des bains de propreté pris de temps en temps, par des frictions journalières, par l'usage de la flanelle portée immédiatement sur la peau, et par une attention soigneuse à se garantir du froid, des courants d'air et des variations subites de température.

Il est quelquefois utile d'associer à ces précautions l'établissement d'un cautère, d'un vésicatoire ou de quelque application rubéfiante et longtemps continuée, comme par exemple, l'emplâtre de poix de Bourgogne, remède populaire que je regarde comme fort utile en beaucoup de cas.

Les personnes d'un tempérament lymphatique doivent être prévenues que l'abus des stimulants, dont elles ne paraissent pas d'abord incommodées, fait souvent naître dans les organes digestifs, et dans le foie en particulier, des lésions dangereuses, et qui ne sont pas toujours annoncées par une réaction proportionnée au danger de ces lésions; nouveaux motifs pour se tenir sur ses gardes, et pour ne pas porter trop loin l'usage des boissons stimulantes auquel les lymphatiques sont enclins, persuadés qu'ils ne peuvent jamais se donner trop de ton et de vigueur.

Les individus de ce tempérament sont sujets aussi aux maladies de la peau, dont la suppression brusque ou la guérison trop rapide peut leur être fort nuisible, si

l'on n'a recours promptement à un cautère ou à tout autre
exutoire, ce dont le tempérament lymphatique s'accommode très bien.

Les personnes *nerveuses* sont exposées à une foule d'incommodités et de maladies, car elles ont une sensibilité
trop exquise, et leurs sensations presque toujours exa-
gérées et sans proportion avec les choses qui les déterminent, retentissent douloureusement dans les principaux
viscères ; de là, pour le cerveau, la fréquence des maux de
tête, des migraines, des vertiges ; les aberrations de la vue,
de l'ouie, du goût, de l'odorat ; la disposition aux spasmes,
aux convulsions même, à l'aspect de certains objets, à l'occasion de certaines odeurs, de certaines pensées. Du côté
de la poitrine, il se manifeste des palpitations, des étouf-
fements, des quintes de toux sans expectoration. Les organes de la digestion sont le siége d'une foule de sensations
pénibles, crampes d'estomac, vomissements, coliques.
Les hommes de tempérament nerveux deviennent souvent hypocondriaques, et les femmes du même tempérament sont fréquemment hystériques.

Pour ramener le tempérament nerveux à un degré de
modération plus compatible avec la santé, rien n'est plus
efficace que d'user en quelque sorte l'excès d'activité qui
le caractérise, par des mouvements et des exercices qui
augmentent l'énergie musculaire. Il est en effet reconnu
que le travail du corps procure le repos de l'esprit, entretient les forces physiques, et les répartit en même
temps d'une manière plus égale entre tous les organes.
C'est aussi le frein le mieux éprouvé contre les passions
et contre les écarts de l'imagination : que les personnes
nerveuses se soumettent donc à des exercices corporels :
qu'elles se créent des occupations manuelles ; qu'elles
s'imposent des travaux journaliers qui fixent leur atten-

tion, et dont la fatigue amène au déclin du jour le besoin du sommeil ; qu'elles ne se livrent point au travail de la pensée aux dépens du physique ; que les occupations de l'esprit, si elles en ont l'habitude, soient exemptes de toutes prétentions, afin que l'amour-propre n'ait pas à souffrir, et qu'elles soient fréquemment interrompues par des promenades champêtres, par des parties de campagne ou des soins agricoles.

Après les exercices du corps et les distractions qu'ils procurent, rien n'est plus propre à préserver les sujets nerveux d'un accroissement de susceptibilité, qu'un régime réparateur sans être excitant : l'usage du lait quand il se digère bien, les bains tempérés pris avec mesure, les frictions et l'air de la campagne.

Le tempérament *anémique* réclame, à peu de choses près, les mêmes secours préservatifs que le tempérament lymphatique : il exige qu'on surveille avec beaucoup de soin les irritations qui tendent naturellement à se porter du dehors au dedans.

Le régime des *anémiques* doit consister en aliments substantiels tirés principalement du règne animal, et en boissons fermentées. Le travail ne doit point l'emporter sur les moyens de réparation ; il doit être modéré et s'exercer autant que possible en plein air et sous l'influence de la lumière solaire. Les individus du tempérament *anémique* doivent choisir leur habitation dans des lieux secs, aérés et bien éclairés, et leur profession parmi celles qui ne sont point sédentaires et qui n'exposent pas ceux qui les exercent à des influences nuisibles.

Telles sont, en général, les précautions au moyen desquelles les *anémiques* peuvent contrebalancer les tendances fâcheuses de leur tempérament, et se préserver des maladies auxquelles ils sont prédisposés.

CHAPITRE VIII.

Soins préservatifs appropriés aux professions.

La répétition des mêmes actes introduit nécessairement en nous des modifications organiques particulières,
et il est facile de concevoir qu'une profession qui nous
assujettit chaque jour aux mêmes travaux, aux mêmes
influences, aux mêmes impressions, doit, à la longue,
changer notre manière d'être, favoriser ou gêner quelques fonctions, donner plus de force à certaines parties
du corps, plus de faiblesse à d'autres, et faire naître, par
cela même, des dispositions spéciales à telle ou telle
maladie.

Ce que la raison conçoit clairement, l'expérience de
tous les jours le démontre jusqu'à la dernière évidence,
et il suffit de jeter un coup d'œil sur les nombreuses professions qui s'exercent parmi nous, pour être frappé des
changements organiques qu'a fait naître l'habitude de
tel ou tel travail.

Ainsi le développement de telle ou telle partie du
corps, la pâleur ou la coloration du visage, l'embonpoint
ou la maigreur, la langueur ou l'activité des mouvements,
caractérisent certaines professions, et font déjà pressentir
qu'elles doivent exercer une grande influence sur la
santé, bien qu'une partie de cette influence puisse être
neutralisée par l'habitude.

Le nombre des professions est considérable dans notre

civilisation actuelle, et il faudrait un volume entier pour les passer toutes en revue, et pour donner à chacune d'elles les conseils qui lui seraient nécessaires; mais on peut les diviser par classes, et indiquer, pour chacune d'elles, les soins préservatifs dont l'expérience a fait connaître l'utilité, et dont il sera facile ensuite de faire l'application à chaque état en particulier.

On peut comprendre dans une même classe toutes les professions dans lesquelles on se livre à des travaux qui n'exercent que l'esprit en laissant le corps dans un repos plus ou moins complet. Telle est la condition des gens de lettres, des hommes de cabinet, des personnes studieuses, de celles qui cultivent les beaux-arts, etc.

Toutes ces professions disposent aux maladies nerveuses, à l'hypocondrie, à la mélancolie, au dérangement des fonctions digestives, aux affections des reins et de la vessie, aux hémorroïdes, à la goutte, etc.

Pour se préserver de ces maladies, il faut combiner les travaux intellectuels avec l'exercice journalier du corps, et délasser l'esprit en mettant en action les forces musculaires. Mais le plus difficile est d'arracher l'homme de lettres, le savant, à ses habitudes sédentaires; une fois engagé dans un travail, il veut le poursuivre, lors même qu'il prévoit que sa santé pourrait en souffrir. Tous ceux qui n'ont pas le courage de suspendre leurs études plusieurs fois le jour, pour aller respirer au dehors, ou pour se livrer à quelque occupation manuelle, se préparent quelques-unes des maladies que j'ai indiquées plus haut, et passeront misérablement le reste de leur carrière.

Plus le travail de l'esprit est fatigant, plus il faut en contrebalancer les mauvais effets par des distractions agréables, des promenades, des jeux variés, l'équitation, l'horticulture, etc.

14.

On ne doit pas se remettre au travail immédiatement après le repas, ce qui peut troubler la digestion; on ne s'y livrera pas non plus la nuit aux dépens du sommeil; le matin est ordinairement plus favorable au travail intellectuel, et l'on ne doit s'y livrer que dans un lieu salubre, aéré, bien éclairé et d'une température moyenne; car l'homme de cabinet doit éviter de se laisser surprendre par le froid. Il ne doit pas négliger non plus de satisfaire certains besoins qui, chez les personnes occupées d'études abstraites, sont oubliés bien souvent au grand préjudice de la santé.

Enfin les hommes de bureau auront soin de ne pas rester assis, le corps fléchi en avant, pendant plusieurs heures de suite, car cette position gêne la circulation et dispose à l'apoplexie.

Les professions qui n'exercent que le corps, et qui exigent des mouvements continus à l'air libre, sont plus salubres que les précédentes quand les efforts musculaires ne sont pas portés trop loin, et ne font pas contracter des attitudes capables de gêner les viscères, ou lorsque ces professions n'exposent pas ceux qui les exercent à toutes les intempéries de l'atmosphère.

Les laboureurs, les vignerons, les jardiniers, ne trouveraient, dans leurs travaux, aucune cause de maladie, si, pour s'y livrer, ils n'étaient souvent obligés de s'exposer au froid, au chaud, à la pluie et aux changements brusques de température, ce qui leur fait contracter des catarrhes ou rhumes, des pleurésies, des fluxions de poitrine, des fièvres d'accès, des rhumatismes, etc. Ils se garantiraient de ces maux, ou au moins n'y seraient pas autant exposés, s'ils évitaient de travailler à pieds nus dans la terre humide, et de se coucher sur le sol pour dormir après leurs repas; s'ils avaient l'attention de ne pas ôter leurs habits au commencement du travail, quand les matinées sont encore fraîches, et de les remettre pendant qu'ils prennent leurs repas et dès que le travail est terminé; s'ils évitaient de boire frais, en suspendant le travail et pendant qu'ils sont en sueur; enfin, s'ils pouvaient changer de linge quand ils ont été trempés de pluie ou baignés de sueur.

Les ouvriers que leur profession condamne à des exercices violents et pénibles, sont exposés à des chutes dans lesquelles ils se fracturent, se brisent ou se froissent les membres; ils sont, de plus, sujets à des hernies, à des hémorragies internes, à des inflammations aiguës : ceux qui, par état, sont obligés de soulever de lourds fardeaux, comme les portefaix, d'éprouver de fortes secousses du ventre, comme les cavaliers, doivent porter un bandage pour se préserver de la hernie de l'aine qui survient fréquemment chez eux. Tous ont besoin de mettre quelque interruption dans leurs rudes travaux, et de reposer de temps en temps, dans la journée, leurs membres fatigués. Un long sommeil leur devient nécessaire ainsi qu'une grande modération dans l'exercice des droits du mariage. Leur nourriture doit être abondante et réparatrice ; il convient qu'elle ne soit pas d'une digestion prompte, et qu'elle occupe longtemps l'estomac qui a besoin d'être en quelque sorte *lesté* chez les hommes livrés à de pénibles travaux. Le vin, pris avec modération, leur est avantageux; mais l'eau-de-vie, surtout quand elle est bue à jeun, peut leur être fort nuisible, et ils doivent s'en abstenir.

Les ouvriers qui travaillent en plein air ne s'exposeront point, la tête nue, à l'ardeur du soleil; un bonnet de toile blanche ou un chapeau de paille, pendant l'été, suffit pour les préserver d'une apoplexie ou d'un coup de soleil, dont on voit chaque année des exemples, à la campagne, pendant les travaux des moissons et des fenaisons. Ceux qui travaillent à la terre, les pieds nus, se trouveront bien de se laver les pieds à l'eau douce en rentrant à la maison, de s'essuyer exactement, et de ne point respirer le frais, en chemise, sur le seuil de leur porte, pendant les soirées mêmes de la belle saison.

Les professions sédentaires, qui sont les plus nombreuses de toutes, exposent ceux qui les exercent aux inconvénients de l'inaction prolongée de certaines parties du corps, à ceux qui résultent d'un air mal sain, et quelquefois à ceux qu'entraîne une attitude gênante et quelquefois même nuisible. Souvent encore, une habitation obscure, basse et humide, vient ajouter aux causes nombreuses d'insalubrité. Il n'est donc pas étonnant que cette classe d'ouvriers soit habituellement dans un état de pâleur, de bouffissure et de maigreur qui annonce assez la langueur des fonctions digestives. Cette disposition conduit aux scrophules, aux engorgements glandulaires, au scorbut, aux maladies de la peau, et la médecine n'a souvent d'autres préservatifs à proposer à ces malheureux, qu'un changement de métier qui, pour beaucoup d'entre eux, est impossible. Peut-on, en effet, leur faire adopter un régime alimentaire composé de viande de boucherie, de pain de froment, de potages au bouillon gras, de vin de bonne qualité? Peut-on leur faire prendre de l'exercice en plein air, leur inspirer de la gaîté, leur faire changer d'habitation, quelquefois même de pays? Tels seraient cependant les vrais préservatifs qui leur conviendraient. Il faut du moins qu'ils se rapprochent de ces précautions pour diminuer les inconvénients de leur profession.

Il est des métiers qui sont dangereux d'une autre manière. Les uns exposent ceux qui les exercent à l'action d'une violente chaleur ou d'une humidité non moins nuisible; les autres soumettent les ouvriers à l'action de certaines vapeurs capables de donner la mort.

Les métiers où l'on travaille le plomb, le mercure, le cuivre, l'arsenic, donnent lieu à la colique qu'on appelle *métallique*, font naître le tremblement et diverses affections nerveuses. Une éponge imbibée de quelque liquide approprié pourrait, étant placée au-devant de la bouche et du nez, préserver de ces maladies les ouvriers qui en feraient usage. Le fourneau d'appel de M. Darcet rend les plus grands services aux doreurs sur métaux, et mériterait d'être généralement employé par tous ceux qui sont exposés à respirer des vapeurs métalliques nuisibles.

Les professions qui s'exercent sur des matières animales plus ou moins corrompues, trouvent aujourd'hui un préservatif très puissant contre leurs effets insalubres, dans les fumigations désinfectantes de chlore qui ne sont point à négliger.

On sait que les vuidangeurs, en descendant dans les fosses d'aisance, sont exposés à y être asphyxiés; on trouvera à l'article *asphyxié* de la troisième partie de cet ouvrage, le détail des précautions à prendre pour remédier à ce genre d'asphyxie; mais je dois indiquer ici les mesures de prudence qui sont propres à la prévenir.

Le curage des puits, des égoûts, des fosses d'aisance donnant lieu fréquemment à des accidents graves, l'on ne peut rendre trop vulgaire la connaissance des précautions au moyen desquelles ils peuvent être prévenus. La première consiste à faire pénétrer dans la fosse ou le puits qu'on veut curer, une bougie allumée pour s'assurer si elle peut y brûler ou non. Dans ce dernier cas, on se gardera bien d'y laisser descendre un homme qui y serait très certainement asphyxié. Après l'expérience de la lumière, qu'elle se soit éteinte ou non, il faut, au moyen d'un rateau à long manche, percer la croûte qui se forme sur les matières contenues dans les fosses d'aisances, et brasser ces matières à fond, après avoir renouvelé l'air de la fosse ou du puits, au moyen de la ventilation. Cette ventilation s'opère facilement, en plaçant, à l'ouverture du lieu infecté, un réchaud suspendu dans lequel on entretient un feu bien ardent, dont on peut encore rendre la combustion plus vive en surmontant le réchaud d'un tuyau de tôle. On parvient ainsi à attirer l'air inférieur et à le remplacer successivement par l'air atmosphérique.

Mais on renouvelle l'épreuve de la lumière portée dans la fosse avant que d'y faire descendre un homme, et l'on doit même, auparavant, d'après le conseil de M. le docteur Marc que j'approuve beaucoup, y descendre un animal dans un panier, et l'y laisser un quart d'heure au moins, pour s'assurer qu'il y a de l'air respirable.

Ce n'est qu'après avoir pris ces différentes précautions que l'on permettra aux vuidangeurs de travailler, en faisant de temps en temps interrompre le travail pour recommencer l'épreuve de la chandelle et la ventilation.

Plusieurs professions exposent à respirer certaines substances végétales réduites en poussière très fine; les boulangers, les meuniers, les charbonniers, les plâtriers sont dans ce cas; c'est dans les poumons que pénètre cette poussière, et il en résulte des lésions plus ou moins graves de la respiration. Les artisans qui y sont exposés pourraient les prévenir en se couvrant le visage d'un voile de mousseline, ou en portant au devant de la bouche et des narines une éponge imbibée d'eau. Mais indépendamment de ces préservatifs, ceux qui exercent les pro-

fessions que je viens de citer, auront soin d'interrompre
le plus souvent possible leurs travaux pour aller respirer
l'air pur et se laver le visage.

Tels sont les principaux préservatifs que réclament les
diverses professions.

CHAPITRE IX. •

Parmi les maladies contagieuses connues dans nos climats, les plus communes à la fois et les plus dangereuses sont la petite vérole et le typhus ou la fièvre typhoïde.

La petite vérole n'est pas une maladie qui ait régné de tout temps en Europe; elle y était inconnue avant le huitième siècle, époque où, selon l'opinion des historiens, elle y a été apportée par les Maures.

Mais depuis ce temps elle s'y est répandue avec une telle fureur, qu'elle y est devenue la plus générale de toutes les maladies, puisque de cent personnes il y en a à peine deux ou trois qui en soient exemptes. Il est vrai que si elle attaque tout le monde, elle n'attaque qu'une fois, et qu'après l'avoir eue on en est à l'abri pour toujours. On cite bien quelques exemples de récidive, mais les cas bien avérés sont si rares qu'ils ne font presque pas exception à la règle.

Si la petite vérole est la plus générale de toutes les maladies connues dans nos contrées, elle est aussi la plus meurtrière. Ce n'est pas qu'elle ne fût par fois douce et bénigne; mais elle est d'autre fois si mauvaise qu'elle fait plus de ravages que la peste d'Orient, et des calculs faits avec la plus grande exactitude, ont prouvé que, terme moyen, cette cruelle maladie faisait périr la septième partie de ceux qu'elle atteignait, et qu'elle laissait parmi les survivants un grand nombre d'individus estropiés, privés de la vue, ou défigurés.

C'est ordinairement dans l'enfance que l'on contracte la petite vérole; mais aucun âge n'en est exempt, et elle est d'autant plus dangereuse que l'on s'éloigne davantage de l'enfance.

Jusqu'au commencement du siècle dernier, on déplorait l'horrible fatalité qui soumettait l'espèce humaine à cet inévitable fléau; les mères de familles n'y pensaient qu'avec effroi; et je me rappelle que dans mon enfance, lorsqu'on rencontrait un bel enfant, la première question qu'on adressait à ses parents était de leur demander s'il avait eu déjà la petite vérole; une réponse négative répandait constamment la tristesse

Cependant, au temps dont je parle, on connaissait déjà l'inoculation, mais elle n'était pas encore devenue populaire, et divers préjugés retardaient sa propagation.

C'est en 1721 que la femme d'un ambassadeur d'Angleterre à Constantinople, lady Montague, introduisit à Londres l'inoculation de la petite vérole, procédé connu depuis un temps immémorial en Circassie où l'on attache un prix extrême à la beauté des femmes.

Les premiers essais furent si heureux en Angleterre, que l'héritier du trône fit inoculer ses enfants, et que les familles régnantes et la classe la plus élevée de la société adoptèrent le nouveau procédé qui descendit avec la plus grande difficulté dans la classe du peuple où il rencontra des préjugés de plus d'une sorte.

En vain, la Condamine, cet éloquent défenseur de l'inoculation, proclamait-il que la petite vérole naturelle qui nous décime, est une loterie forcée où nous nous trouvons intéressés malgré nous : « chacun y a son billet, disait-il ingénieusement, et plus le billet tarde à sortir, plus le danger augmente. Il sort à Paris, année commune, quatorze cents billets noirs dont le lot est la mort; que fait-on en pratiquant l'inoculation? on change les conditions de cette loterie, on diminue le nombre des billets funestes : un sur sept, et, dans les climats les plus heureux, un sur dix était fatal; il n'en reste plus qu'un sur trois cents, un sur cinq cents, bientôt il n'en restera pas un sur mille; nous en avons des exemples. Tous les siècles à venir envieront au nôtre cette découverte : la nature nous décimait, l'art nous millésime. »

Ainsi parlait la Condamine au milieu du siècle dernier; et, avant la fin de ce siècle, dans cette même Angleterre qui avait offert à l'Europe le bienfait de l'inoculation, la Providence dévoile à un infatigable observateur, un moyen plus admirable encore de conjurer le fléau de la petite vérole.

Partisan zélé de l'inoculation, le docteur Jenner qui pratiquait la médecine dans le comté de Glocester, était quelquefois étonné de rencontrer des personnes sur lesquelles ce procédé ne produisait aucun résultat, quoiqu'il fût bien certain que la petite vérole ne les avait pas encore attaquées. Cette observation plusieurs fois répétée le fit réfléchir, et il donna alors quelque attention à une tradition populaire qui régnait dans le pays où l'on était dans la croyance vague, que les personnes qui, en trayant les vaches, avaient contracté les pustules qui viennent quelquefois sur le pis de ces animaux, étaient à l'abri de la petite vérole. Jenner rechercha tous ceux qui passaient pour avoir été atteints du *Cow pox*, car c'est ainsi qu'on appelait la maladie des vaches; il fit nombre d'observations qui lui confirmèrent la vérité de l'opinion populaire, et après avoir constaté, par beaucoup d'expériences, que le *Cow pox* est susceptible de se propager à l'espèce humaine et ensuite d'individu à individu, en choisissant le moment le plus favorable à l'inoculation de la matière, après s'être assuré que les individus sur lesquels le *Cow pox* s'était développé, ne pouvaient plus contracter la petite vérole, il publia sa découverte en 1798.

Quoique accueillie avec prévention par les médecins, elle était d'une si grande importance qu'on la soumit de suite à l'examen le plus scrupuleux à Paris, à Vienne, à Genève; et dans peu d'années, ses heureux résultats, partout constatés, firent adopter la vaccine dans tout le monde civilisé.

Témoin des premières expériences qui ont été faites en France, j'ai eu le bonheur de m'associer, depuis le commencement de ce siècle, à la propagation de cette admirable découverte, et, après trente-six ans d'observations, au milieu de vingt mille personnes vaccinées par moi seul, je puis attester les faits suivants :

1° La vaccine est le préservatif assuré de la petite vérole, ou, en d'autres termes, ceux qui ont éprouvé le développement complet de la vaccine, ne sont plus accessibles à la contagion de la petite vérole.

2° La vaccine mérite à peine le nom de maladie, puisque dans sa courte durée qui n'excède pas douze jours, on n'observe qu'un jour ou deux de fièvre, et qu'il est rare qu'un vacciné tienne le lit à l'occasion de cette fièvre éphémère.

3° Elle est complétement inoffensive et n'entraine à sa suite aucun reliquat, aucune incommodité qu'on puisse lui rapporter avec quelque fondement.

4° Elle n'exige aucune préparation avant son développement, ni aucune précaution particulière pendant sa durée; mais on choisit, avec raison, quand on n'est pas pressé par le danger de la contagion, un état satisfaisant de santé, pour vacciner un individu.

5° Il n'y a point d'âge ni de saison qui puisse contrarier la marche de la vaccine. J'ai vacciné des enfants qui venaient de naître et des sexagénaires, sans avoir remarqué d'inconvénients. Les saisons ne m'en ont point offert non plus, quoique j'aie vacciné par des froids de quinze degrés, et par des chaleurs de vingt-huit.

6° Le procédé le plus simple est celui que j'ai toujours préféré pour vacciner, c'est celui de la piqûre : on peut y employer la lancette ordinaire, l'aiguille cannelée, l'aiguille plate et même l'aiguille à coudre ; il suffit que l'instrument dont on se sert soit assez bien affilé pour diviser nettement l'épiderme, et qu'on fasse pénétrer sous cette membrane, à la profondeur d'une demi-ligne, sa pointe chargée du vaccin.

7° Un seul bouton de vaccine préserve autant qu'un plus grand nombre, mais il est prudent de faire plusieurs piqûres pour multiplier les chances de réussite, et deux ou trois boutons à chaque bras fournissent de quoi vacciner facilement vingt ou trente individus. J'en ai vacciné avec succès cent cinquante-deux avec la matière de huit boutons. Je suis dans l'usage de pratiquer les piqûres à la partie externe de chaque bras sur une seule ligne, et en laissant un pouce d'intervalle d'une piqûre à l'autre, afin que les aréoles inflammatoires qui entourent chaque bouton, du neuvième au onzième jour, se confondent moins entre elles, et que l'inflammation générale du bras soit moins intense.

8° La marche de la vaccine, le développement du bouton, son aspect, sa figure, sont absolument les mêmes qu'à la fin du siècle dernier. Trente-huit ans n'ont apporté aucune modification dans les signes et dans le caractère de la vaccine dont je crois devoir placer ici la description pour l'instruction des lecteurs.

Les trois premiers jours de la vaccination on n'observe rien qui distingue d'une piqûre ordinaire celle qu'on a faite pour inoculer la vaccine. Du troisième jour au quatrième, un peu plus tôt en été, un peu plus tard en hiver, chaque piqûre qui doit donner un bouton, car il en est quelquefois qui n'en donnent pas, présente un point rouge et assez saillant pour qu'on le sente au toucher.

Le cinquième jour de la vaccination, ce bouton est un peu plus prononcé.

Le sixième, le bouton s'élargit, s'aplatit, se creuse légèrement dans le centre, et prend une teinte de nacre de perle.

Le septième, le développement s'accroît, les bords du bouton se renflent, et si on les entame avec la pointe d'une aiguille, on voit sortir de la piqûre une petite goutte d'un fluide limpide et sans couleur. C'est à cette époque que le fluide auquel on donne le nom de *vaccin*, inoculé à un individu qui n'a pas encore eu la petite vérole, développe un bouton de vaccine dans presque tous les points où on l'a inséré sous l'épiderme.

Le huitième jour le bouton est encore plus caractérisé, et sa base commence à s'entourer d'un cercle rose.

Les neuvième et dixième jours le bouton a acquis tout son développement; il est entouré d'un cercle rouge qui s'étend graduellement jusqu'à quinze ou dix-huit lignes de diamètre; la base du bouton offre un engorgement sensible, sa surface présente alors deux lignes ou deux lignes et demie de largeur, avec une dépression marquée dans le centre; mais les bords en sont durs, relevés, luisants et d'un blanc azuré. En y faisant une piqûre il en sort un fluide visqueux, mais dont la transparence n'est

plus aussi parfaite que les jours précédents, et dont l'inoculation ne produit pas toujours un bouton dans tous les
points d'insertion. J'ai vu, même plusieurs fois, manquer
toutes les vaccinations que j'avais faites avec le vaccin pris
à cette époque. C'est alors que le vacciné éprouve beaucoup de démangeaisons autour des pustules, et un engorgement douloureux aux glandes de l'aisselle. Il éprouve
aussi d'ordinaire un mouvement de fièvre accompagné
de mal de tête, et quelquefois d'envies de vomir. Ce mouvement de fièvre, qui est souvent insensible chez les enfants de quelques mois, est très prononcé chez ceux qui
ont deux ou trois ans, et, chez les adultes, je l'ai vu se
prolonger jusqu'à deux ou trois jours ; mais je m'en suis
plutôt félicité qu'inquiété, car il annonce l'action générale de la vaccine sur l'économie.

Pour le bouton, après le onzième jour, il commence à
perdre son aspect argenté, et son aréole pâlit en se rétré-
cissant. Le centre présente une teinte brunâtre qui s'é-
tend les jours suivants, et finit par gagner toute la surface
du bouton qui, à dater du treizième jour, se dessèche et
se transforme en une croûte dure, de couleur d'acajou,
qui tombe du vingtième au vingt-cinquième jour, en laissant à sa place une cicatrice ronde, gaufrée, et parsemée
de petits points disposés en cercles concentriques. Cette
cicatrice, que je trouve encore bien prononcée sur certains sujets après trente-six années de vaccination, est
beaucoup moins marquée chez d'autres individus dont la
vaccine a été pourtant très caractérisée.

Il est bon de savoir que la vaccine dont la description
précède, est celle qu'on observe dans l'enfance ; chez
un homme fait, chez une personne avancée en âge, elle
offre quelques différences légères et dues probablement
à la dureté de la peau ; le bouton, chez l'adulte, est moins

aplati, moins déprimé au centre ; son aspect est plutôt
jaunâtre que nacré, et l'aréole est d'un rouge moins
prononcé.

Si j'ai cru devoir consigner dans cet ouvrage la description de la vraie vaccine, de la vaccine *légitime*,
comme la nomment les médecins, à raison de l'importance extrême de ce précieux préservatif, je crois devoir
faire connaître aussi à mes lecteurs les irrégularités de la
vaccine et ce qu'on appelle la *fausse vaccine*.

On voit quelquefois la vaccine ne se développer qu'au
bout de huit, dix, douze jours. Je l'ai vue, une fois, ne
paraître que le quinzième jour de la vaccination, et n'en
être pas moins bonne. Son développement devance quelquefois d'un jour ou deux l'époque ordinaire ; mais, dans
ce cas, il faut bien observer ses autres phases, pour ne
pas confondre la fausse vaccine avec la véritable. Quelquefois la vaccine donne lieu à des boutons réguliers qui
se manifestent sur d'autres parties, indépendamment de
ceux qui se montrent aux piqûres : d'autrefois, enfin, l'on
peut voir des boutons de vaccine se développer à côté de
pustules varioliques, et, chose remarquable, fournir du
vaccin propre à préserver de la petite vérole, tandis
qu'on propagerait infailliblement celle-ci, en inoculant le
pus des pustules varioliques. J'ai eu occasion de faire,
dans le Jura, cette double expérience.

La fausse vaccine ne m'a jamais présenté que deux
variétés : dans la première, la piqûre s'enflamme dès le
premier ou second jour, quelquefois avec un mouvement
de fièvre. Le bouton s'élève rapidement en pointe, et,
prenant un aspect jaunâtre, il se crève du troisième au
cinquième jour, et laisse échapper une matière purulente
jaune qui ressemble à de la gomme.

Telle est la fausse vaccine qui se développe aux points

d'insertion, lorsqu'on a pris du vaccin dans des boutons enflammés ou flétris, comme au dixième ou au douzième jour de la vaccination.

Une seconde variété de fausse vaccine s'est présentée souvent à mon observation, lorsque j'avais vacciné, sciemment ou à mon insçu, des personnes qui avaient eu déjà la petite vérole ou la vaccine. Dans ce cas, la piqûre rougissait le jour même ou le lendemain ; le jour suivant elle présentait l'aspect d'une pustule naissante, aplatie et entourée d'une petite aréole ; les choses restaient dans le même état deux ou trois jours, et la rougeur disparaissait sans laisser ou en laissant une petite croûte irrégulière, due peut-être à ce que le vacciné avait gratté ses piqûres qui excitent d'ordinaire une vive démangeaison, et quelquefois du malaise et de la fièvre.

Telles sont les deux variétés de fausse vaccine que j'ai observées, et certes elles sont bien distinctes, l'une et l'autre, de la véritable vaccine qui commence seulement à se développer lorsque la fausse vaccine est déjà terminée.

La fausse vaccine a nui beaucoup à la propagation de la véritable, surtout dans la campagne où l'on met la plus grande négligence à présenter les vaccinés à la seconde visite, huit jours après l'opération. Cette seconde visite est cependant indispensable pour s'assurer du véritable caractère de la vaccine, et l'on rendrait un grand service au peuple en lui démontrant cette vérité.

Il faut aussi lui répéter que le vaccin ne varie pas d'un individu à un autre, qu'il ne se charge pas des maladies des sujets auxquels on l'emprunte, et que l'on ne doit pas craindre d'inoculer, avec le vaccin, ni les scrophules, ni les dartres, ni la pulmonie, ni aucune espèce de maladie.

On doit répéter également aux mères que leurs enfants n'ont point à souffrir lorsque l'on prend de leur vaccin au bout de sept à huit jours. Cet emprunt qu'on leur fait, non-seulement n'a aucune espèce d'inconvénient, mais il offre l'avantage de prouver la bonté de la vaccine, puisqu'elle se reproduit sur un autre.

Il faut enfin annoncer au peuple que la vaccine n'a pas dégénéré depuis qu'elle est connue en France, qu'elle est aussi efficace aujourd'hui qu'elle l'était il y a trente-sept ans, et que, dernièrement encore, j'ai cherché inutilement à la développer sur des personnes vaccinées par moi, avec succès, au commencement de ce siècle.

Toutes les personnes amies de l'humanité doivent donc réunir leurs efforts pour rendre général l'emploi du précieux préservatif que la Providence a mis à notre disposition. Si j'ai eu le bonheur de le faire connaître le premier aux habitants du Jura, et de le faire pénétrer jusques dans les moindres hameaux de cette contrée, j'avoue que j'ai été puissamment secondé par messieurs les curés et desservants qui ont bien voulu me prêter le secours de leur influence, et dont quelques-uns m'ont aidé même à vacciner et à visiter les vaccinés dans certaines paroisses d'une immense étendue, et composées d'une multitude de maisons isolées. Je saisis avec empressement l'occasion de signaler le zèle et l'ardente charité de ces dignes ecclésiastiques que je me ferais un bonheur de nommer, si je ne craignais de blesser leur modestie.

Je n'abandonnerai point le chapitre de la vaccine sans parler de la facilité qu'on a de faire cesser une épidémie de petite vérole, lorsqu'on est appelé à son début, comme il m'est arrivé nombre de fois.

Avant que de visiter les varioleux, on fait rassembler dans un vaste local tous les enfants, et les adultes mêmes,

15.

qui n'ont jamais eu la petite vérole, et tous ceux qui ont été vaccinés, à quelque époque que ce soit.

Une première inspection permet de renvoyer en sécurité ceux qui présentent des cicatrices bien prononcées de la vaccine. On retient ceux sur lesquels on conserve quelques doutes, et on les soumet à la vaccination avec les individus qui n'ont encore eu ni la vaccine ni la petite vérole, et tout en leur recommandant de ne point fréquenter les familles où règne la contagion, on les prévient qu'ils n'en seront entièrement préservés que dans une douzaine de jours, à compter de celui de la vaccination.

Cette opération terminée, on peut visiter les varioleux, mais on leur fait enjoindre par l'autorité locale, de ne point sortir de chez eux qu'on ne leur en ait donné la permission. Ils doivent être séquestrés soigneusement jusqu'à nouvel ordre.

Huit jours après, le vaccinateur fait une nouvelle visite dans la commune où s'est manifestée la petite vérole. Il se fait représenter tous les vaccinés de la semaine précédente qui ne sont pas encore attaqués de la petite vérole, et, communément il en trouve un certain nombre. Il vaccine de nouveau ceux sur lesquels la première opération a manqué, ainsi que tous ceux qui n'ayant jamais été vaccinés ne sont pas certains d'avoir eu la véritable petite vérole, avec laquelle il est si facile de confondre la petite vérole volante qui laisse aussi des marques, et il recommande encore de n'avoir aucune communication avec les varioleux. Enfin, la semaine suivante, une troisième visite lui permet d'annoncer à ceux dont la vaccine est parvenue à son quinzième jour, qu'ils n'ont plus rien à craindre de la petite vérole et qu'ils peuvent aller jouer avec les varioleux. Ainsi dans l'espace de quinze jours, de trois semaines au plus, on peut arrêter les progrès d'une épidémie varioleuse, quand on est secondé par les autorités locales et par la bonne volonté des habitants.

Tel est le résultat que j'ai obtenu toutes les fois que j'ai été appelé au secours d'une commune envahie par la petite vérole, et pour donner au pays un exemple frappant de ce que peut la vaccine, je terminais ordinairement ma mission en inoculant la petite vérole à un certain nombre de vaccinés et d'ancienne et de fraîche date, sur lesquels l'insertion du pus variolique ne donnait plus lieu à aucune éruption.

Une autre contagion plus horrible encore que celle de la petite vérole mais beaucoup moins commune et contre laquelle nous possédons aussi un préservatif certain, pourvu qu'il soit employé à temps, c'est la rage, qui, heureusement, ne se développe pas spontanément dans l'espèce humaine, mais qui peut lui être communiquée par la morsure de quelque animal chez lequel cette affreuse maladie est survenue naturellement, ou qui l'a contractée accidentellement pour avoir été mordu par quelque bête enragée.

On trouvera à l'article *plaie* et *morsure*, le détail des soins à donner à ceux qui ont le malheur d'être blessés par des animaux affectés de la rage.

Il n'y a nul moyen de se préserver de la rougeole ni de la scarlatine, maladies qui se propagent constamment par contagion, que de fuir le contact des malades et surtout celui des convalescents pendant un long temps, et c'est le parti que la prudence prescrit aux individus qui n'ont pas encore eu l'une et l'autre de ces maladies, dans les saisons et pendant les épidémies où elles prennent un caractère grave et font quelques victimes.

On peut en dire autant de la coqueluche que je regarde aussi comme contagieuse, et qu'il est beaucoup moins fâcheux d'avoir en été, ainsi que les maladies éruptives dont je viens de parler, que d'avoir en hiver, saison défavorable au dernier point aux affections catarrhales et aux maladies de la peau.

Mais il ne suffit pas d'éviter la fréquentation des sujets malades ou convalescents de ces affections contagieuses; il faut encore éviter celle des personnes qui les soignent ou qui vivent habituellement avec eux, ainsi que le contact des hardes et vêtements qui leur ont servi.

Il en est de même quand on veut se préserver du typhus, ou de la fièvre typhoïde que je regarde comme étant de nature identique, et dont la contagion m'a été démontrée par un grand nombre de faits recueillis dans les épidémies typhoïdes au milieu desquelles je me suis fréquemment trouvé.

Ces épidémies étant très communes, surtout dans les pays pauvres, je crois utile d'indiquer les mesures préservatives qu'il convient de prendre en pareil cas et celles dont je me suis le mieux trouvé.

Il importe de savoir d'abord à quels traits on reconnaît l'affection typhoïde; son caractère essentiel est la *stupeur*, sorte d'engourdissement qui se manifeste au moral comme au physique, et dans lequel le malade hébété déclare qu'il ne souffre pas, mais qu'il est privé de force, et qu'il se sent lourd comme *un sac de terre*, expression qui peint fidèlement ce qu'il éprouve, et que j'ai entendu mille fois sortir de la bouche des malades que j'interrogeais. Autour de ce symptôme dominant il vient s'en grouper plusieurs autres qui se rapportent à la lésion des fonctions cérébrales, à celles des fonctions digestives, et à celles des fonctions de la peau. A la première appartiennent le délire sourd, l'assoupissement, la surdité, le spasme des muscles, les soubresauts des tendons, le tremblement des membres ou leur rigidité; à la seconde classe de symptômes appartiennent la dépravation du goût, le desséchement de la langue, la rougeur qu'elle présente à la pointe et sur ses bords, tandis que le milieu offre un aspect brun ou noirâtre, le ballonnement du ventre et souvent la diarrhée. La peau est fréquemment aussi le siége de diverses éruptions qui tantôt consistent dans des vésicules transparentes qu'on nomme *miliaires* à cause de leur ressemblance avec des grains de millet, tantôt dans des taches rouges ou violettes semblables à des morsures de puces.

Tel est l'ensemble des symptômes qui caractérisent le typhus.

Dès qu'on a reconnu ce genre de maladie, il faut redoubler de précautions pour placer l'individu qui en est atteint, ainsi que les personnes qui l'entourent, dans les circonstances hygiéniques les plus favorables. Ainsi l'on aura soin que le lit du malade ne soit pas dans une alcove enfoncée, mais au milieu d'une chambre spacieuse dont on puisse ouvrir par fois les portes et les fenêtres pour renouveler l'air. Ce lit sera sans rideaux, ou s'il en est garni, on les tiendra toujours ouverts; on en éloignera la plume, le duvet, la laine et les couvertures trop pesantes. On changera souvent les draps du lit, et la chemise du malade tous les jours s'il est possible, avec la précaution de lui donner du linge blanc de lessive, bien sec et un peu chauffé si l'on est dans une saison froide.

On fera lever tous les jours le malade pour l'asseoir dans un fauteuil, si ses forces le permettent, ou pour l'entreposer sur un lit de camp s'il est trop faible pour se tenir assis. Pendant ce temps on fait son lit, et rien ne lui est plus salutaire que de changer ainsi d'attitude et de linge. On profite de ce moment pour lui laver les pieds et les mains avec de l'eau de savon tiède, ou bien avec un mélange d'eau et de vinaigre dont on se sert aussi pour laver son visage et avec lequel on l'engage à se rincer la bouche. Après ces diverses lotions, on a soin d'essuyer le malade avec un linge sec. On emportera promptement de sa chambre et les linges qui lui auront servi et les vases qui auront reçu ses urines ou ses déjections. Les linges seront exposés au grand air, loin des lieux fréquentés, ou jetés dans un cuvier rempli de lessive de cendres ou d'eau de savon.

On préposera à la garde du malade une ou deux personnes intelligentes et d'un certain âge, car les individus d'un âge avancé sont moins accessibles à la contagion que les jeunes sujets.

Après la précaution de renouveler fréquemment l'air de la chambre du malade, les fournitures du lit et les linges servant à sa personne, il n'en est pas de plus importante que d'y faire chaque jour des fumigations désinfectantes. On sait en effet que la simple réunion de plusieurs individus dans un local étroit et privé d'air renouvelé, suffit souvent pour occasionner le typhus. Le danger est encore plus imminent quand, parmi les individus rassemblés, il en est qui sont affectés d'une maladie fébrile, et surtout lorsque l'un d'eux est atteint du véritable typhus. Il faudrait, dans un cas semblable, pouvoir neutraliser incessamment toutes les émanations qu'exhale le malade, afin de le soustraire lui même ainsi que les personnes qui l'entourent, à l'influence nuisible de ces émanations dont l'absorption constitue un véritable empoisonnement.

On a cru longtemps que pour assainir l'air des

chambres occupées par des malades, il suffisait d'y brûler des plantes aromatiques, du sucre, des parfums, d'y dégager la vapeur du vinaigre ; mais on a reconnu que toutes ces fumigations ne faisaient que masquer l'odeur des émanations ou *miasmes*, sans en affaiblir les effets pernicieux.

C'est à la chimie moderne que nous devons la découverte des seuls procédés efficaces pour neutraliser les *miasmes*. Ils consistent dans le dégagement du *chlore*, fluide aériforme doué d'une grande activité et qui détruit aussi les couleurs des tissus exposés à son action.

La manière la plus commode de dégager le *chlore* autrefois connu sous le nom d'*acide muriatique oxigéné*, consiste à mêler ensemble dans un vase de terre cuite, de grès, ou dans un grand verre à boire, deux parties d'oxide de manganèse en poudre, dix parties de sel de cuisine, et à verser par dessus, six parties d'acide sulfurique (huile de vitriol du commerce), qu'on a étendu auparavant dans quatre parties d'eau.

Comme cette fumigation provoque souvent la toux, il convient de la faire avec ménagement dans les chambres occupées par les malades, et pour cela il suffit de mettre dans un verre à boire ordinaire, deux pincées de manganèse, dix pincées de sel ordinaire, et de verser sur ces substances préalablement humectées par un peu d'eau, quelques gouttes d'acide sulfurique. Quand les vapeurs sont assez fortes pour provoquer la toux, on suspend l'opération, et on la recommence dès que l'odeur du *chlore* est affaiblie. C'est de cette manière que je procédais à la désinfection des maisons occupées par les malades. Je faisais promener le vase fumigatoire tout autour de la chambre, et je le faisais placer ensuite sous le lit du malade pour que les enfants ne pussent y atteindre, et pour que la vapeur désinfectante pénétrât les matelas, les draps, la couverture, et tout l'entourage du lit. De cette manière l'odeur du *chlore* devenait l'odeur dominante de la chambre, ce qui n'était pas moins utile au malade qu'aux personnes qui lui donnaient leurs soins. Je crois devoir à cette fumigation, qu'on avait soin de renouveler de temps en temps, mais avec assez de ménagement pour n'incommoder personne, une partie des succès que j'ai obtenus dans le traitement du typhus, et je crois lui devoir aussi l'avantage d'avoir préservé un grand nombre d'individus, même au sein des familles où la contagion régnait, et où elle menaçait d'attaquer tous les membres qui les composaient.

Il ne faut donc pas négliger ce puissant moyen de désinfection quand on reconnaît, ou que seulement on soupçonne un principe contagieux. Ainsi, dans les épidémies de petite vérole, de dyssenterie, de choléra asiatique, il peut rendre aussi de grands services.

Mais un autre moyen plus efficace encore, l'isolement des malades, ne doit jamais être négligé quand il est praticable; j'ai pu quelquefois l'employer, et j'ai ainsi préservé des villages entiers en séquestrant des familles infectées du typhus, quand les circonstances locales le permettaient.

C'est lorsque le typhus a pris un grand développement au sein d'une population misérable et dépourvue des moyens de propreté si nécessaires en pareil cas, qu'il faut redoubler de soins et de vigilance pour combattre ou atténuer la contagion. Indépendamment des fumigations désinfectantes et de l'isolement des malades pratiqués autant que les circonstances le permettent, il faut relever le courage de tous ceux qui sont soumis à l'influence épidémique, car la crainte dispose éminemment à contracter la maladie. C'est dans ces circonstances que la présence du médecin, que celle du pasteur, rivalisant tous deux de zèle et de dévouement pour porter du secours et des consolations à tous les malheureux, sont le remède le plus efficace, parce qu'il inspire la sécurité et soutient l'espérance.

Comme il faut éviter soigneusement aux malades toutes les émotions tristes, et que d'un autre côté l'on doit protéger aussi contre le danger commun, les personnes dont les soins deviennent journellement nécessaires, il convient de suggérer aux malades le désir de satisfaire de bonne heure, soit à leurs devoirs religieux, soit à leurs devoirs de père ou de mère de famille sous le rapport des affaires temporelles. En établissant cette règle qu'autorise suffisamment la gravité des circonstances et qui est dans l'intérêt bien entendu des malades, les moments les plus critiques de la maladie ne sont plus troublés par de pénibles préoccupations qui augmentent toujours le danger; la religion n'apparaît plus sous un aspect lugubre, et comme pour donner le dernier signal; ses consolations ont précédé l'époque orageuse de la maladie; elles ont inspiré au malade la patience et la résignation, tout en lui conservant l'espoir d'être rendu à la santé, et cette disposition de l'âme est la plus favorable à son rétablissement.

Cette mesure salutaire que j'ai toujours fait prendre dans les épidémies meurtrières, diminue de beaucoup le danger que courent les ecclésiastiques en confessant et en administrant les malades; elle leur permet de faire, pour la journée, la distribution de leur temps, et les dispense de se relever la nuit pour aller porter les sacrements, ce qui les expose à compromettre leur santé dans le temps où ils ont le plus besoin de la conserver pour remplir les fonctions de leur ministère.

D'un autre côté, la population soumise à l'épidémic désastreuse, n'interprète pas d'une manière sinistre l'administration des sacrements; elle la regarde comme une simple mesure de prudence, ce qui préserve les malades de toute crainte.

Pour leur épargner des émotions toujours fâcheuses, il convient de ne faire entendre à l'occasion des décès, ni le son des cloches, ni les chants funèbres; et pour offrir le moins de prise à la contagion, on évitera de porter les morts à bras : le transport s'en fera plus convenablement sur un char; on présentera les corps à la porte de l'église sans les y introduire, et ce sera au dehors que se pratiqueront les cérémonies religieuses.

Telles sont les principales mesures de salubrité que je recommande à MM. les ecclésiastiques pendant la durée des épidémies. Je n'ai pas besoin de leur rappeler que le calme de l'âme et la résignation parfaite aux décrets de la Providence, sont un puissant préservatif de toute atteinte; mais il est prudent d'y joindre encore les différentes précautions que j'ai indiquées plus haut. Pendant ces temps d'épreuve et de dévouement, on doit maintenir l'équilibre qui constitue la santé, par un régime bien entendu.

Il faut éviter également, et une nourriture surabondante et une sobriété portée à l'excès, ne pas s'éloigner trop de ses habitudes, prendre ses repas comme à l'ordinaire, choisir ses aliments parmi les plus faciles à digérer, boire du vin de bonne qualité et ne pas craindre même d'en prendre un verre de plus que de coutume.

Pour les personnes habituées à déjeûner de bonne heure, il serait imprudent d'entreprendre une longue tournée de malades sans avoir pris quelque chose, comme une tasse de café à l'eau, de chocolat, ou un verre de vin sucré; mais il faut éviter de s'approcher des malades affectés du typhus, affaiblis par l'abstinence ou pendant le travail de la digestion. Les visites, en général, doivent être courtes, et si l'on est obligé d'être très rapproché du malade comme le sont les ecclésiastiques pendant la confession, il faut, en prêtant l'oreille au malade, détourner la tête de manière à ne point respirer son haleine et ses émanations. Il est des vases désinfectants et portatifs qu'il serait bon qu'un confesseur tînt à la main pendant qu'il est assis au chevet du malade. Ce préservatif mériterait bien de ne pas être négligé, soit pendant l'administration des sacrements, soit pendant le cours des cérémonies funèbres.

Toutes ces précautions commandées par la prudence n'ont rien de puéril, et il serait infiniment plus déraisonnable de compromettre sa vie en les négligeant.

Une maladie plus meurtrière encore que le typhus et que je n'hésite pas à ranger parmi les affections contagieuses, tout en avouant que son mode de propagation présente des anomalies singulières, c'est le *choléra asiatique* qui des bords du Gange, où il était autrefois confiné, s'est avancé lentement jusqu'à la Vistule d'où il s'est répandu en Europe où l'on peut craindre qu'il ne se naturalise.

D'après tout ce que l'observation nous a appris, jusqu'à ce jour, sur ce redoutable fléau, je pense que le plus sûr moyen d'en préserver nos contrées, est de prendre contre son invasion, les mesures sévères que les divers gouvernements de l'Europe ont adoptées depuis un siècle, contre la peste d'Orient.

Si malgré ces mesures, nous avions le malheur de voir reparaître le choléra asiatique, je conseillerais aux habitants des localités dans lesquelles l'épidémie se manifesterait, de se conduire comme s'il était question de l'invasion du typhus. Les personnes inutiles au service de la maladie, devront s'éloigner des foyers d'infection dont on diminuera toujours l'activité en isolant autant que possible et en disséminant les malades que l'on tiendra dans des lieux salubres, bien aérés, et désinfectés au moyen des procédés qui ont été indiqués plus haut.

Les personnes obligées de vivre au milieu de l'épidémie régnante, et surtout celles qui par état ou par affection seront en contact avec les malades, ne négligeront aucun des moyens de préservation que j'ai indiqués en parlant du typhus. Elles suivront le régime auquel elles sont habituées, en s'interdisant tout excès de table, tout aliment indigeste, tout purgatif, et en veillant avec un soin scrupuleux, sur l'état de l'estomac et des intestins dont le moindre dérangement peut disposer au choléra épidémique, qui ne foudroie pas ordinairement au milieu de la plus parfaite santé, ceux qu'il attaque, mais qui, dans le plus grand nombre des cas, s'annonce par un dérangement du ventre auquel il est facile, en général, de remédier en s'y prenant tout de suite.

Les moindres coliques, la plus légère diarrhée, doivent donc être l'objet d'une sérieuse attention, pendant le règne d'une épidémie cholérique. Il faut alors, modifier sur-le-champ son régime, le rendre plus sévère, diminuer la quantité de ses aliments, exclure les viandes, le jardinage relâchant ou venteux, les fruits laxatifs, les crudités, se mettre à l'usage d'une décoction légère de riz ou d'orge pour boisson, et se nourrir principalement de crèmes de riz ou de panades passées, jusqu'à la guérison de la diarrhée dont il faut se débarrasser le plus promptement possible. Pour y parvenir plus facilement, on ne négligera pas les demi-lavements avec la décoction de graine de lin et de têtes de pavots, la douce chaleur du lit, un large emplâtre de thériaque appliqué sur le ventre, et en cas d'indisposition prolongée, on ne manquera pas de recourir aux conseils d'un médecin éclairé.

En veillant scrupuleusement sur le régime alimentaire, on portera une attention particulière à la transpiration insensible qu'on favorisera par des vêtements chauds et de bonnes chaussures. On évitera soigneusement l'impression du froid humide, et l'on se tiendra en garde contre les variations brusques de la température. C'est dans ces circonstances que les agriculteurs, que les artisans qui travaillent en plein air et sont presque toujours en sueur, auront grand soin de ne pas rester en chemise pendant la suspension de leurs travaux, de ne pas se coucher sur la terre humide pour se reposer, et de ne pas rester exposés sans vêtements à la fraîcheur des matinées et des soirées.

J'approuve l'usage des ceintures de flanelle que beaucoup de personnes portaient sur le ventre, pendant l'épidémie cholérique qui régnait en France ; je conseille d'ajouter à ce moyen préservatif un large emplâtre de poix de Bourgogne appliqué sur les reins, et renouvelé tous les quinze jours, pour attirer des démangeaisons à la peau, et en faire un point fixe d'irritation.

Au reste, pendant une épidémie cholérique, comme dans une épidémie typhoïde, il faut observer plus scrupuleusement que jamais tous les préceptes de l'hygiène, soutenir son courage et fortifier son âme contre les impressions de la tristesse et de la crainte.

LE
GUIDE MÉDICAL.

TROISIÈME PARTIE.

MÉDECINE CURATIVE.

Les considérations médicales qui ont été exposées dans les deux premières parties de cet ouvrage sont à la portée de tout le monde, ainsi que les préceptes qui en découlent, et pour en faire une application judicieuse, il ne faut qu'une intelligence ordinaire; mais pour ce qui est relatif au traitement des maladies et surtout des maladies aiguës, il en est tout autrement. La question à éclaircir se complique alors d'un certain nombre de données qui pour être exactement appréciées, exigent souvent toute la sagacité du médecin le plus instruit et le plus expérimenté. De plus, le problème à résoudre se compose d'éléments mobiles et variables qui mettent l'observateur dans le cas de modifier son jugement et ses procédés curatifs, suivant une foule de circonstances qui se succèdent ou se combinent diversement, et qui ne permettent pas de suivre un plan uniforme de traitement pour chaque maladie.

Il est tant de cas, en effet, où le médecin le plus éclairé hésite sur le choix des moyens qu'il doit employer, et balance scrupuleusement les avantages et les inconvénients de tel ou tel remède! Que serait-ce donc, si la vie du malade était remise aux soins d'une personne étrangère à l'art de guérir, et qui n'aurait pour se diriger que des connaissances vagues et imparfaites?

Après avoir indiqué les secours généraux qui conviennent à l'ensemble des maladies aiguës, dans leur début; après avoir fait connaître l'utilité qu'on peut retirer des gardes-malades quand il est possible de les bien choisir, et quand elles sont, ce qui est rare, douées des qualités qui seules peuvent rendre leur ministère avantageux; je parcours les maladies qui réclament de prompts secours, en les caractérisant par les symptômes les plus saillants et qui frappent tous les yeux.

Je me suis efforcé d'exposer clairement ce que peut faire, en chaque cas, une personne de bon sens et qu'anime le désir d'être utile à ses semblables. Parmi les secours que réclame promptement la maladie ou l'accident qui se présente, et dont le danger ne permet pas de temporiser, j'indique les plus efficaces, les plus faciles à trouver partout, et j'ai soin d'avertir jusqu'où l'on peut aller, sans s'exposer à nuire au malade, et en attendant le médecin.

Les maladies que j'ai passées en revue sont les plus graves, les plus rapides dans leur marche, et celles dont la connaissance, par conséquent, importe le plus aux personnes dévouées au soulagement de l'humanité souffrante.

CHAPITRE PREMIER.

Soins généraux à donner dans les maladies aiguës.

Les préjugés, l'ignorance, le défaut de soins bien dirigés, causent tous les jours la mort, surtout dans les campagnes, à un grand nombre d'individus de tout âge, dont beaucoup auraient pu être conservés à leurs familles et à la société par des secours éclairés. L'objet de cet ouvrage est de donner à messieurs les curés et desservants, ainsi qu'à toutes les personnes charitables qui vivent à la campagne, assez de connaissances médicales pour diriger, non pas le traitement d'une maladie grave, mais les premiers soins que réclament la plupart des maladies à leur début, en attendant la présence du médecin, qui sera puissamment secondé par la surveillance éclairée qui présidera à l'exécution de ses ordonnances.

On appelle maladies aiguës celles dont la marche est rapide, la durée limitée à un petit nombre de jours ou de semaines, et qui s'accompagnent d'un trouble bien prononcé dans quelques-unes de nos fonctions. Elles débutent ordinairement par un frisson plus ou moins marqué, plus ou moins prolongé, suivi d'une chaleur vive ou d'un malaise général, auquel se joignent souvent des symptômes particuliers dont je ne m'occuperai point en ce moment.

Elles sont annoncées souvent, quelques jours à l'avance, par un dérangement de la santé, comme la diminution

16.

de l'appétit, quelquefois le dégoût des aliments, avec la bouche mauvaise et sèche, de la soif, du malaise à l'estomac, de l'embarras à la tête, des lassitudes dans les membres, un sentiment de tristesse et d'ennui, une plus grande sensibilité au froid, etc.

Pour des personnes attentives à leur santé, ces signes avant-coureurs de la maladie les rendraient plus soigneuses de la prévenir en suspendant des travaux fatigants, en se mettant à l'abri des influences quelquefois nuisibles de la saison, en se privant d'aliments que l'instinct repousse communément, en calmant la soif par quelque boisson rafraîchissante, ou du moins en renonçant à celles qui peuvent augmenter le désordre et que l'on prend alors plutôt par habitude que par plaisir.

Malheureusement il n'en est pas ainsi parmi les gens du peuple et les habitants de la campagne. Ils veulent continuer leurs travaux et surtout leur régime jusqu'à ce que la violence du mal y apporte d'invincibles obstacles; c'est alors qu'ils se mettent au lit. Mais par suite de leur ignorance et des préjugés dans lesquels ils ont été élevés, ils s'imaginent que la chaleur la plus forte, les sueurs les plus abondantes, les boissons les plus échauffantes, sont les premiers moyens à employer pour faire avorter la maladie.

Il est certain que beaucoup de leurs indispositions reconnaissent pour cause un dérangement de la transpiration, et trouvent un soulagement marqué dans le rétablissement de cette importante excrétion; mais ils ont abusé étrangement de cette observation, et, en appliquant ses résultats quelquefois heureux, à tous les cas, ils ne manquent pas, au début de toutes leurs maladies, de se mettre dans un lit qu'ils surchargent de tous leurs vêtements, et dans lequel ils se couchent même tout habillés.

pour avoir plus chaud encore, et là ils se font donner du vin bouillant ou du thé de Suisse très chargé. La sueur ne tarde pas à ruisseler de leur front, et ils l'entretiennent, non-seulement pendant des heures, mais pendant des jours et même des semaines. Les uns trempent tous leurs matelas, d'autres mouillent un grand nombre de chemises, et, comme il est rare qu'une sueur continuelle ne fasse pas naître *forcément* une éruption dite *miliaire*, à raison de sa ressemblance avec des grains de millet, on se prévaut encore de cette éruption *forcée* pour redoubler la chaleur dans laquelle on étouffe le malade, afin, dit-on, que l'éruption *ne rentre pas*.

Voilà de quelle manière on traite les maladies à leur début, dans les campagnes, ou du moins dans celles des départements de l'Est; aussi voit-on souvent, dans ces contrées, des typhus graves, des inflammations très dangereuses de la poitrine, du ventre ou du cerveau, qu'on aurait fait avorter à leur début sans se donner tant de peine, et en obéissant seulement au simple bon sens.

La première chose dont nous avons besoin, quand nous nous trouvons malades, c'est de rester en repos, et nous nous trouvons mieux au lit qu'ailleurs, pourvu qu'à l'ardeur qui nous fatigue on ne vienne pas ajouter encore une chaleur étrangère. Pour calmer la soif, nous désirons des boissons fraîches: elles ne sont pas toujours nuisibles, comme on le croit trop communément, mais enfin il est plus prudent de les prendre à la température de la chambre où l'on est, ou même légèrement tièdes quand le corps a été saisi par l'impression du froid, ou que la transpiration a été évidemment dérangée.

On rendra grand service aux malades en les débarrassant des lourdes couvertures sous lesquelles on les étouffe: mais si l'on arrivait trop tard auprès d'eux, et qu'ils fussent déjà dans de grandes sueurs, on ne les ramènerait que lentement et par degrés à une température moyenne, pour les y maintenir pendant toute la durée de leur maladie. Une simple chemise, avec une camisole en hiver, et un bonnet léger leur suffisent. On aura soin qu'aucun cordon, qu'aucune ligature ne les gênent ; on ne permettra pas surtout qu'ils conservent, dans le lit, les vêtements serrés qu'ils portent en santé. Le lit ne sera pas trop mou, on en éloignera la plume et l'édredon, à moins de circonstances particulières. On tiendra ouverts les rideaux du lit ; on veillera à ce que l'air de la chambre soit fréquemment renouvelé, et que l'on n'y fasse pas trop de feu, si c'est dans la saison froide, et surtout si, au lieu de cheminée, on se sert d'un poêle en fonte.

Dans le cas où le malade aurait froid aux pieds, on les réchaufferait au moyen d'une bouteille de grès remplie d'eau chaude qui conserve longtemps sa chaleur ; mais il faut éviter la braise dont la vapeur peut être nuisible.

La propreté la plus recherchée est nécessaire autour des malades, et, avec l'attention de les entretenir dans un degré de chaleur très modéré, on n'aura pas à craindre, comme on le fait ordinairement, de les changer tous les jours de linge, de leur faire laver les mains, le visage et même les pieds à l'eau tiède, pratique extrêmement salutaire.

Parmi les boissons qui conviennent dans les maladies aiguës, il faut choisir les plus faciles à préparer, les plus communes et celles qui sont du goût du malade. Dans les campagnes on trouve partout de l'orge, des fleurs de mauves, de violettes, de la racine d'oseille, de la carotte. Une seule de ces choses suffit pour une tisane qu'on rend agréable en y ajoutant soit de la racine de réglisse, soit du miel, soit du sucre même dont on est actuellement approvisionné jusques dans les plus petits hameaux. Mais à défaut de tisane, on peut donner à boire du petit-lait, du lait de beurre ou du lait écrémé, et étendu de deux tiers d'eau. Dans la saison des fruits, on exprime dans de l'eau le suc de la framboise, de la groseille, de l'épine-vinette, de la cerise aigre, et l'on a une boisson très propre à calmer la soif et à modérer l'ardeur de la fièvre.

Si le malade a des envies de vomir, des renvois de mauvais goût, et qu'on ait lieu de soupçonner une di-gestion imparfaite, on lui fait prendre de l'eau sucrée ou miellée, en certaine quantité, pour favoriser le vomisse-ment, et si cela ne suffit pas, il n'y a nul inconvénient à le provoquer en chatouillant le gosier au moyen d'une plume trempée dans l'huile.

Si le malade n'est pas allé du ventre depuis quelques jours, on lui fera prendre, avec avantage, un ou plusieurs lavements avec de l'eau miellée ; mais on se gardera bien de donner aucune espèce de nourriture, ni aucune boisson échauffante, comme vin chaud, café à l'eau, ratafiat de ménage et autres choses semblables. On ne donnera même pas un bouillon de viande, comme une chose sans conséquence, car au début d'une maladie aiguë, tout ce qui nourrit le malade exalte l'irritation, augmente la fièvre, et des boissons tempérantes sont le seul besoin de la nature souffrante.

Rien n'augmente plus l'agitation d'un malade brusque-ment attaqué, que de voir son lit entouré de questionneurs importuns qui, sous l'apparence du zèle et de la bienveil-lance, cachent bien souvent une vaine curiosité. Il faut éloigner tous ces visiteurs incommodes, et qu'une ou deux personnes intelligentes restent seules auprès du malade, dans la chambre duquel on entretiendra un air pur, une température moyenne, où l'on fera régner le silence, et un faible jour pour favoriser le sommeil.

Si le repos physique est utile dans les maladies, le calme des sens, la tranquillité de l'âme ne sont pas moins nécessaires. On sait généralement que la crainte fait dégénérer tous les jours les affections les plus légères en maladies dangereuses. C'est surtout dans les épidémies, et particulièrement chez les femmes en couche, qu'on a lieu d'observer les funestes effets d'une préoccupation fâcheuse. Les personnes bienfaisantes qui s'empressent de voler au secours des malades, s'attacheront donc à calmer leurs inquiétudes, tout en écartant du lit de douleur ce qui serait dans le cas d'aggraver la maladie. De cette manière elles seront doublement utiles aux malades à qui il faudra procurer un médecin dès le lendemain, si la maladie continue et n'éprouve pas une amélioration notable. Il faudra même le faire appeler sur-le-champ si la vie paraît en danger, et si l'on remarque chez le malade quelques-uns des symptômes qui caractérisent les maladies que j'ai indiquées comme étant les plus redoutables, ou les plus promptement mortelles. Il est en effet des affections très graves qui paraissent diminuer le second jour, pour s'exaspérer le troisième, telles sont entre autres les fièvres rémittentes pernicieuses, le croup, la pleurésie et la péripneumonie. Il faut être prévenu de leur marche inégale pour ne pas se livrer à une trop grande sécurité, à la première apparence de mieux, et ne pas se négliger dans l'administration des secours.

Enfin, en attendant l'arrivée du médecin, on devra faire avec exactitude et célérité ce que j'indique aux différents chapitres qui suivent, et qui traitent des secours à porter dans les cas les plus pressants.

CHAPITRE II.

Des gardes-malades et de leurs devoirs.

Si, pour se maintenir en santé, l'homme est obligé d'éviter tout ce qui peut exercer une action nuisible sur son état physique et moral, combien ne doit-on pas redoubler d'attention dans le cas de maladie où les moindres choses suffisent quelquefois pour amener les suites les plus alarmantes! On conçoit d'après cela toute l'importance qu'il faut attacher au choix des personnes chargées de garder les malades.

Les femmes ont reçu de la nature des qualités qui les rendent plus propres que les hommes à leur donner des soins; mais parmi celles qui se consacrent à ce service méritoire, on doit choisir encore les personnes qui, par leurs dispositions physiques, par leurs mœurs et leur caractère, sont capables d'être plus utiles aux malades. Une garde-malade doit jouir elle-même d'une bonne santé, être de moyen âge, et porter sur sa physionomie l'expression de la douceur et de la bonté. Il est nécessaire qu'elle sache lire pour distinguer les étiquettes des remèdes dont on lui confie l'administration, et ne commettre aucun quiproquo; car, en médecine, ils peuvent avoir les plus graves conséquences. Elle doit être d'une grande propreté, d'une vigilance attentive, et sa prudence, sa discrétion, son activité doivent égaler son intelligence et sa douceur. Il faut, en un mot, qu'elle gagne la confiance du malade par ses soins affectueux, et qu'elle mérite celle du médecin, par son exactitude à suivre avec fidélité toutes les prescriptions qu'il lui fera.

Sa présence continuelle auprès du malade lui donnera peu à peu un grand ascendant sur lui, et elle peut avoir une grande part au succès du traitement si elle emploie son influence à soutenir, à ranimer le courage et l'espoir de l'être souffrant qui lui est confié, si elle écarte de son esprit toute vaine terreur, si elle lui montre constamment un visage tranquille et rassuré, et ne l'entretient, avec discrétion, que de récits propres à lui donner de la sécurité et à lui inspirer la plus grande confiance dans les soins qu'on lui donne.

Lorsque le malade est sous la direction d'un médecin, la garde doit rendre un compte exact à celui-ci de tout ce qu'elle a fait et observé dans l'intervalle des visites, comme elle doit exécuter fidèlement, en son absence, tout ce qu'il a prescrit; mais si, en l'absence d'un homme de l'art, elle est appelée au secours de quelque malade, c'est alors qu'elle mettra toute sa prudence à ne rien faire qui puisse nuire, et à se renfermer, en attendant des conseils éclairés, dans les limites de ceux qui sont tracés dans cet ouvrage où je me suis efforcé de n'introduire que des préceptes clairs, d'une application facile, et qui ne puissent donner lieu à aucune fausse interprétation.

Il est nécessaire que les gardes-malades se préservent d'un défaut qui est très général dans cette classe de femmes, et qui rend tous les jours leur ministère dangereux, c'est la présomption à laquelle les dispose l'habitude de voir des malades et d'entendre des médecins. Elles se persuadent facilement qu'elles ont acquis de l'*expérience*, et qu'elles peuvent aussi donner des conseils, dans une foule de cas où le médecin le plus instruit ne se permet de prononcer qu'après de profondes réflexions.

La garde-malade qui, après plusieurs années de service, aura échappé à cette funeste tendance, offrira, par cela même, la meilleure preuve de son bon jugement, et méritera la confiance la plus entière de la part des malades.

Ses premiers soins auprès d'eux, seront de veiller au maintien de la salubrité au milieu de tout ce qui les entoure. Elle aura soin que tout soit convenablement disposé dans la chambre du malade pour la commodité du service, que la température n'en soit ni trop froide ni trop chaude relativement à la saison, que l'air en soit renouvelé de temps en temps, et elle aura recours aux fumigations que j'ai indiquées au chapitre des contagions, si l'on a des émanations suspectes à combattre, ou si quelque autre circonstance oblige d'y avoir recours, comme dans les cas où plusieurs malades sont réunis dans la même pièce, après certaines évacuations fétides, ou le pansement d'un ulcère qui donne de l'odeur, etc.

Dans la saison des chaleurs, la garde fera souvent dans la chambre des aspersions d'eau fraîche, et y fera régner une douce obscurité pour favoriser le sommeil du malade, et écarter de lui une foule d'insectes dont on a peine à se débarrasser autrement.

C'est surtout dans les maladies typhoïdes, plus connues parmi le peuple, sous les noms de fièvres putrides, de fièvres contagieuses, de fièvres d'hôpital, que la garde doit redoubler de soin pour entretenir la propreté et se préserver elle-même de la contagion. Mais comme j'ai indiqué toutes les précautions à prendre en pareil cas, dans le chapitre des soins appropriés aux contagions, je ne reviendrai pas sur cet article.

Enfin, connaissant bien toute l'influence du moral sur le physique, une garde prudente épargnera au malade toute sensation désagréable, toute visite importune, tout entretien indiscret. Elle fera en sorte qu'il ne voie, qu'il n'entende rien qui puisse l'alarmer sur son état et lui inspirer de l'inquiétude. Si le malade parle des devoirs religieux qu'il a à remplir en cas de danger, la garde lui fera envisager les actes pieux auxquels il fait allusion, comme de puissants moyens de consolation, de nouveaux gages de sécurité, et elle ne manquera pas de lui citer les personnes de sa connaissance qui ont guéri après avoir reçu les sacrements.

C'est par une conduite semblable qu'une garde-malade peut rendre de grands services, et s'associer aux succès de l'art de guérir, comme à la douce satisfaction d'avoir bien mérité de l'humanité.

CHAPITRE III.

Apoplexie des adultes et des vieillards.

CETTE maladie est caractérisée par la perte subite, plus ou moins complète, plus ou moins durable du sentiment et du mouvement dans une, dans plusieurs ou dans toutes les parties du corps, pendant laquelle le pouls se conserve et la respiration est ordinairement ronflante. L'on est frappé comme par un coup de foudre, soit au travail, soit à table, soit au lit, et toujours sans gradation. Souvent alors l'apoplexie tue dans la minute. Quand elle est moins violente et qu'on trouve le malade avec le visage rouge et enflé, le cou gonflé, la respiration gênée et bruyante, il faut, sur-le-champ, lui découvrir entièrement la tête, le débarrasser de son col ou de sa cravatte, desserrer ses vêtements, ôter ses bretelles et ses jarretières, le transporter dans un air pur et frais, s'il se trouvait dans un lieu chaud, et le placer dans une attitude telle que sa tête soit élevée et ses jambes pendantes. On plonge celles-ci dans l'eau tiède, ou bien on les entoure de linges chauds, tandis que l'on couvre la tête de linges imbibés d'eau très froide, ou même de neige et de glace si l'on en a sous la main.

Le remède qu'il est le plus urgent d'employer dans l'apoplexie est la saignée du pied, et les personnes étrangères à l'art de guérir pourraient d'autant mieux l'entre-

prendre, soit avec une lancette, soit même avec la pointe
d'un canif, sur les grosses veines qui rampent autour des
malléoles, ou sur le dos du pied, qu'on n'a pas, dans ces
parties, la crainte d'ouvrir des artères capables d'occasionner une hémorragie dangereuse.

A défaut de la saignée par la lancette, on couvrirait
les jambes de sangsues au nombre de trente ou quarante,
et même si l'on manquait de cette ressource, on raserait
le derrière de la tête pour y appliquer des ventouses
scarifiées.

Si l'apoplectique était sujet aux hémorroïdes, on lui
poserait en outre une douzaine de sangsues à l'anus.

Il ne faudrait pas négliger de provoquer aussi le saignement de nez, soit par des sangsues appliquées dans
l'intérieur des narines, soit en y portant la pointe d'un
cure-dent ou même d'un canif, car il n'y a nul danger à
le faire.

Après avoir fait perdre au malade une livre ou deux
de sang, plus ou moins selon son âge, sa force et son
tempérament, l'on couvre les jambes de moutarde récemment délayée avec de l'eau chaude, et l'on donne des
lavements avec de l'eau tiède, dans laquelle on a fait
fondre deux cuillers à bouche de sel de cuisine, et gros
comme une noix de savon commun qui se trouve partout
sous la main.

Tels sont les premiers secours que l'on doit donner aux
apoplectiques en attendant l'arrivée du médecin. S'il
tardait à venir, on continuerait de donner, de demi-heure
en demi-heure, un lavement avec le sel et le savon, de
frictionner les bras et les cuisses avec des brosses, de les
frapper même avec des orties, et de promener sur ses
membres des cataplasmes chauds, saupoudrés de moutarde. A défaut de moutarde, on peut appliquer sur les

mollets, soit de l'ail cru et écrasé, soit de la racine de renoncule bulbeuse qu'on trouve dans les prés, soit les feuilles froissées de la *clématite*, appelée vulgairement *herbe aux gueux*, *rouaille*, soit de la racine de *bryone* qu'on nomme aussi *courge sauvage* dans quelques parties de la France.

Il faut bien se garder de mettre quelque liquide dans la bouche du malade tant qu'il ne peut pas avaler, car alors ce liquide, en s'introduisant dans le canal qui transmet l'air, provoque une toux qui porte davantage encore le sang au cerveau et peut même amener une suffocation prompte : on ne doit donner à boire au malade que lorsqu'on est sûr qu'il avale, et alors on préfère l'eau miellée ou l'eau sucrée aiguisée de quelques gouttes de vinaigre.

On évitera de donner au malade aucune liqueur spiritueuse ni aucune boisson alimentaire; car dans un cas aussi grave, la diète ne peut être ni trop sévère, ni trop prolongée.

Si l'on était assez heureux pour que le malade reprît connaissance, on en profiterait pour satisfaire aux devoirs religieux ainsi qu'aux soins temporels, car le mieux n'est souvent que de courte durée dans l'apoplexie.

Quand l'apoplexie a été foudroyante et que la vie paraît éteinte, il ne faut pas se dispenser pour cela de donner aucuns soins à la personne frappée; l'humanité veut, au contraire, qu'on lui administre, pendant quelques heures, les mêmes secours que ceux qui viennent d'être indiqués, mais on peut employer des stimulants plus énergiques à l'extérieur; ainsi l'eau bouillante, le feu, remplaceront la moutarde et les plantes âcres qu'on est dans l'usage d'appliquer aux jambes. Ces tentatives donneront plus de certitude sur la réalité de la mort; mais on n'en lais-

sera pas moins le corps découvert et exposé dans un
lieu bien aéré, en le visitant de temps en temps, jusqu'à
ce que la putréfaction commence à se manifester; c'est
alors seulement qu'on permettra de l'ensevelir et de
l'enterrer.

CHAPITRE IV.

Apoplexie des nouveau-nés.

L'APOPLEXIE des nouveau-nés est ordinairement précédée d'un accouchement laborieux pendant lequel la tête de l'enfant est restée longtemps au passage et a été fortement comprimée. Elle peut encore avoir lieu quand le cordon ombilical serre le cou de l'enfant par un ou plusieurs tours, et empêche le sang de revenir du cerveau.

L'enfant ne donne alors aucun signe de vie ; son visage est bouffi, livide; la peau est fortement colorée. Dans cette situation qui compromet gravement sa vie, il faut couper au plus vite le cordon ombilical à trois ou quatre travers de doigt du nombril, pour en laisser couler le sang pendant quelques minutes. On fait en même temps des frictions sur la poitrine avec des linges chauds; on applique une sangsue derrière les oreilles; on chatouille l'intérieur des narines et de la bouche avec la barbe d'une plume imbibée d'eau-de-vie; on souffle dans la bouche de l'enfant, mais avec ménagement, car on a remarqué qu'une forte insufflation déchirait souvent le tissu du poumon et déterminait une mort certaine; on plonge l'enfant jusqu'aux fesses dans l'eau tiède, pendant qu'on lui lave la tête avec de l'eau plus froide, et l'on continue ces différentes manœuvres jusqu'à ce que l'on puisse prendre conseil d'un homme de l'art, qui jugera si l'on doit faire couler encore du sang et stimuler plus énergiquement l'enfant apoplectique.

17

CHAPITRE V.

Asphyxie ou mort apparente.

La vie ne peut s'entretenir qu'autant que de l'air pur pénètre à chaque instant dans nos poumons, et y revivifie le sang qui a déjà servi à nourrir, à stimuler les divers organes, et qui ne serait plus propre à cela, s'il ne recevait de nouvelles modifications par son contact avec l'air atmosphérique, dans l'acte de la respiration.

Lorsque cette introduction de l'air est empêchée, ou quand il n'a pas les qualités nécessaires pour revivifier le sang, la vie s'éteint plus ou moins promptement, et il survient une *asphyxie* ou un état de mort apparente qui ne diffère de la mort réelle, que par la faculté que l'organisme conserve encore de recouvrer l'exercice de ses fonctions par l'effet de secours bien dirigés.

On peut ranger tous les cas d'*asphyxie* en deux grandes classes. A la première appartiennent tous ceux où l'air ne peut s'introduire dans les poumons par l'effet de quelque obstacle mécanique. La seconde comprend ceux où l'air qui pénètre dans ces organes, n'est pas propre à modifier le sang de la manière qui convient à l'entretien de la vie.

C'est parce que l'eau s'oppose à l'introduction de l'air dans les poumons, que meurent les personnes submergées. C'est encore par défaut d'air que périssent les individus qui ont été étouffés, étranglés ou pendus.

Quand les ouvertures destinées à laisser passer l'air dans les poumons, comme la bouche et les narines, sont entièrement remplies par des corps étrangers, l'*asphyxie* survient de la même manière que dans la strangulation.

On doit encore rapporter à l'*asphyxie* par défaut d'air, celle qu'on observe quelquefois chez les nouveau-nés dont la bouche et les narines sont remplies de mucosités qui s'opposent à l'introduction de l'air, et qui est due souvent aussi à la faiblesse du système musculaire.

Des gaz non respirables se dégagent quelquefois de certaines mares où pourrissent des matières végétales ou animales, des cimetières, des fumiers anciens qu'on remue, mais surtout des fosses d'aisance. Ce sont les gaz hydrogène carboné, hydrogène phosphoré, l'acide hydro-sulfurique et l'ammoniaque.

C'est encore à l'*asphyxie* par gaz non respirables qu'on doit rapporter la mort des personnes entassées dans un local trop étroit. Après avoir épuisé l'oxigène ou la partie respirable de l'air qui y est renfermée, elles ne respirent plus que de l'azote et de l'acide carbonique impropres à entretenir la vie qui s'éteint bientôt par degrés, si l'on ne donne pas accès à l'air extérieur.

L'*asphyxie* peut dépendre encore de l'inertie des organes qui servent à la respiration, telle est celle qui est due à l'excès du froid, à l'excès de la chaleur, à l'impression de la foudre ou du tonnerre. Celle des nouveau-nés tient souvent à cette inertie.

Quelle que soit la cause de l'*asphyxie*, lorsqu'il n'y a point un commencement de putréfaction, il faut s'empresser d'administrer les différents secours qui vont être indiqués plus bas, et le faire avec persévérance, car l'expérience a prouvé qu'un individu pouvait être fort longtemps dans un état de mort apparente sans que la mort

17.

fût réelle. Rien ne distingue ces deux états que la putréfaction, et tant que celle-ci ne se manifeste pas, on peut
conserver quelque espérance de sauver son semblable; car
l'expérience a prouvé, nombre de fois, que plusieurs heures
de séjour sous l'eau, dans la neige, ou dans un lieu capable
de déterminer l'*asphyxie*, ne suffisaient pas toujours pour
donner la mort. Il ne faut donc pas se laisser décourager
par l'idée que l'*asphyxié* est sans ressources, et s'en laisser
imposer par le froid glacial du corps, la roideur des
membres, la couleur pourpre, violette ou noire du visage.
Tous ces signes de mort sont équivoques et ont mille
fois trompé les médecins eux-mêmes. Il n'y en a qu'un
seul de certain, je le répète, c'est la *putréfaction*.

Les secours les plus essentiels à donner aux *asphyxiés*,
peuvent leur être administrés par toute personne intelligente, et cinq ou six personnes suffisent ordinairement;
un plus grand nombre ne fait qu'embarrasser, et peut
même devenir nuisible en viciant l'air du local où l'on a
transporté l'*asphyxié*, si l'on n'est pas en pleine campagne;
car il convient que la température à laquelle on l'expose
soit une température moyenne, comme celle de quatorze
ou de quinze degrés du thermomètre de Réaumur.

« Il faut, dit le docteur Marc qui a publié une excellente instruction sur les secours à donner aux noyés et
asphyxiés (instruction que j'ai mise à profit dans cet
article), il faut administrer les secours avec activité, mais
avec ordre et sans précipitation. »

CHAPITRE VI.

Des premiers soins à donner aux asphyxiés par submersion.

Dès que le noyé aura été retiré de l'eau, s'il est privé de sentiment et de mouvement, on le tournera sur le côté et de préférence sur le côté droit. On fera légèrement pencher la tête en la soutenant par le front ; on écartera doucement les mâchoires, et l'on facilitera ainsi la sortie de l'eau qui pourrait s'être introduite par la bouche et par les narines. On peut même immédiatement après avoir retiré le noyé, placer la tête un peu plus bas que le corps, pour mieux faire sortir l'eau, *mais il ne faut pas la laisser plus de quelques secondes dans cette position.*

Pendant cette opération qui ne devra pas être prolongée au delà d'une minute, on comprimera doucement et par intervalles le bas-ventre, de bas en haut, et l'on en fera en même temps autant pour chaque côté de la poitrine, afin de faire exercer à ces parties les mouvements qu'elles exécutent lorsqu'on respire.

Si le noyé est assez près d'un lieu de secours pour y être transporté, en moins de cinq ou six minutes, soit par eau, soit par terre, on le couchera dans le premier cas dans le bateau, de manière que la poitrine et la tête soient beaucoup plus élevées que les jambes. Dans le second cas on le placera sur un brancard, ou bien on le transportera à bras, le plus promptement possible, mais en évitant les secousses, jusqu'au lieu où l'on pourra lui donner plus commodément d'autres secours.

Si le noyé en était trop éloigné pour que le transport demandât plus de cinq ou six minutes, et qu'il fît assez froid pour geler, il conviendrait d'ôter promptement au noyé, à l'aide de ciseaux, ses vêtements mouillés, d'essuyer le corps, de l'envelopper dans quelque tissu de laine, de le couvrir, au besoin, avec les habits des assistants, ou encore de l'entourer de paille ou de foin, en attendant mieux, et en laissant toujours la tête libre et élevée.

En supposant le noyé déposé dans une maison habitée et couvert encore de ses vêtements, on l'en débarrassera promptement, et en se servant de ciseaux pour aller plus vite. On essuiera son corps, on l'enveloppera d'un drap sec, on lui mettra un bonnet, et on le posera doucement sur un matelas placé sur une table, entre deux couvertures de laine, avec l'attention de tenir la tête et la poitrine plus élevées que les jambes.

On tournera une ou deux fois le corps sur le côté droit, et l'on fera légèrement pencher la tête en la soutenant par le front, pour lui faire rendre l'eau. Cette opération ne devra durer qu'une demi-minute chaque fois, et il est inutile de la répéter s'il ne sort pas d'eau, de glaire ou d'écume par la bouche et les narines.

Dès l'arrivée du noyé, une ou deux personnes s'occuperont de tout ce qui est nécessaire pour réchauffer le corps. Pour cela on fera chauffer des linges, des briques, des fers à repasser. S'il y a une bassinoire on la remplira de cendres chaudes, et l'on se servira de ces différentes choses pour rétablir la chaleur, en les promenant par dessus le drap, sur la poitrine, le long de l'épine du dos, et sur le bas-ventre, en s'arrêtant plus longtemps sur le creux de l'estomac et aux plis des aisselles. On frictionnera les bras, les cuisses et les jambes avec des linges, ou

mieux des tissus de laine bien chauds; la plante des pieds
et la paume des mains avec des brosses qu'on promè-
nera doucement et longtemps sur ces parties. Pendant
que quelques personnes s'efforceront de réchauffer le noyé
par ces divers moyens employés sans relâche, d'autres
chercheront à provoquer la respiration en plaçant autour
de la poitrine une serviette chaude pliée en trois, et assez
longue pour que les bouts de cette serviette croisée sur
la poitrine, puissent être tenus chacun par une personne
intelligente qui, en les tirant et en les relâchant alternativement, de concert avec l'autre aide, cherche à imiter
les mouvements que fait la poitrine quand on respire.

On fera en sorte que ces mouvements ne soient pas
produits brusquement et avec trop de précipitation; on
laissera un repos d'un quart de minute environ entre
chaque constriction de la poitrine, et l'on réitérera cette
tentative, de dix minutes en dix minutes, pendant tout le
temps où l'on pourra conserver l'espoir de sauver la vie
de l'*asphyxié.*

Tout en faisant agir, pour la première fois, le bandage, on s'occupera d'aspirer l'eau, l'écume et les mucosités qui pourraient obstruer les voies de la respiration.
Si l'on est privé d'une seringue à air, destinée à cet usage,
on se servira d'une seringue ordinaire dont le piston
joigne bien ainsi que la canule, si celle-ci est en bois. Le
piston poussé jusqu'au bout de la seringue, et la canule
introduite dans une des narines que l'on fait tenir complètement fermée par un aide, ainsi que l'autre narine et la
bouche, on tire doucement à soi le piston de la seringue.

Dans le cas où, par ce moyen, on aurait aspiré beaucoup de mucosités, on répéterait l'opération en modérant
toutefois l'aspiration chez les adolescents et surtout chez
les enfants.

Aussitôt que la respiration tend à se rétablir, c'est-à-dire dès qu'on s'aperçoit que le noyé happe pour ainsi dire l'air, il faut cesser toute aspiration et toute constriction instantanée de la poitrine.

Si les mâchoires sont serrées l'une contre l'autre, surtout si le noyé a toutes ses dents, il convient d'écarter légèrement les mâchoires au moyen d'un petit coin en bois, et ensuite, si cela ne suffit pas, on pourra se servir d'un petit levier de fer qu'on présentera entre les premières grosses dents, et l'on maintiendra l'écartement obtenu, en plaçant entre les dents un manche de cuillère de bois ou un morceau de liége.

Quels que soient les moyens qu'on ait employés pour réchauffer le corps d'un noyé, il faut se régler selon la température de l'air extérieur. Tant qu'il ne gèle pas on peut être moins circonspect; cependant il ne faut jamais chercher, surtout dès le début des secours, à exposer le corps du noyé à une chaleur plus forte que celle du sang. Les fers à repasser, les briques, la bassinoire, ont, il est vrai, un degré de chaleur plus élevé; mais comme ils agissent à travers un drap ou une couverture, et qu'ils ne restent pas longtemps appliqués en la même place, leur action se trouve suffisamment affaiblie.

Si, au contraire, il gèle, et que le noyé, après avoir été retiré de l'eau, soit resté assez longtemps exposé à l'air froid pour que des glaçons se soient formés sur son corps, il faut alors, aussitôt qu'il arrive dans une maison et même avant, en ouvrir les portes et les fenêtres, afin d'abaisser la température jusqu'au degré de glace fondante, lui appliquer sur le corps des linges trempés dans de l'eau au même degré, qu'on ne réchauffe que peu à peu. On peut, chez les noyés, réchauffer l'eau de deux degrés ou environ toutes les deux minutes, et, lorsqu'on est arrivé à vingt degrés, avoir recours aux frictions ainsi qu'à la chaleur sèche.

En hiver, il faudra en même temps élever la température du lieu où l'on donne des secours, en refermant les portes et les fenêtres. Il ne faut cependant pas que la chaleur de ce local arrive plus haut que quinze degrés du thermomètre de Réaumur.

Le meilleur moyen d'appliquer la chaleur graduée, dans la circonstance dont il s'agit, serait sans doute de placer le noyé dans une baignoire, si l'on pouvait s'en procurer une, et d'en échauffer peu à peu l'eau au degré convenable.

Dans le cas où, par le moyen de ces différents secours administrés le plus promptement possible, le malade donne quelque signe de vie, il faut continuer les frictions ainsi que l'emploi de la chaleur, mais bien se garder d'entreprendre quelque chose qui puisse gêner, même légèrement la respiration; si le noyé fait quelques efforts pour respirer, il faut discontinuer pendant quelque temps toute manœuvre qui pourrait comprimer la poitrine ou le ventre.

Si pendant les efforts plus ou moins pénibles que fait le noyé pour respirer l'air, ou pour le faire sortir, on s'aperçoit qu'il a des envies de vomir, il faut introduire au fond de la bouche la barbe d'une plume et le chatouiller pour favoriser le vomissement.

Dans aucun cas il ne faut introduire le moindre liquide dans la bouche d'un noyé, à moins qu'il n'ait repris ses sens, et qu'il puisse facilement avaler; alors, en l'absence du médecin, on peut faire prendre au malade une cuiller de vin sucré ou de liqueur de ménage, et le coucher dans un lit bassiné, en ayant soin de tenir la tête élevée.

Si le ventre est tendu, on donnera un lavement d'eau tiède dans laquelle on aura fait fondre une cuiller à bouche de sel de cuisine ; mais il ne faut jamais employer ce moyen avant que la respiration et la chaleur ne soient bien rétablies.

Dans le cas où, après une demi-heure de secours assidûment administrés, le noyé ne donnerait aucun signe de vie, et si le médecin n'était pas encore arrivé, on aurait recours à l'insufflation d'une fumée aromatique dans le fondement.

Si l'on était dépourvu d'une machine fumigatoire, comme celle qui se trouve dans les boîtes distribuées par le gouvernement pour secourir les noyés, on la remplacerait par une pipe ordinaire dont on remplit le fourneau, soit de tabac à fumer, préalablement humecté, soit d'encens comme on en trouve dans toutes les églises, soit de plantes aromatiques telles que le thym, la sauge ou le laurier, qu'on rencontre dans la plupart des jardins de campagne.

Le tuyau de la pipe enduit d'un corps gras est introduit dans le fondement, et son fourneau allumé est recouvert par le fourneau d'une autre pipe dont le tuyau sert à souffler, pour faire prendre à la fumée la direction du tuyau qui est introduit dans le fondement.

On peut encore introduire la fumée de tabac de la manière suivante : on prend une canule de seringue ordinaire, à laquelle on adapte une petite vessie ou un petit sac de papier, et on introduit la canule dans le fondement. On ferme l'ouverture du sac ou de la vessie avec le tuyau de la pipe autour duquel on serre fortement le sac ; on allume le fourneau de la pipe, et on dirige la fumée comme ci-dessus.

Si la canule se bouche en rencontrant des matières

dans le fondement, ce qu'on reconnaît à la sortie de la fumée, on la nettoie au moyen d'une aiguille à tricoter, et l'on recommence, en ayant soin de ne pas introduire la canule aussi avant.

Chaque injection de fumée ne devra durer que deux minutes au plus, et dans aucun cas elle ne devra être portée au point qu'on s'aperçoive du gonflement du ventre.

Après chaque opération qu'on pourra répéter plusieurs fois, de quart d'heure en quart d'heure, on exercera, à plusieurs reprises, une légère pression sur le bas-ventre, de haut en bas, et avant de procéder à une nouvelle fumigation, on introduira dans le fondement une canule fixée à une seringue ordinaire vide, dont on tirera le piston, de manière à faire sortir l'air que les intestins pourraient contenir de trop.

Mais l'insufflation par le fondement d'une fumée chaude, ne doit être pratiquée qu'après avoir déjà exercé quelques tentatives directes pour rétablir la respiration et la chaleur.

Quant aux lavements purgatifs ordinaires, on ne doit y avoir recours que lorsque le rétablissement du noyé n'est plus douteux, et qu'il s'agit de vider les intestins des matières qu'ils contiennent, sans quoi le refroidissement du liquide injecté, s'il ne pouvait être expulsé ou absorbé, pourrait occasionner un effet très préjudiciable.

Enfin, lorsqu'on a eu le bonheur de rappeler le noyé à la vie, il faut le déposer dans un lit bassiné et l'y laisser reposer pendant une heure ou deux; s'il s'y endort d'un bon sommeil, il faut le laisser dormir; si au contraire, sa face, de pâle qu'elle était, se colore fortement pendant l'envie de dormir, et qu'en réveillant le malade, il retombe aussitôt dans l'assoupissement, il faut délayer de la moutarde en poudre dans de l'eau chaude, et en faire des cataplasmes qu'on appliquera sur la poitrine ainsi qu'à l'intérieur des cuisses et aux mollets.

On lui posera en même temps huit ou dix sangsues derrière chaque oreille. Tels sont les divers secours que l'on devra administrer au malade, en attendant l'arrivée du médecin qui jugera s'il faut saigner davantage, dans quelle partie, et de quelle manière.

Si l'homme de l'art tardait à venir pour prescrire les précautions ultérieures et le régime à suivre, et que l'on crût devoir donner au malade quelque chose de nourrissant, il ne faudrait lui accorder que du bouillon de viande pris par cuiller, jusqu'à ce qu'il fût bien remis d'un si grave accident.

CHAPITRE VII.

Asphyxie par strangulation.

Le premier secours à porter à une personne trouvée pendue, c'est de couper le lien qui entoure le cou et de descendre le corps en le soutenant, de manière qu'il n'éprouve aucune secousse. Tout cela doit se faire sans délai et sans attendre l'arrivée de l'officier public ou du médecin, car s'il y a encore quelque chance de guérison, il faut ne pas perdre une seconde.

L'on se hâte de défaire la cravate, le corset, les jarretières, les cordons et toutes les pièces du vêtement qui pourraient gêner la circulation. Cela fait, on place doucement le corps sur un lit, ou du moins sur de la paille ou du foin, et de manière à ce que la tête et la poitrine soient plus élevées que le reste du corps.

Le lieu où l'on a déposé l'asphyxié doit être bien aéré et d'une température moyenne, et, en attendant un homme de l'art qu'on a dû faire appeler tout de suite, comme dans tous les cas graves, on lance, avec force, de l'eau froide au visage, à supposer que la bouche soit fermée; on couvre le front et la tête de linges imprégnés d'eau froide, et l'on fait sur tout le corps des frictions avec des brosses, principalement à la plante des pieds et dans la paume de la main. On exerce aussi sur la poitrine et le bas-ventre des compressions alternatives, comme pour les noyés, afin de solliciter la respiration.

La question de savoir s'il faut ou s'il ne faut pas faire une saignée ne peut être résolue, en général, que par un médecin éclairé; mais si, en l'absence d'un homme de l'art, on remarquait que le visage de l'asphyxié fût d'un rouge violet, que les veines du cou fussent gonflées, que le lien qui a opéré la strangulation présentât une empreinte noirâtre, alors on n'hésiterait pas d'appliquer sept ou huit sangsues, à chaque tempe, et autant derrière les oreilles. Si, au contraire, le visage était pâle, on ne songerait point aux émissions sanguines.

Dès que l'asphyxié aura repris sa respiration et recouvré la faculté d'avaler, on lui donnera, par petites gorgées du thé ou de l'eau sucrée tiède et mêlée à un peu de vin ou de vinaigre.

Les lavements stimulants ne peuvent être utiles que lorsque le malade a commencé à donner des signes manifestes de vie. On devra en continuer l'usage si, après avoir repris connaissance, il éprouve des étourdissements, de la stupeur, de l'assoupissement; et l'on y joindra des applications d'eau froide sur la tête, et des sinapismes ou du moins des cataplasmes tièdes sur les pieds et les jambes.

Quant aux soins ultérieurs, le médecin appelé les prescrira d'après les circonstances.

CHAPITRE VIII.

Asphyxie des nouveau-nés.

L'ASPHYXIE des nouveau-nés dépend le plus souvent de la compression du cordon ombilical dans un accouchement où l'enfant est venu par les pieds. Elle peut être encore le résultat de la faiblesse de l'enfant, ou succéder à un accouchement laborieux, et dans lequel la mère a essuyé des pertes considérables.

Dans cet état l'enfant est pâle ou livide, ses chairs sont flasques, ses membres souples, sans mouvement; on ne sent point de battement au cœur, ni dans le cordon ombilical, la respiration n'a pas eu lieu, en un mot, l'enfant paraît mort; mais s'il ne se manifeste sur son corps aucun signe de putréfaction, l'on doit se conduire comme s'il n'était qu'asphyxié.

Alors il ne faut pas couper le cordon ombilical tant qu'il conserve encore des pulsations et que l'arrière-faix n'est pas expulsé, surtout lorsque la mère n'éprouve pas d'hémorragie. On plonge l'enfant dans un bain d'eau tiède à laquelle on a ajouté du vin ou de l'eau-de-vie. On visite soigneusement la bouche et les narines de l'enfant, pour voir si quelques mucosités ou caillots de sang n'obstruent pas les voies de la respiration, et, dans ce cas, on introduit dans la bouche ou le doigt ou les barbes d'une plume pour détacher ce qui s'oppose à l'entrée de l'air dans les poumons. Il faut faire des frictions le long du dos ou à la plante des pieds avec des brosses douces, frotter le reste du corps avec des linges imbibés d'eau-de-vie chaude, exercer des pressions alternatives sur la poitrine et le ventre de l'enfant, pincer doucement sa peau, sucer ses mamelles, faire de temps en temps de légères insufflations dans sa bouche, et continuer de semblables soins pendant une heure au moins.

CHAPITRE IX.

De l'asphyxie par les gaz méphitiques et des secours qu'elle réclame.

Ce genre d'asphyxie peut être produit par la vapeur du charbon, par les émanations des fosses d'aisance, des puits, des citernes, des égoûts, des matières en fermentation, en un mot par tous les gaz incapables d'entretenir la respiration.

Quelle que soit celle de ces causes qui ait produit l'asphyxie, le premier secours à porter à l'*asphyxié* est de le retirer le plus promptement possible du lieu *méphytisé*, pour l'exposer à l'air libre. Mais afin que les personnes qui se livrent à cet acte d'humanité, ne reçoivent pas la mort pour prix de leur dévouement, elles ne pénétreront dans le lieu suspect qu'après y avoir fait arriver de l'air extérieur, par plusieurs ouvertures si la chose est possible. Ainsi dans une cuverie, dans une cave, dans une chambre depuis longtemps fermée, on se hâtera d'établir des courants d'air. On fera pénétrer ensuite dans le même lieu quelque corps enflammé, comme un charbon ardent, une bougie ou une chandelle allumée, pour s'assurer si la flamme se soutient, ou bien si elle s'éteint. Ce n'est que dans le premier cas qu'on se hasardera d'entrer dans le lieu suspect ; car, dans le second, l'on serait sûr d'y trouver la mort.

S'il s'agissait de porter un corps enflammé dans une fosse d'aisance, il serait prudent de se servir de la lampe

18

de Davy, parce qu'il peut s'y trouver un gaz susceptible de détonation, comme on l'a observé plusieurs fois.

Ce n'est donc qu'après avoir fait l'expérience de la lumière, que l'on peut, sans danger, pénétrer dans un lieu méphytisé, pour y porter secours. Mais il ne faut jamais descendre dans une fosse d'aisance, dans un puits, dans une citerne, sans s'être fait attacher solidement par des cordes, de manière à pouvoir être aisément retiré au moindre signe de malaise. Il est prudent aussi que la personne qui porte secours, soit munie d'une longue corde à nœud coulant, pour la passer sous les bras de l'asphyxié qu'on peut retirer facilement alors depuis le haut, ce qui allége singulièrement la tâche de la personne dévouée à cet éminent service.

Après avoir mis l'asphyxié au grand air, il faut le déshabiller le plus promptement possible, l'asseoir dans un fauteuil ou sur une chaise, et lui jeter de l'eau froide, par verrées, sur le corps et principalement au visage; mais il faut continuer longtemps cette manœuvre, surtout lorsque l'asphyxie a été produite par la vapeur du charbon, celle des cuves en fermentation, du foin nouvellement rentré, des fleurs entassées dans une chambre à coucher, etc.

Si l'asphyxié était retiré d'une fosse d'aisance, on commencerait par lui répandre sur le corps, de l'eau mêlée de vinaigre, ou mieux encore de l'eau *chlorurée*, si l'on en avait sous la main, afin de pouvoir s'approcher de lui sans danger pour le déshabiller, et lui donner ensuite les soins convenables.

Les affusions d'eau froide doivent être continuées sans relâche sur le corps et au visage de l'asphyxié, lors même qu'il commencerait à donner quelque signe de vie; mais lorsqu'il fait quelques efforts pour respirer, il faut prendre garde, en lui jetant de l'eau au visage, d'en faire pénétrer dans sa bouche, ce qui pourrait intercepter de nouveau la respiration.

Si l'asphyxié manifeste quelque disposition au vomissement, on doit la favoriser en lui chatouillant l'arrière bouche au moyen d'une plume dont la barbe est imbibée d'huile.

On interrompt de temps en temps ces diverses manœuvres pour tâcher de provoquer la respiration, en comprimant instantanément la poitrine, en même temps que le bas-ventre, et en cessant tout à coup la compression.

Si l'on est assez heureux pour ranimer l'asphyxié, il faut, dès qu'il peut avaler, lui faire boire quelques gouttes d'eau vinaigrée, lui bien essuyer le corps, le frictionner, le coucher dans un lit bassiné, et lui donner ensuite un lavement avec de l'eau tiède dans laquelle on aura fait fondre gros comme une noix de savon, ou encore, à laquelle on aura mêlé, pour chaque lavement, deux cuillers à bouche de vinaigre.

Pendant ces premiers secours, on n'aura pas manqué de faire appeler un médecin, et c'est lui qui jugera s'il y a lieu de donner quelque autre remède et qui prescrira le traitement ultérieur.

CHAPITRE X.

Asphyxie par l'excès du froid.

Lorsque la mort apparente est due à l'excès du froid ou à son impression prolongée, il est de la plus haute importance de ne rétablir la chaleur de l'individu asphyxié, que de la manière la plus lente et la plus graduelle. Si l'on avait le malheur de réchauffer promptement un asphyxié par le froid, de le déposer même dans un lieu où règne une chaleur douce, on courrait grand risque de le perdre.

Il faut, en conséquence, ouvrir les portes et les fenêtres de la chambre où l'on a déposé un asphyxié par le froid, afin que la température de cette chambre ne soit pas différente de la température du dehors.

Après l'avoir dépouillé de ses vêtements, on couvrira tout son corps de linges imbibés d'eau froide qu'on rendra plus froide encore en y faisant fondre de la neige, ou de la glace quand on en a à sa disposition. Dans le cas contraire, on emploiera de l'eau de puits dont on augmentera la fraîcheur en y faisant fondre une certaine quantité de sel de cuisine qu'on trouve partout sous la main.

S'il est possible de se procurer une baignoire ou tout autre vaisseau dans lequel le corps et les membres de l'asphyxié puissent être plongés en totalité, on préférera ce bain froid à tout autre moyen, et lorsque le corps commencera à dégeler, que les membres cesseront d'être roides, on fera exercer à la poitrine ainsi qu'au ventre quelques mouvements comme pour les noyés, afin de provoquer la respiration, et l'on fera, en même temps, des frictions sur le corps, soit avec de la neige, soit avec des linges trempés dans l'eau froide.

Si le malade est dans le bain et que ses membres soient devenus souples, l'on augmentera insensiblement la chaleur du bain, mais de manière à ne pas l'élever de plus de deux ou trois degrés tous les quarts d'heure, jusqu'à ce qu'elle soit arrivée à vingt-huit degrés du thermomètre de Réaumur, ou à trente-quatre degrés du thermomètre centigrade.

Dans le cas où l'on n'aurait pas pu disposer d'une baignoire, il faudrait en agir de même avec les linges mouillés dont on envelopperait le corps, et avec lesquels on le frotterait.

On ne doit mettre au lit l'asphyxié par le froid, que lorsqu'il commence à devenir un peu chaud par l'effet des procédés que je viens d'indiquer; mais il faut bien se garder de chauffer le lit. Il faut même supprimer le feu dans la chambre où le lit est préparé, tant que le corps n'a point recouvré lentement, et par les seuls moyens ci-dessus indiqués, sa chaleur naturelle.

Ce n'est qu'après avoir acquis la certitude que le malade peut avaler, qu'on doit lui faire prendre un peu de thé, de vulnéraire de Suisse ou d'infusion de fleurs de sureau; mais ces boissons ne doivent être que tièdes, faute de quoi elles pourraient produire, dans l'intérieur de la bouche, des ampoules ou cloches comme après une brûlure.

Lorsque le malade, après avoir repris sa respiration, continue de montrer de l'insensibilité et de l'engourdissement, c'est le cas de lui faire des frictions sèches, de lui faire respirer quelque eau spiritueuse comme celle de Cologne ou de mélisse, et de lui donner des lavements stimulants préparés avec de l'eau de savon, de l'eau salée ou de l'eau vinaigrée et miellée.

C'est dans ce genre d'*asphyxie*, qu'on doit montrer le plus de persévérance dans l'administration des secours, car, d'après l'expérience des peuples du Nord et des habitants des Alpes, on conserve encore des chances de guérison, même après douze et quinze heures de mort apparente. Il ne faut donc pas se décourager trop tôt dans l'emploi des moyens ci-dessus indiqués; l'humanité veut même qu'on les continue pendant vingt-quatre heures, pour n'avoir rien à se reprocher; et lorsque tout a paru inutile, la prudence exige encore qu'on diffère l'ensevelissement et l'inhumation de l'asphyxié jusqu'à ce que la putréfaction s'en empare; précaution qu'il faut, du reste, observer rigoureusement dans tous les cas d'*asphyxie*.

CHAPITRE XI.

Asphyxie par l'effet de la chaleur.

Lorsque l'asphyxie est survenue par l'effet du séjour dans un lieu trop chaud, comme cela arrive quelquefois dans les grands rassemblements, à l'église, dans certaines fêtes, etc., il faut transporter d'abord l'asphyxié dans un endroit moins chaud, mais pas trop frais ; le débarrasser de tout ce qui pourrait gêner la circulation, comme cravatte, col, jarretières, corset, lui découvrir la tête, lui jeter de l'eau froide au visage, lui présenter du vinaigre ou de l'eau de Cologne sous le nez, sans lui comprimer les narines et la bouche. Pendant ce temps, une autre personne agite l'air avec un éventail auprès de l'asphyxié que l'on frictionne avec des brosses, et dont on plonge les jambes dans de l'eau tiède où l'on a jeté une certaine quantité de cendres non lessivées, ou du sel commun à défaut de moutarde en poudre.

Il est important que l'asphyxié ne soit pas entouré d'un trop grand nombre de personnes officieuses ou curieuses, comme cela arrive ordinairement ; il ne faut garder auprès de lui que quatre ou cinq personnes intelligentes, et renvoyer toutes les autres dont la présence serait plus nuisible qu'utile, en échauffant et corrompant l'air.

Si l'asphyxie se prolonge, malgré ces précautions, on peut, en attendant le médecin, appliquer huit ou dix sangsues aux tempes, et continuer les frictions.

Les premiers secours sont les mêmes lorsque l'asphyxie a été déterminée par l'action du soleil , comme cela arrive surtout aux moissonneurs, aux faucheurs, aux soldats en marche ou à l'exercice; seulement dans ce cas, il faut couvrir la tête de linges mouillés et froids lorsque la sueur est passée.

CHAPITRE XII.

Asphyxie par la foudre.

Lorsqu'une personne a été asphyxiée par la foudre, il faut tout de suite la porter au grand air, si elle n'y est déjà, la dépouiller promptement de ses vêtements, faire des affusions d'eau froide pendant un quart d'heure, faire des frictions aux extrémités, et chercher à rétablir la respiration par des compressions intermittentes de la poitrine comme pour les noyés.

Pendant qu'on se livre à ces tentatives, on fait creuser par deux hommes une fosse en terre et dans un terrain meuble autant que possible; cette fosse doit être assez longue et assez large pour que l'on puisse y placer le corps du foudroyé dans toute sa longueur; elle doit avoir six pouces de profondeur en sus de l'épaisseur du corps; on étend l'asphyxié nu, couché sur le dos, dans cette fosse, de manière pourtant que la tête soit plus élevée que les extrémités inférieures, et l'on recouvre légèrement tout le corps, à l'exception de la face, de quatre pouces de terre extraite de la fosse; on le laisse ainsi pendant deux ou trois heures, en lui faisant de fréquentes affusions d'eau froide au visage.

Ce moyen, quelque singulier qu'il paraisse, a été employé depuis longtemps avec un succès très marqué, en Prusse, en Silésie, en Pologne et en Russie.

Si la vie se rétablit, le malade devra être traité comme les autres asphyxiés rappelés à l'existence.

Il est bien important de rendre populaires les instructions relatives à ce que doivent faire les personnes qui sont surprises à la campagne par un orage auquel le tonnerre peut se mêler. Leur première pensée est ordinairement de se réfugier sous le premier arbre qu'elles rencontrent, mais en agissant ainsi, elles s'exposent à un double danger. D'abord, leurs vêtements restant secs, leur corps est plus exposé aux atteintes de la foudre qui passe souvent sans danger sur une surface mouillée : ensuite, un arbre ou tout autre objet élevé, au lieu de garantir, sert au contraire à attirer et à conduire la foudre qui dans son passage rompt souvent les branches et les troncs dont la chute peut tuer les personnes ou les animaux qui se sont réfugiés sous les arbres, si toutefois la foudre même ne les atteint pas. Ainsi donc, au lieu de chercher à se garantir de la foudre, en se mettant à l'abri sous un arbre, un tas de foin, un pilier, un mur, une haie, la personne surprise par l'orage devra continuer sa route jusqu'à la maison la plus rapprochée, ou gagner la partie de la route ou de la campagne dans laquelle ne se trouve aucun objet élevé qui puisse attirer la foudre, et rester là jusqu'à ce que l'orage soit passé. Il est particulièrement dangereux de s'arrêter près des portes en fer, des tuyaux de descente, et autres substances métalliques, car elles ont une propriété si prononcée de servir de conducteur à la foudre, que souvent elles la détournent de la direction qu'elle aurait prise sans ces corps métalliques.

Quand on est dans une maison, il faut avoir soin de fermer les portes et les fenêtres de manière à prévenir tout courant d'air, et se tenir éloigné de ces ouvertures ainsi que des murailles et de la cheminée qu'il conviendrait de boucher si la chose était possible, car c'est bien souvent par là que la foudre passe.

Les paratonnerres ne sont utiles qu'autant qu'ils sont parfaitement isolés des bâtiments qu'ils sont destinés à préserver, et qu'il n'y a aucune interruption dans la continuité des conducteurs qui les accompagnent. S'il en était autrement, ils seraient beaucoup plus nuisibles qu'utiles.

Enfin toutes les personnes qui exercent quelque autorité dans les campagnes, doivent proscrire sévèrement l'usage funeste où l'on est encore, dans beaucoup de villages, de sonner les cloches pendant les orages, ce qui attire le tonnerre et cause, chaque année, la mort de beaucoup d'individus qui sont foudroyés en sonnant.

CHAPITRE XIII.

Asthme.

On connaît dans le public, sous le nom commun d'asthme, une maladie chronique dont le symptôme dominant est une très grande gêne de la respiration, soit que cette gêne soit continue, mais sans fièvre, et accompagnée de crachats abondants, soit qu'elle ne revienne que de temps en temps et par accès, laissant entre eux des intervalles plus ou moins longs pendant lesquels la santé semble parfaite. Dans le premier cas, on dit que l'asthme est humide, et dans le second, on lui donne le nom d'asthme sec, d'asthme convulsif, d'asthme nerveux.

Je ne m'occuperai point ici du premier qui donne au malade le temps de consulter le médecin, et de suivre un traitement approprié aux diverses périodes de la maladie et aux circonstances variables sous l'influence desquelles le malade est placé.

Quant à l'asthme convulsif, comme ses accès surviennent brusquement, ordinairement le soir ou la nuit, et qu'ils font naître chez le malade ou parmi les assistants la crainte de la suffocation, il importe de connaître la nature des secours à donner à ces malades en l'absence du médecin.

La première chose à faire auprès d'un asthmatique, c'est de lui fournir de l'air et de l'air frais à respirer. On le tiendra levé ou assis loin du feu, dans une chambre spacieuse et même auprès d'une fenêtre ouverte, et l'on aura soin qu'il ne soit pas entouré d'un trop grand nombre de personnes officieuses qui seraient alors plus nuisibles qu'utiles au malade, en échauffant et en consommant l'air frais qu'il cherche avec tant d'avidité. Il faut aussi le débarrasser de tous les vêtements, de tous les liens qui pourraient gêner, soit la respiration, soit la circulation, et lui laisser toute la liberté de ses mouvements.

Si le malade venait de manger et qu'il eût quelques renvois ou des envies de vomir, on solliciterait le vomissement en lui faisant prendre quelques demi-tasses d'eau tiède ou de thé léger, et en lui chatouillant la gorge avec la barbe d'une plume trempée dans l'huile, ou en l'engageant à se mettre le doigt au gosier. Le vomissement est ce qui soulage le plus les asthmatiques, et lorsqu'on soupçonne l'estomac d'être encore rempli d'aliments ou de boissons, rien n'est plus utile que d'en solliciter l'expulsion.

Si le malade est vigoureux, sanguin, s'il a le visage très coloré, les vaisseaux du cou gonflés, les yeux rouges et fortement injectés, la saignée est indiquée, et à défaut d'une personne capable de la pratiquer au bras, il ne faut pas hésiter d'appliquer une dixaine de sangsues dans la fossette qui est à la partie inférieure du cou, entre les clavicules.

On ne risque rien de laisser couler de huit à douze onces de sang chez les individus sanguins qui sont dans la force de l'âge; chez les sujets plus faibles ou qui touchent à la vieillesse, on en laissera moins couler, sauf à revenir à la saignée du bras, ce qu'on laissera décider au médecin quand il sera arrivé.

En l'attendant, on peut encore procurer du soulagement au malade, en lui faisant plonger ses mains dans de l'eau tiède, et en entourant ses jambes de cataplasmes saupoudrés de moutarde.

Les boissons seront données tièdes et par gorgées ; elles consisteront dans une infusion de fleurs de tilleul, de violette ou de bourrache, à laquelle on ajoutera un peu de sucre ou de miel.

Tout aliment doit être sévèrement interdit pendant l'accès dont on attendra le déclin avant que de faire remettre le malade dans son lit ; mais le médecin prescrira le traitement ultérieur à suivre pour éloigner, s'il est possible, les accès qui sont communément sous l'influence du régime et de l'état de l'atmosphère.

CHAPITRE XIV.

Brûlure.

On donne le nom de brûlure à la lésion produite dans un tissu vivant par l'action de la chaleur concentrée.

Les causes les plus fréquentes des brûlures consistent dans l'application immédiate à nos organes, de corps en ignition ou saturés de chaleur; c'est tantôt de l'eau, de l'huile, ou de la graisse bouillante, ou bien des métaux, tels que les poêles en fonte d'un usage si répandu dans les campagnes, divers ustensiles de ménage, enfin le feu même.

Les brûlures peuvent être légères et superficielles, et ne porter que sur la peau et son épiderme, ou, plus profondes, agir sur toute l'épaisseur de la partie qui en est le siége.

La brûlure légère est caractérisée par de la rougeur, des picotements accompagnés d'une sensation de cuisson, et par un peu de gonflement survenu à la partie qui a souffert de l'action de la chaleur.

Dans un degré plus avancé, à ces premiers phénomènes qui se seront développés en raison directe de la violence de la brûlure, vient s'en ajouter un autre qui consiste dans le décollement de la première couche qui entre dans la structure de la peau, et qui forme à la surface de la partie brûlée des vésicules de grandeur variable, remplies de sérosité limpide ou roussâtre.

Enfin, dans un troisième degré, la brûlure comprend toute l'épaisseur des tissus d'un organe avec formation d'une escarre d'étendue variable, qui ne tarde pas alors à se séparer des autres parties vivantes et à tomber en gangrène.

Les premiers secours à administrer à une personne qui vient de se brûler d'une manière quelconque, doivent consister à lui faire plonger de suite la partie dans un liquide froid, afin de rétablir promptement l'équilibre de température; ce sera de l'eau, du vinaigre, de l'encre à écrire, de l'huile, une eau de chaux légère, ou mieux encore, une dissolution d'extrait de saturne, connue vulgairement sous le nom d'eau blanche ou d'eau de Goulard, d'eau végéto-minérale. On aura soin de renouveler les liquides à mesure qu'ils se réchaufferont, et d'en prolonger l'emploi pendant un certain temps

Si la brûlure est superficielle, la résolution s'obtiendra facilement en enveloppant de suite la partie de coton cardé, et en exerçant sur le tout une compression légère au moyen d'un bandage modérément serré. Ce moyen, l'un des meilleurs que l'on connaisse, s'oppose efficacement à la formation des vésicules ou phlyctènes dont nous avons parlé plus haut.

Enfin, ce serait même le cas d'employer divers topiques de préparation facile, tels que ceux que l'on obtient en mélangeant partie égale d'huile d'olive et d'eau de chaux, ou en battant la première avec des blancs d'œufs; des compresses imbibées d'éther, d'alcool ou d'ammoniaque, fréquemment renouvelées; les différents cérats, et entre autres celui de Goulard qui se prépare avec de l'eau blanche, de l'huile et de la cire. Mais, je le répète, de tous ces moyens, le meilleur et le plus simple, consiste dans une immersion prolongée dans un des liquides froids que j'ai désignés, laquelle sera de douze, de vingt-quatre heures et même davantage, selon la gravité de la lésion.

Tels sont les premiers secours à porter dans les cas malheureusement trop fréquents de brûlure.

CHAPITRE XV.

Choléra spontané ou choléra du pays.

Le *choléra morbus* spontané, appelé aussi, dans quelques pays, *trousse galant*, est caractérisé par des évacuations fréquentes et douloureuses, par le vomissement et par les selles.

Cette maladie règne ordinairement, dans nos contrées, sans être épidémique ni surtout contagieuse, à la fin de juillet et dans le mois d'août, surtout s'il fait de grandes chaleurs. A cette époque de l'année, un écart de régime suffit souvent pour produire le choléra.

Il commence ordinairement par de légères douleurs dans le ventre, des gargouillements, un sentiment de faiblesse; surviennent ensuite des évacuations abondantes et par les selles et par le vomissement. Les matières rejetées sont jaunes, vertes, blanches ou brunâtres; le malade éprouve quelquefois des douleurs très aiguës dans le ventre et l'estomac, et il ne tarde pas à s'affaiblir par l'effet des évacuations fréquentes et copieuses qui se succèdent si rapidement que certains malades ont jusqu'à vingt selles dans une heure, mais alors surviennent des crampes, des défaillances; et quand le mal ne peut être soulagé, le hoquet, le refroidissement des extrémités, la face hypocratique, annoncent que tout est désespéré.

Les premiers soins à donner aux malheureux qui sont attaqués par le *choléra morbus*, consiste à les inonder en quelque sorte de boissons adoucissantes comme l'eau d'orge, le petit lait, la limonade, l'eau coupée avec un huitième de lait, le bouillon de veau très léger, l'eau de poulet, le petit lait de beurre ou la battue. On donne en grande quantité celle de ces boissons qu'on trouve sous la main, et l'on fait prendre aussi des lavements à la graine de lin, ou bien avec la décoction de mauves et celle de têtes de pavots.

Les bains tièdes conviennent aussi très bien quand le malade peut s'y tenir, mais il faut bien se garder de lui donner, sous prétexte de faiblesse, du vin, du café ou de la liqueur. Ces moyens pourraient développer l'inflammation, et ce n'est que le médecin qui peut déterminer, dans un cas pareil, jusqu'à quel point les stimulants ou les narcotiques sont indiqués après un certain nombre d'évacuations.

CHAPITRE XVI.

Choléra épidemique.

Les symptômes du choléra épidémique peuvent se déclarer après ceux de la cholérine, ou une diarrhée longtemps négligée, soit subitement après un repas, un excès quelconque et quelquefois même sans la moindre circonstance de ce genre.

Ses prodromes souvent nuls, consistent, quand ils existent, en un affaiblissement brusque et rapide, accompagné de vertiges et de tintements d'oreilles.

L'invasion du choléra est marquée par un malaise subit, accompagné de syncopes qui coïncident avec les premières évacuations qui se succèdent d'abord avec beaucoup de rapidité; la vision est alors troublée, le malade est pris de sueurs froides et abondantes, une pâleur singulière couvre son visage; en même temps, le ventre se gonfle et se tuméfie, il y a une soif vive, avec perversion complète du sens du goût, et chez la plupart ralentissement notable du pouls.

A ce premier état de maladie viennent bientôt se joindre des crampes douloureuses qui se font ressentir dans les muscles des extrémités et surtout aux mollets; on remarque alors une extension et un écartement spasmodique des doigts et des orteils, avec incurvation de ceux-ci; le pouls tombe rapidement, le refroidissement commence par les pieds et les mains pour gagner ensuite

la face et tout le corps : les traits sont profondément
altérés ; enfin les malades, inquiets, agités, ressentent les
atteintes d'une soif dévorante, et demandent à grands
cris des boissons froides.

Un dernier symptôme qui manquait durant les premières évacuations des matières contenues dans l'estomac
et les intestins, vient tracer le dernier caractère de cette
horrible maladie. C'est la présence, dans celles-ci, d'une
substance blanche particulière, d'une grande liquidité,
qui ressemble parfaitement à une décoction de riz, ou à
du petit lait clarifié dans lequel nageraient des grumeaux
épais. Cette substance peut offrir des traces de sang, de
la bile et parfois des vers lombrics.

Le choléra est alors confirmé et dans toute sa force.

Un peu plus tard, et si le malade n'a point succombé
à la gravité des premiers symptômes, l'affection change
de face, et à ce refroidissement extrême et subit de la
première période, succède une réaction, le plus souvent
désordonnée, et qui à son tour va présenter de nouveaux
dangers.

Le premier indice du changement qui doit s'opérer, est
fourni par la cessation des progrès du froid et de la couleur
bleuâtre qui teignait la peau ; celle-ci se réchauffe, lentement d'abord, mais toutefois d'une manière sensible.
Les pommettes se couvrent d'une rougeur érysipélateuse,
l'œil s'anime, et la langue auparavant d'un blanc sale se
nettoye et se sèche.

Les vomissements diminuent de fréquence, mais la
diarrhée se prolonge, une douleur vive reste fixée aux
environs de l'ombilic, et s'exaspère par la pression ; la soif
est toujours la même, le malade est accablé, et en même
temps il est pris de violents maux de tête. Enfin au bout
de deux à trois jours passés dans cet état, les fonctions

habituelles reprennent peu à peu leur cours, les urines recommencent à couler, il y a encore de la gêne à l'estomac, des éructations, des borborygmes, mais enfin les forces reviennent, et le sentiment de la faim qui avait disparu dès le début commence à se réveiller.

La réaction ne suit point toujours une marche aussi simple. Celle-ci peut avorter, et alors le malade retombe dans les premiers accidents que nous avons signalés; le froid et la couleur bleue de la peau font de nouveaux progrès, les vomissements loin de se calmer redoublent et persistent, et enlèvent le malade sans qu'il y ait eu de réaction complète; d'autres fois la face s'anime, l'œil devient étincelant, la face rougit, les douleurs de tête augmentent, il survient un état de somnolence et de délire qui produit bientôt tous les désordres nerveux de la fièvre cérébrale; il peut y avoir paralysie ou catalepsie complète; c'est encore dans cette période que surgissent rapidement les fluxions inflammatoires des poumons, et les malades périssent alors comme s'ils étaient asphyxiés.

Lorsque règne le choléra épidémique, on ne saurait faire trop d'attention à la diarrhée qui précède ordinairement cette terrible maladie; et si le flux de ventre est combattu à temps, on peut prévenir le développement du choléra. Pour cela, il faut employer en boisson l'eau de riz sucrée, l'eau de gomme, et faire prendre au malade des demi-lavements préparés avec la décoction de graine de lin, ou une dissolution d'amidon dans une décoction de têtes de pavots.

Mais si le choléra est confirmé, et que le malade soit dans la période de refroidissement, avec la peau livide et bleuâtre, il faut le plonger dans un bain chaud jusqu'au rétablissement de la chaleur, ou, si l'on est dépourvu de cette ressource, on enveloppe le malade dans des couvertures chaudes en laine, et on l'entoure de tout ce qui est propre à ranimer la chaleur, comme briques chauffées au feu, bouteilles de grès remplies d'eau bouillante, fers à repasser qu'on promène chauds sur les tissus de laine qui recouvrent le malade.

Pendant ce temps, on fait prendre à l'intérieur de l'infusion chaude de camomille romaine, de mélisse ou de sauge, édulcorée et rendue plus active par l'addition d'un peu de liqueur de ménage, ou par quelques gouttes d'alkali volatil.

Plus tard, on calmera la soif ardente du malade par l'eau la plus fraîche qu'on pourra trouver, ou par l'usage de la glace concassée et donnée par cuiller à café. Les boissons seront acidulées avec le jus d'orange, de citron, de groseille, d'épine-vinette, ou avec le vinaigre de vin.

Des sinapismes préparés avec de la farine de moutarde délayée dans l'eau tiède, seront appliqués aux pieds, aux gras de jambes, et des frictions seront faites, avec de l'eau-de-vie chaude, sur tout le trajet de l'épine du dos, sur la région du cœur, et sur les membres. Toutefois, ces frictions seront pratiquées doucement, avec une simple étoffe de laine, afin de ne point exciter les crampes, et de ménager la peau.

Dans l'épidémie de Paris, plusieurs praticiens recommandables disent s'être bien trouvés de l'emploi du charbon pulvérisé, et donné d'heure en heure à la dose d'un demi-gros à un gros (un seizième ou un huitième d'once). Comme le charbon de bois est très commun partout, et qu'en aucun cas il ne peut être dangereux, je pense qu'il ne faut pas mépriser ce remède, sans négliger toutefois de recourir au vin chaud pris par cuillerée, jusqu'au rétablissement de la chaleur.

Lorsqu'elle est bien revenue, il faut appliquer des

sangsues au creux de l'estomac, répéter l'usage des bains tièdes, et donner des boissons fraîches et acidulées, jusqu'à ce que les symptômes de la maladie soient dissipés. A mesure que les forces renaissent, on soutient le malade au moyen de quelques cuillerées de bouillon, mais il faut être longtemps bien circonspect sur l'usage des aliments, car le moindre écart de régime peut devenir promptement mortel, ou faire passer la maladie de l'état aigu à la forme chronique presque aussi souvent funeste que la première.

Enfin, il n'est point d'affection où la présence du médecin soit plus nécessaire, depuis le début de l'attaque, pour saisir les indications variées que présentent les différentes phases d'une maladie qui compromet la vie dès son invasion, et qui, dans les cas même les moins alarmants, exige la surveillance la plus attentive jusqu'à la parfaite guérison.

CHAPITR XVII.

Chutes, commotions, contusions.

Parmi les accidents qui réclament de prompts et judi-
cieux secours, on doit compter les chutes dans lesquelles
le corps est tombé de tout son poids, ou d'une certaine
hauteur sur le sol, sur un pavé, ou sur des matières dures
et résistantes. Dans ces cas, l'ébranlement propagé jusqu'au cerveau, organe d'une texture fort délicate, fait
perdre souvent connaissance à l'individu qui peut mourir
à l'instant même, et qui, dans d'autres cas, est susceptible
de recouvrer le sentiment et le mouvement au bout de
quelques instants.

Les premiers soins à donner au blessé, quand il est sans
connaissance, mais qu'il respire encore, c'est de ne lui
imprimer aucun mouvement, mais de le dégager de tous
vêtements capables de gêner la circulation, comme cravate, col, jarretières, corset; de lui élever tout doucement la tête, d'approcher de ses narines quelque odeur
pénétrante, mais cependant incapable de le faire éternuer,
de lui réchauffer les pieds et les mains, d'écarter tout
obstacle à la circulation d'un air pur, et d'essayer de lui
faire avaler quelques gorgées d'eau vinaigrée ou d'eau
sucrée fraîche, plutôt que du vin ou de l'eau-de-vie qui
peuvent déterminer une réaction nuisible.

Si le blessé répand du sang par le nez ou par quelque
plaie, il ne faut pas arrêter trop tôt cette hémorragie qui

peut être fort utile, et qui remplacera la saignée, particulièrement si le sujet est jeune, vigoureux, sanguin.

L'issue du sang par les oreilles est de fâcheux augure,
après une commotion de la tête; j'ai cependant eu le
bonheur de rappeler à la santé des personnes qui avaient
présenté ce dangereux symptôme; il ne faut donc pas se
décourager après l'avoir observé, mais il convient de redoubler de soins qui consisteront à traiter le malade
comme s'il était apoplectique; ainsi on lui fera des applications froides sur la tête, pendant qu'on enveloppera ses
jambes dans des cataplasmes tièdes et saupoudrés de
moutarde; on plongera ses mains dans de l'eau tiède, et
quelques minutes après, on appliquera une ligature aux
poignets pour retenir le sang dans les veines extérieures.
S'il est possible d'administrer un lavement d'eau de savon
tiède sans déranger le malade, on ne manquera pas de le
faire; dans le cas contraire, on se bornera à lui introduire dans le fondement un suppositoire de savon. Enfin,
quand il aura repris sa connaissance, on lui fera avaler
de l'infusion tiède de fleurs de sureau ou de tilleul,
plutôt que du thé de Suisse qui, composé de plantes très
aromatiques, peut exciter une réaction trop forte dans la
circulation.

Si le blessé, privé de sentiment, ne perdait du sang
par aucune voie, il ne faudrait pas hésiter à lui appliquer
un certain nombre de sangsues aux tempes et derrière les
oreilles, en attendant un homme de l'art.

Ce n'est qu'après le retour de la connaissance, et quand
on est un peu plus rassuré sur la vie du malade, qu'il
convient d'examiner s'il a quelque autre blessure. On
passe en revue les diverses régions de son corps, on lui
fait mouvoir les membres pour s'assurer s'il y a quelque
fracture ou luxation. Dans ce cas, on le dépose doucement

sur un matelas, et l'on recouvre les parties douloureuses de linges imbibés d'eau tiède, à laquelle on aura mêlé une cuiller d'extrait de saturne, ou acétate de plomb liquide, par litre. A défaut de cette préparation, on emploira un mélange de vinaigre avec le double d'eau tiède, et l'on renouvellera les fomentations toutes les deux heures.

Les contusions sont souvent plus dangereuses que les plaies, car elles ne sont pas faciles à reconnaître dans les premiers moments, surtout quand elles sont profondes et lorsqu'elles intéressent les viscères de la poitrine et du bas-ventre ; voilà pourquoi on voit tant de personnes succomber dans l'espace de quelques mois, aux suites d'une chute ou d'un coup dont elles avaient paru médiocrement éprouvées dans les premiers moments.

Dans ces contusions profondes qui ont affecté les organes essentiels à la vie, les applications extérieures sont pour l'ordinaire insuffisantes, et ce sont malheureusement les seules sur lesquelles comptent les habitants des campagnes. Quand ils ont couvert la partie froissée, avec un emplâtre de poix, et avalé de la térébenthine qui leur procure ordinairement une indigestion, ils continuent de se livrer à leurs travaux habituels, et de suivre leur régime accoutumé ; aussi beaucoup d'entre eux succombent-ils à des suppurations internes qui auraient été prévenues par des saignées générales et locales, par un repos de quelques jours, et par la diète plus ou moins prolongée.

C'est donc un grand service à leur rendre, que de les engager à se faire saigner après les fortes contusions et après les chutes qui ont froissé ou ébranlé la tête, la poitrine ou le ventre. La saignée locale qui est plus facile à pratiquer au moyen des sangsues, ne devrait du moins être jamais négligée, mais il faudrait, en outre, qu'elle fût suivie du repos et du régime convenables.

CHAPITRE XVIII.

Coliques.

On donne communément le nom de coliques à toutes les douleurs qu'on éprouve dans le ventre et particulièrement dans l'estomac et les intestins. Dans presque toutes les coliques, les malades sont tourmentés de douleurs plus ou moins aiguës, plus ou moins prolongées, comme si les boyaux se tordaient ou étaient menacés de se rompre; les malades sont dans une anxiété extrême, ont des sueurs froides, des frissons, des nausées, des borborigmes ou gargouillements, des vents, quelquefois des selles liquides, plus souvent de la constipation.

Les coliques reconnaissent des causes très différentes, et les signes qui distinguent chaque espèce, ne peuvent souvent être appréciés que par les médecins les plus expérimentés; on ne peut donc donner aux personnes étrangères à l'art de guérir, que des notions générales sur la nature des coliques et sur les premiers secours à administrer aux malheureux qui en souffrent.

La fréquence de la colique *venteuse*, parmi les gens de la campagne, et le soulagement que procure ordinairement l'usage d'une liqueur spiritueuse et aromatique, ont donné lieu à des abus très graves contre lesquels on ne saurait être trop en garde. La commodité et l'agrément du remède le font employer d'une manière générale dans toutes les douleurs du bas-ventre, chez les agriculteurs, et l'inflammation des intestins en est fréquemment la suite. Dans la colique *venteuse* que l'on reconnaît à l'élévation et à la résonnance du ventre que la compression soulage ainsi que l'émission des vents, dans cette colique la plus fréquente de toutes et que l'on distingue aisément de la colique *inflammatoire*, par l'absence complète de la fièvre et le défaut de sensibilité du ventre quand on le touche, on ne devrait employer d'autres stimulants que le thé, l'infusion de fleurs de camomille romaine, de feuilles d'orangers ou de graines de fenouil, et des lavements préparés avec ces mêmes plantes, le tout secondé par des frictions faites sur le ventre avec des linges chauds, ou avec la main imprégnée d'éther sulfurique ou d'eau de mélisse. En outre, il faut que le malade observe jusqu'à sa guérison une diète sévère, et ce précepte est de rigueur dans toute colique, en général.

Dans celle qu'on appelle *inflammatoire*, il y a sensibilité du ventre que le toucher augmente, chaleur brûlante, soif vive, pouls accéléré, dur et tendu, visage coloré, langue rouge sur ses bords et à la pointe, urines rares et colorées. Cette espèce de colique qui n'est autre chose qu'une inflammation très aiguë des intestins et souvent de l'estomac, est des plus dangereuses et réclame les plus prompts secours. En l'absence du médecin, on donnera de petits lavements avec la décoction de mauves ou de graine de lin, on plongera le malade dans le bain tiède et on l'y retiendra longtemps; au sortir du bain, on couvrira le ventre de cataplasmes émollients ou de linges trempés dans l'eau de mauves. La boisson consistera dans une infusion de fleurs de mauve, de guimauve, de violettes, dans une tisanne d'orge légère, ou du petit lait bien clarifié. Mais il faut que ces boissons soient prises tièdes et par petites verrées, pour ne point fatiguer l'estomac, surtout s'il y a des vomissements ou des envies de vomir.

Comme la saignée est souvent indispensable dans la colique inflammatoire, les personnes étrangères à l'art de guérir, y suppléeront très bien, en attendant le médecin, par l'application simultanée d'une vingtaine de sangsues sur le creux de l'estomac et autour du nombril.

S'il s'agissait d'une personne sujette aux hémorroïdes et dont le flux hémorroïdal fut supprimé, on ferait appliquer, en outre, une dixaine de sangsues à l'anus.

On les poserait à la face interne des cuisses, si la colique inflammatoire affectait une femme chez laquelle il y eut suppression ou dérangement du flux menstruel, mais sans préjudice de l'application de vingt ou trente sangsues sur le ventre, car les progrès de l'inflammation marchent souvent alors avec une extrême rapidité, et un jour perdu dans l'inaction ne peut plus se retrouver.

Dans les coliques qui affectent les enfants chez lesquels on soupçonne des vers, ou qui en rendent soit par le haut ou par le bas, il faut bien se garder de donner sur le champ des vermifuges échauffants comme le *semen contra*, l'absinthe maritime, l'ail ou l'oignon infusé dans du vin blanc, les dragées mercurielles que débitent les pharmaciens, les biscuits aux vers, et plusieurs remèdes semblables qui irritent les intestins et y déterminent souvent une inflammation dangereuse; dans des cas semblables il faut se borner d'abord aux émollients en boisson, en lavements et cataplasmes sur le ventre, et donner de l'huile d'olive par cuillerée jusqu'à ce que la colique soit passée. Quand il n'y a plus de sensibilité dans le ventre, on peut alors, sans inconvénient, donner un quart d'once d'huile de ricin bien choisie aux enfants au-dessous de trois ans, et une demi-once à ceux qui sont au-dessus de cet âge. Ce remède peut se donner dans du bouillon gras ou maigre, dans un lait d'amandes, ou mêlé avec du sirop d'orgeat.

En toute espèce de coliques il faut s'assurer si le malade n'est point affecté de quelque hernie ou *descente*, que l'on reconnaît à une tumeur douloureuse située communément dans le pli de la cuisse ou au nombril.

Dans ce cas on se conduirait comme il est prescrit à l'article de la hernie étranglée.

Dans toute colique on doit procurer la liberté du ventre au moyen des lavements, car la constipation suffit seule pour produire des douleurs intestinales. Les premiers lavements ont pour objet d'évacuer les matières contenues dans le gros intestin, et de l'eau miellée tiède est très convenable pour cela. Quand cette évacuation est opérée, on rend les lavements calmants en les préparant avec les plantes émollientes comme la mauve, la graine de lin, et quelques têtes de pavots.

La chaleur du lit, les linges chauds appliqués sur le ventre, les cataplasmes tièdes ou les fomentations sont toujours utiles. Les narcotiques deviennent quelquefois nécessaires, mais les personnes étrangères à l'art de guérir doivent s'en interdire l'usage à l'intérieur, crainte d'abus. Pour l'extérieur elles peuvent être moins scrupuleuses, et après les premiers lavements et l'évacuation du gros intestin, elles feront, utilement, des embrocations sur le ventre avec trente ou quarante gouttes de *laudanum* liquide toutes les heures, ou bien appliqueront sur le nombril un large emplâtre recouvert de thériaque.

Voilà pour les premiers secours; mais la présence du médecin est indispensable si les coliques se prolongent.

De toutes les coliques, la plus cruelle et la plus promptement mortelle est celle que l'on connait dans le monde sous le nom de *miserere* et que les médecins appellent *ileus, volvulus* ou *passion iliaque.* Cette maladie est caractérisée par des douleurs atroces dans le ventre, une constipation invincible, et des vomissements dans lesquels on rejette non seulement les boissons et les remèdes avalés, mais jusques aux matières fécales.

Quand on est appelé au début de la maladie, il faut immédiatement faire appliquer un grand nombre de sangsues autour du nombril, s'il n'y a personne qui puisse pratiquer une abondante saignée du bras; on donne ensuite des lavements de mauves, de graine de lin, ou mieux encore d'huile pure.

On met le malade dans le bain tiède et on l'y laisse plusieurs heures s'il est possible. Pendant qu'il est hors du bain, on lui tient le ventre couvert de linges imbibés d'eau de mauve tiède. On fait boire à très petites doses, mais fréquemment, du petit-lait dans lequel on a délayé du miel ou fait fondre de la manne si l'on peut s'en procurer. Le lait d'amandes, le lait de beurre ou la battue conviennent également en boisson.

Si les douleurs diminuent ou que le vomissement se calme avant que le malade ait perdu ses forces, si celles-ci augmentent même après qu'il a rendu quelques matières par les selles, on peut compter sur la guérison; mais sans cela il succombe bien vite, après avoir éprouvé un calme trompeur et quelquefois même une selle copieuse quelques heures avant sa mort.

CHAPITRE XIX.

Convulsions.

On nomme ainsi les soubresauts, les moûvements dés-ordonnés, dus aux contractions involontaires et répétées de tout le corps, ou de quelques-unes de ses parties. Cet état qui s'accompagne ordinairement de la perte du sentiment et de la connaissance, cause toujours une grande frayeur aux assistants qui, surpris et vivement émus, ne savent, le plus souvent, ce qu'ils doivent faire.

Les parties du corps qui sont le plus communément le siége des convulsions, sont les yeux, les muscles du visage, ceux de la respiration et les membres.

Les convulsions des yeux se manifestent par les mou-vements irréguliers de ces organes qui, tantôt sont agités dans tous les sens, et tantôt sont dirrigés fortement en haut, de manière à ne laisser voir que la portion blanche du globe de l'œil.

Les muscles du visage se contractent de manière à faire prendre à la physionomie toutes sortes d'expressions, et à simuler le rire, comme à produire ce qu'on appelle vulgairement des *grimaces*. Les mâchoires se heurtent quelquefois comme dans le frisson de la fièvre, et d'autre-fois, elles sont tellement serrées l'une contre l'autre, qu'on ne peut rien introduire dans la bouche du malade dont les dents font entendre d'horribles grincements et se brisent même en éclats.

20

Dans les convulsions des membres, les doigts et les orteils sont fortement contractés dans le sens de la flexion ; les avant-bras et les jambes se fléchissent aussi, ou sont agités d'un mouvement de balancement très varié.

L'irrégularité de la respiration précède souvent les convulsions des membres, et les accompagne presque toujours. La respiration convulsive est marquée, en général, par une courte inspiration à laquelle succède une expiration peu sensible, qui n'est suivie que longtemps après d'une nouvelle inspiration.

En général, tout ce qui peut irriter le cerveau et les nerfs est capable de causer des convulsions, et comme les enfants et les femmes ont le système nerveux très impressionnable, ce sont ces deux classes d'individus qui sont le plus exposées aux convulsions.

. Chez les enfants et surtout chez ceux qui sont en très bas âge, il suffit souvent du plus léger embarras dans l'estomac ou les intestins, d'une tranchée de ventre, d'une piqûre d'épingle, d'une frayeur, d'une passion violente, ou seulement d'un dérangement de la nourrice, pour causer des convulsions. Elles surviennent fréquemment pendant la dentition, aux approches d'une éruption, et surtout au début de la petite vérole. Les convulsions accompagnent et terminent la plupart des maladies de l'enfance, mais sont très souvent le symptôme d'une autre maladie qui a préexisté et qui a été méconnue.

Quoi qu'il en soit, le premier secours à porter à un enfant en convulsion, consiste à le desserrer s'il est emmailloté, et à le débarrasser de ses vêtements, ce qui donne lieu de s'assurer si aucun lien, si aucune épingle ne le blessent.

Quand les convulsions se manifestent après qu'il a

mangé, ou après qu'il a beaucoup tété, on doit présumer que l'estomac est surchargé, et alors il faut solliciter le vomissement en chatouillant le gosier du petit malade, au moyen d'une plume trempée dans l'huile. Dans tous les cas, il est avantageux de provoquer quelques selles au moyen de petits lavements d'eau miellée, ou à la faveur d'un suppositoire de savon, et de faire des frictions douces sur le ventre avec des linges chauds, car l'issue d'un vent suffit souvent pour rétablir le calme.

L'évacuation du ventre est utile aux enfants, dans tous les cas de convulsion, mais surtout pendant la crise de la dentition, lorsqu'au lieu d'avoir la diarrhée, ils éprouvent de la constipation. C'est aussi dans cette circonstance que ceux d'entre eux qui sont robustes, vifs et sanguins, se trouvent bien d'une sangsue appliquée derrière l'oreille. Cette précaution devient urgente, lorsque l'enfant en convulsion a le visage violet ou fortement coloré.

Si, malgré l'emploi successif de ces divers moyens, les convulsions continuaient, on plongerait la moitié du corps de l'enfant dans un bain tiède, tandis qu'avec de l'eau moins chaude que celle du bain, on laverait la tête et le visage, et que l'on ferait respirer de l'air frais au petit malade, ainsi que des substances odorantes comme l'eau de Cologne, le vinaigre, l'éther, et même, avec beaucoup de réserve, l'alkali volatil; le tout en attendant l'arrivée du médecin qui prescrira les précautions ultérieures, après avoir apprécié les causes du désordre qu'il s'agit de combattre.

Les femmes sont très sujettes aux convulsions aux époques menstruelles, durant le cours de la grossesse, aux approches de l'enfantement et les premiers jours qui suivent l'accouchement. A ces différentes époques, la moindre irritation physique ou morale peut déterminer

20.

des convulsions. Celles-ci participent, à certains égards, de l'hystérie ou de l'épilepsie (voyez ces deux articles), sans être précisément ni l'une ni l'autre ; mais, dans tous les cas, les premiers secours à donner aux femmes en convulsion, sont les suivants :

On commence par faire desserrer leurs vêtements et les débarrasser de tout ce qui peut gêner la circulation.

On les mettra ensuite dans l'impossibilité de se blesser, en les plaçant sur un lit où elles seront contenues par des personnes intelligentes et assez fortes pour s'en rendre maîtresses.

On profitera d'un moment favorable pour placer entre les dents de la femme en convulsion, soit un bourrelet de linge, soit un morceau de bois qui s'oppose au rapprochement des mâchoires et au grincement de dents. Mais on n'introduira aucun liquide dans la bouche, sans s'assurer que la malade peut avaler. Cette précaution est de rigueur dans tous les cas de convulsion et de perte de connaissance. Lorsque la faculté d'avaler est rétablie, on fait prendre, par cuillerées, de l'infusion tiède de fleurs de tilleul, ou de l'eau sucrée aromatisée par quelques gouttes d'eau de fleurs d'oranger.

Si l'on soupçonne une digestion pénible, on cherche à provoquer le vomissement en chatouillant le gosier à l'aide d'une plume trempée dans l'huile, et en faisant avaler de l'eau sucrée tiède ; on couvre le ventre de linges chauds ; on donne des demi-lavements d'eau miellée ; on fait respirer de l'éther, et l'on en fait prendre même quelques gouttes dans de l'eau sucrée.

L'infusion de fleurs de tilleul ou d'oranger, l'application de linges chauds sur le ventre, des bains de pieds, ou si la chose est impraticable, des fomentations tièdes sur les jambes et sur les cuisses, sont les moyens auxquels on aurait recours dans les convulsions des jeunes filles et des femmes aux approches de la menstruation, ou dans les dérangements de cette fonction.

Les convulsions, pendant la grossesse, exigent quelquefois la saignée ; mais il faut abandonner au médecin l'appréciation de ce besoin, et ce ne serait que dans le cas où la malade présenterait évidemment les signes de pléthore sanguine, et aurait le visage fortement coloré, pendant les convulsions, qu'on lui appliquerait, en attendant les secours de l'art, une douzaine de sangsues sur le dos de la main, et une demi-douzaine au dessous de chaque oreille.

Le traitement des convulsions pendant le travail de l'enfantement et après les couches, ne peut être confié qu'au médecin, et, en l'attendant, on se bornera aux soins généraux qui consistent à mettre la femme dans l'impossibilité de se blesser, à éloigner tous les obstacles à la liberté de la circulation et de la respiration, à procurer un air pur à la malade et à lui faire avaler, si la déglutition est possible, de l'infusion de fleurs de tilleul ou d'oranger.

Les convulsions qui affectent les hommes faits, sont beaucoup plus dangereuses que celles qui attaquent les enfants et les femmes, en exceptant toutefois celles qui sont occasionnées par des affections de l'âme et qui sont ordinairement passagères.

Les plus graves sont celles qui sont dues à des blessures et celles qui se manifestent dans le cours et surtout à la fin des maladies aiguës. Ces dernières sont du plus mauvais présage et réclament les soins les plus éclairés.

CHAPITRE XX.

Coup de soleil.

Ox donne ce nom aux accidents qui résultent de l'impression d'un soleil ardent sur la tête d'un individu. Je ne parle point ici des symptômes légers et peu durables qui sont dus à cette cause et consistent ordinairement en une douleur de tête qui cède à l'application sur le front d'un linge imbibé d'eau vinaigrée froide, et de quelques bains de jambes tièdes. Il s'agit ici de ces violents maux de tête accompagnés de fièvre forte, d'agitation, d'insomnie ou d'assoupissement, de coloration vive à la face et quelquefois de délire. C'est une véritable inflammation du cerveau ou de ses membranes, produite par l'impression directe des rayons du soleil sur la tête nue ou couverte d'un chapeau dont la couleur, ordinairement noire, absorbe encore plus de chaleur.

Les coups de soleil sont particulièrement dangereux en été, dans nos climats ; ils attaquent principalement les agriculteurs au temps de la moisson, les maçons, les couvreurs, les voyageurs, les soldats en marche ou à l'exercice, et l'on voit quelquefois des individus tués sur place.

L'effet du soleil est encore plus funeste quand on s'y expose pendant le sommeil, ou lorsqu'on est pris de vin ; dans ce cas il survient promptement une apoplexie.

Le coup de soleil réclame de pressants secours. Il faut

au plus tôt appliquer dix sangsues à chaque tempe, autant derrière les oreilles, et pendant que le sang coule, on couvre la tête de linges imbibés d'eau vinaigrée froide, tandis qu'on fait plonger les jambes dans de l'eau tiède où l'on a jeté une certaine quantité de moutarde en poudre, ou, à son défaut, de chaux vive pour rougir la peau, et appeler le sang vers les extrémités inférieures. On donnera des boissons rafraîchissantes telles que la limonade, l'eau d'orge acidulée avec le vinaigre, le petit-lait, le lait d'amandes. L'on administrera des lavements émollients ou préparés avec la décoction de mauve, de guimauve, de graine de lin, de laitue, etc., et le malade sera tenu à une diète sévère jusqu'à la guérison.

Il est essentiel, en ce cas, que le malade soit placé dans une chambre fraîche et bien aérée, qu'il soit tenu assis dans un fauteuil, la tête nue et continuellement fomentée par des applications froides, que ses yeux ne soient pas fatigués par la lumière, qu'aucun de ses sens ne soit excité, que ses boissons soient fraîches, et que ses bains de jambes ne soient pas chauds mais seulement tièdes.

Comme les suites d'un violent coup de soleil peuvent être très graves, on ne se dispensera pas, malgré qu'on aurait obtenu du soulagement, de faire appeler le médecin.

CHAPITRE XXI.

Croup.

C'est une maladie propre à l'enfance et qui consiste dans une inflammation très aiguë de la membrane qui tapisse le conduit de la respiration. Cette inflammation, dont le caractère spécial est de produire une fausse membrane dans l'intérieur de ce conduit, débute souvent tout à coup, au milieu de la meilleure santé, et plutôt le soir ou dans la nuit que pendant la journée.

Les symptômes essentiels de cette terrible maladie sont une toux rauque qui ressemble assez bien aux aboiements d'un petit chien, une voix enrouée et glapissante qu'on a comparée au chant des jeunes coqs, une respiration plus ou moins gênée, de la fièvre, beaucoup d'anxiété et d'agitation. Mais il ne faut pas attendre la réunion de tous ces symptômes pour combattre le croup. C'est lors de son invasion qu'on a le plus de chances de succès, et l'on ne peut apporter trop de promptitude à venir au secours du malheureux enfant qui en présente les premiers signes.

Lors donc que l'on entend le son extraordinaire de sa toux et de sa voix, il faut être sur ses gardes, et si l'enfant est sanguin, coloré, vif, irritable, le premier remède à administrer est l'application des sangsues à la partie antérieure du cou, sur les côtés de la saillie que forme le larynx appelé trivialement la pomme d'Adam.

Deux sangsues, une de chaque côté, donnent souvent lieu, chez de très jeunes enfants, à un écoulement de sang qui dure plusieurs heures. Je l'ai vu se prolonger pendant toute une nuit, au grand soulagement du petit malade. On n'en appliquera donc pas un plus grand nombre, dans le principe, dans la crainte d'avoir à réprimer une hémorragie inquiétante; mais si les premières ne donnent pas assez de sang, on appliquera de nouvelles sangsues, ce que l'on pourra répéter encore s'il y a lieu, jusqu'à ce que la toux soit devenue moins sèche, la voix moins rauque, la respiration moins difficile, et l'anxiété moins grande.

Pendant que le sang coule, mais pas avant, on couvre les jambes de l'enfant de cataplasmes de mie de pain bouillie dans l'eau, et fortement saupoudrés de moutarde en poudre. Ces applications doivent être tièdes et remplacent les bains de jambes sinapisés qui ne sont pas aussi commodes.

On fait boire par gorgées, au petit malade, de l'infusion chaude de mauve, de bourrache ou de coquelicot avec du sucre ou du miel pour l'engager à prendre.

Quand le calme commence à renaître, on en profite pour donner un, deux lavements avec de l'eau miellée tiède, et pour renouveler les cataplasmes saupoudrés de moutarde, jusqu'à ce que les jambes soient douloureuses et un peu rouges.

Tels sont les premiers secours à porter à un enfant atteint du croup, mais il ne faut pas se rassurer entièrement quand on a eu le bonheur de calmer la violence des premiers symptômes; souvent, après une journée tranquille, la maladie s'exaspère la nuit suivante, le danger renaît, et l'on est obligé d'avoir recours aux mêmes moyens qu'au début. Toutefois, en gagnant du temps et en insistant sur le traitement que j'ai indiqué, et qui m'a toujours réussi quand j'ai été appelé de bonne heure, le danger s'éloigne, et des secours éclairés viennent encore augmenter les chances d'une guérison prochaine.

Je n'ai point parlé du vomitif au début du croup, parce que, dans la plupart des cas, la saignée locale est plus urgente, et que le médecin, arrivant après l'application des sangsues, pourra le prescrire et en surveiller l'action, s'il juge à propos d'y recourir. Il en sera de même pour le vésicatoire.

L'expérience m'a appris qu'un enfant, après avoir été attaqué du croup, était disposé à le contracter encore, dans les mêmes circonstances, pendant plusieurs années. Il exige donc une surveillance plus attentive de la part de ses parents qui doivent tenir constamment en réserve, surtout à la campagne, des sangsues, de la moutarde et de l'ipécacuanha.

CHAPITRE XXII.

Douleurs aiguës.

Je n'entends point parler ici des douleurs qui accompagnent certaines maladies et qui ne trouvent leur soulagement que dans le traitement de l'affection de laquelle elles dépendent. Je ne veux parler que de ces douleurs excessives qui frappent comme la foudre, et attaquent inopinément une personne qui, peu d'instants auparavant, jouissait ou paraissait jouir d'une bonne santé. Dans un cas semblable, on peut, en attendant le médecin, essayer l'application de la chaleur, du froid, d'un cataplasme de morelle noire, plante commune autour des habitations, de jusquiame ou de stramonium qu'on y rencontre moins communément. Si la personne souffrante est jeune, forte, sanguine, il ne faut pas hésiter d'appliquer autour du lieu douloureux, quinze ou vingt sangsues, ou une ventouse scarifiée, et après avoir laissé couler une quantité de sang proportionnée à l'âge, aux forces, au tempérament, on recouvre les piqûres d'un cataplasme semblable à ceux que je viens de conseiller.

Du reste, on fait prendre des boissons calmantes, comme l'infusion de violettes, de têtes de pavots, le lait d'amandes. On donne des lavements de mauves ou de graine de lin si la douleur affecte le ventre ou la tête. Dans ce dernier cas, les bains de pieds animés avec la moutarde, la potasse ou la chaux, sont fréquemment utiles. On peut faire des applications de thériaque, ou de laudanum sur la partie souffrante; mais c'est au médecin seul qu'il appartient d'administrer des narcotiques à l'intérieur.

CHAPITRE XXIII.

Empoisonnement.

S'IL est un cas où l'on sente vivement le besoin d'un conseil prompt et salutaire, c'est surtout celui des empoisonnements qui surviennent presque toujours d'une manière inopinée, et qui, par leurs résultats effrayants et rapides, troublent les assistants, leur ôtent la présence d'esprit nécessaire pour agir convenablement, et ne permettent pas d'attendre l'arrivée du médecin pour faire quelque chose.

C'est dans ces terribles circonstances qu'un homme éclairé d'avance sur les divers genres d'empoisonnement, et sur les secours que chacun d'eux réclame, apparaît comme un sauveur au milieu d'une famille glacée d'effroi.

On désigne, par le mot d'empoisonnement, l'ensemble des accidents produits sur notre économie par certaines substances capables d'éteindre plus ou moins rapidement la vie.

L'empoisonnement peut être rapide ou lent. Il ne sera question, dans cet article, que de celui qui peut amener en peu d'instants la mort, et qui exige de prompts secours. L'autre espèce d'empoisonnement donne le temps de consulter les médecins; mais le premier n'admet aucune temporisation, et moyennant quelque instruction, chacun peut se rendre utile dans cette grave occurrence.

Il convient d'abord de connaître les différentes substances capables de produire l'empoisonnement. L'observation les a fait diviser en trois classes : la première comprend les poisons irritants ou corrosifs, tels que les acides concentrés, l'acide sulfurique, connu dans le commerce sous le nom d'*huile de vitriol*, l'acide nitrique, ou l'*eau forte*, l'acide hydrochlorique, ou *esprit de sel*, l'*eau de javelle*, l'oxide blanc d'arsenic, ou l'*arsenic* du commerce, l'oxide noir d'arsenic, connu sous le nom de *poudre aux mouches*, le *sublimé corrosif*, ou deutochlorure de mercure, l'*émétique*, tartre stibié, ou tartrate antimonié de potasse, le *vert-de-gris*, ou acétate de deutoxyde de cuivre, les divers sels de cuivre qui se forment à la surface des ustensiles de ce métal, le *sucre de saturne*, ou acétate de plomb, la *potasse*, la *soude*, l'*ammoniaque*, ou alcali volatil, la *liqueur des savonniers*, les *cantharides*, le *phosphore*, l'*ellébore*, l'*euphorbe*, la *sabine*, le *jalap*, etc.

On peut présumer qu'il y a eu empoisonnement par une substance irritante, toutes les fois que peu de temps après son introduction dans l'estomac, on observe les symptômes suivants : Le malade éprouve des douleurs plus ou moins vives au creux de l'estomac et dans toute l'étendue du ventre ; il se plaint d'une saveur âcre et brûlante dans la bouche et le gosier ; il est tourmenté d'envies de vomir ou de vomissements, et rend souvent, tant par le haut que par le bas, des matières jaunes, vertes, noires, ou sanguinolentes ; le pouls est faible et très fréquent, enfin des sueurs froides, une altération profonde de la physionomie, un état d'angoisse, une respiration gênée, des mouvements convulsifs, et le refroidissement des extrémités, témoignent aux yeux les moins exercés, le désordre profond de l'économie tout entière.

Arrive-t-on auprès d'une personne qui vient de s'empoisonner avec quelqu'une des substances qui viennent d'être nommées, on a lieu de croire que le poison est encore dans l'estomac, et pour l'en expulser il faut au plus tôt faire boire au patient une grande quantité de liquide aqueux ou mucilagineux. Comme on ne doit perdre aucun instant, il faut préférer ce qu'on a plus facilement sous sa main ; ainsi, pendant qu'on fait tiédir de l'eau, on commence par faire boire celle qu'on trouve, du lait, du petit-lait, du lait de beurre ou de la *battue*. On fait casser des œufs, et l'on fait battre huit ou dix blancs d'œufs par pinte d'eau ; on donne un mélange d'eau et de lait, et quand on peut, on fait avaler de la décoction de graine de lin, du lait d'amandes, de l'eau de veau ou de poulet, de l'eau gommée, de l'eau de riz et autres boissons analogues. L'essentiel est d'en inonder le malade, pour favoriser le vomissement qu'on sollicite, d'ailleurs, quand il a bu, en chatouillant le gosier, soit avec la barbe d'une plume trempée dans l'huile, soit même en introduisant le doigt jusqu'au fond du gosier.

Si j'ai omis de parler de l'huile à donner en boisson, c'est que, dans certains cas, on a cru remarquer qu'elle s'opposait à la dissolution des poisons minéraux, mais tous les liquides mucilagineux sont utiles, et particulièrement le blanc d'œuf mêlé à l'eau.

On insistera longtemps sur l'usage de ces moyens qui heureusement sont à la portée de tout le monde, et si le malade ne pouvait pas vomir malgré le chatouillement du gosier, et des frictions faites avec la main sur l'estomac, il ne faudrait pas hésiter à faire avaler vingt-cinq ou trente grains d'ipécacuanha délayé dans une cuiller d'eau tiède ; cette dose est ordinairement suffisante pour un adulte ; chez un enfant de huit à douze ans la dose serait do dix à quinze grains, et au-dessous do trois ans, on n'en donnerait que deux ou trois grains à la fois, sauf à répéter la dose de demi-heure en demi-heure, jusqu'à ce que le vomissement ait lieu.

Dans le cas où l'on ne serait appelé auprès du malade que quelques heures après l'empoisonnement, on commencerait toujours par l'inonder de boissons mucilagineuses, mais on se tourmenterait moins pour solliciter le vomissement, car alors le poison serait déjà passé dans les intestins, et il faudrait dans ce cas insister sur les lavements pour l'entraîner autant que possible par les selles.

Tel est le traitement général qui convient à toute espèce d'empoisonnement, et quelle que soit la substance qui l'ait occasionné. On voit que le but de ce traitement est d'envelopper de mucilage les molécules vénéneuses, d'atténuer leur funeste action sur nos organes, et d'en faciliter l'expulsion par le vomissement ou par les selles.

Mais l'on possède en outre des moyens particuliers de décomposer ou de neutraliser certains poisons introduits dans les voies digestives, et l'on doit y avoir recours quand le vomissement ne les a point expulsés.

S'agit-il d'un empoisonnement par l'*émétique* pris à trop forte dose, après avoir fait boire beaucoup d'eau tiède pour faciliter le vomissement, on fera avaler une forte décoction de quinquina qu'on pourra remplacer, si l'on en manque, par une décoction d'écorce de saule ou de chêne qu'on peut se procurer partout.

Le blanc d'œuf et le lait sont particulièrement utiles dans l'empoisonnement par le vert-de-gris, parce que l'albumine jouit de la propriété de former avec les sels de cuivre, des composés insolubles et par conséquent incapables d'altérer nos organes. On s'empressera donc, dans les cas assez fréquents d'empoisonnement par le vert-de-gris, ou par les oxides de cuivre qui se forment si promptement à la surface des ustensiles de cuivre mal étamés, on s'empressera, dis-je, de faire avaler plusieurs verres, soit de lait, soit d'eau pure, dans laquelle on aura battu sept ou huit blancs d'œufs par pinte.

Les mêmes moyens conviennent dans l'empoisonnement par le sublimé corrosif et les préparations mercurielles; et comme ils sont plus faciles à trouver, on les préférera aux décoctions de quinquina, d'écorce de saule ou de chêne qui ne sont pas moins efficaces pour neutraliser le poison, mais qui exigent un certain temps pour leur préparation.

Il y a peu de temps encore que l'arsenic et ses composés n'avaient point de contre-poison. Des expériences récentes et qui demandent à être répétées, font espérer que ce terrible poison trouvera un antidote dans le *deutoxide de fer hydraté*, employé à la dose de plusieurs gros. Mais cette substance étant encore fort rare, même dans les pharmacies des villes, je me borne à l'indiquer et à fixer l'attention publique sur les espérances que donne ce nouveau remède.

En attendant, je recommande de faire boire abondamment d'un mélange d'eau de chaux et de lait, à partie égale, aux personnes qui auraient eu le malheur d'avaler de l'arsenic.

Quant à l'empoisonnement par les acides minéraux, il ne pourrait être atténué par des substances neutralisantes qu'autant que ces dernières arriveraient dans l'estomac en même temps que les premiers. Quoique la chose soit bien rarement possible, il convient cependant de savoir que ce qu'il y a de mieux à prendre en pareil cas, c'est une forte dissolution de savon ordinaire, comme d'une once par pinte d'eau, ou bien une décoction de cendres

de bois, ce qu'on appelle lessive ou *lessu* dans nos campagnes, ou bien enfin, de la magnésie calcinée, de la
craie blanche ou du blanc de Troyes pulvérisé, à la dose
de trois à quatre gros, et délayé dans un peu d'eau pour
être avalé promptement. Indépendamment de ces substances destinées à neutraliser le poison, il faut inonder
le malade de boissons mucilagineuses, huileuses, de lait,
d'émulsion d'amandes douces, sans négliger les lavements
composés d'abord avec une dissolution de savon ou de
magnésie, et ensuite avec des liquides mucilagineux.

La seconde classe de poisons comprend toutes les substances qui causent la stupeur, l'assoupissement, l'apoplexie, la paralysie, les convulsions; telles sont, l'opium,
la morphine, le laudanum, la décoction et les sirops préparés avec les têtes de pavots, la jusquiame, le laurier
cerise, les amandes amères mangées en grande quantité.

L'action des poisons de cette espèce s'exerce particulièrement sur le système nerveux, et détermine comme
symptômes dominants et caractéristiques, une tendance
au sommeil et un engourdissement général; les malades
paraissent plongés dans une ivresse profonde, accompagnée de quelques mouvements convulsifs. La sensibilité et
le mouvement sont abolis, le pouls est fort, la respiration
est gênée, quelquefois ronflante, en un mot cet état ressemble parfaitement à l'apoplexie.

Le premier secours à administrer dans un empoisonnement semblable est de solliciter le vomissement, et comme
l'estomac partage l'engourdissement général, on ne risque
rien de faire prendre deux ou trois grains d'émétique dissous dans une cuiller d'eau, à une grande personne, et
pour un enfant on préférera de donner dix ou quinze
grains d'ipécacuanha; si le chatouillement du gosier avec
la barbe d'une plume, ou l'introduction du doigt au fond

de la gorge n'ont pas suffi pour déterminer le vomissement, comme il faut à tout prix obtenir l'expulsion de la substance vénéneuse, on doit répéter de quart d'heure en quart d'heure le vomitif jusqu'à ce que le *narcotique* ait été rejeté, et ce n'est pas ici le cas de donner des boissons abondantes qui affaibliraient l'action du remède.

Quand il s'est déjà passé quelques heures depuis le début de l'empoisonnement, on peut présumer que le poison est déjà parvenu jusques dans les intestins ; alors, sans négliger les moyens propres à solliciter le vomissement, on donne des lavements purgatifs ; et si l'on n'a pas sous la main du séné et du sel d'Epsom, on fera dissoudre dans un litre d'eau chaude une once de savon commun et deux poignées de sel de cuisine. On administrera ainsi un lavement purgatif, de quart d'heure en quart d'heure, jusqu'à ce que les accidents de l'empoisonnement soient dissipés.

Une fois le vomissement obtenu, on fera boire au malade, par tasse et à de courts intervalles, du café à l'eau bien chargé, et on alternera cette boisson avec quelques verres de limonade ou d'eau bien vinaigrée. Mais les acides ne seront utiles, dans ce genre d'empoisonnement, qu'après que le vomissement aura eu lieu. On les administrera aussi en lavements, ainsi que le café, lorsque les premiers auront évacué les gros intestins, et que l'on jugera avoir éliminé du corps le poison *narcotique*.

Pendant l'administration des secours que je viens d'indiquer, on ne négligera point de stimuler le malade par des frictions avec des brosses, des pincements, des chatouillements, la flagellation avec les orties, l'application de la moutarde délayée à l'eau chaude, sur les mollets, à la partie interne des cuisses ; c'est le cas de tourmenter le malade de toutes les manières pour le tirer de l'en-

21.

gourdissement où il est plongé, et gagner du temps s'il est possible.

Une troisième classe de poisons comprend toutes les substances qui sont en même temps stupéfiantes et irritantes, telles que la jusquiame, la belladone, la pomme épineuse ou le stramonium, la ciguë, l'ellébore, l'aconit, les champignons et les euphorbes. Toutes ces plantes vénéneuses produisent des accidents qui ressemblent en partie à ceux qui résultent de l'action de l'opium, et des désordres pareils à ceux qu'occasionnent les poisons irritants.

L'on remarque, en effet, après l'introduction de quelques-unes de ces substances dans l'estomac, des vertiges, des étourdissements ; la vue est affaiblie ainsi que les autres sens. Il y a du délire suivi d'un assoupissement plus ou moins prolongé ; la respiration est génée, plus lente que d'habitude, elle devient entrecoupée et stertoreuse, les extrémités se refroidissent et la mort peut s'ensuivre. Avant que l'état du malade devienne aussi alarmant, il se plaint d'une sensation de chaleur et de resserrement au gosier, sa bouche est sèche et il éprouve une soif ardente, le ventre est douloureux et les intestins sont le siége de spasmes violents.

Les premiers secours à administrer à un malade dans cet état, consistent à lui faire rejeter par le vomissement, s'il est possible, la substance vénéneuse contenue dans son estomac. On emploira d'abord, pour cela, des moyens mécaniques, tels que l'introduction d'une plume graissée d'huile jusqu'au fond du gosier. Si ce moyen est insuffisant, il ne faut pas hésiter de faire prendre au malade un grain d'émétique dissous dans un demi-verre d'eau tiède, ou bien, à défaut de ce remède, vingt ou vingt-cinq grains d'ipécacuanha en poudre, délayés dans quelques cuillerées d'eau sucrée ou miellée.

Il ne faut pas d'abord faire avaler des boissons abondantes dans la crainte d'affaiblir l'action du vomitif; mais le vomissement une fois obtenu à diverses reprises, l'on fera boire en grande quantité de l'eau aiguisée d'un peu de vinaigre, de la limonade, ou du thé léger dans lequel on aura fait tomber quelques gouttes d'éther.

En même temps, on rappellera la chaleur au moyen de frictions douces et de linges chauds appliqués sur les extrémités ainsi que sur la poitrine et le ventre.

Si d'après le temps écoulé depuis l'empoisonnement, l'on présumait que les substances vénéneuses fussent déjà parvenues dans les intestins, ce serait principalement du côté du ventre qu'il faudrait diriger les secours, et l'on administrerait alors des lavements purgatifs qu'on préparerait facilement soit en faisant dissoudre deux grains d'émétique dans un litre d'eau tiède, soit en y faisant fondre deux cuillers de sel de cuisine et autant de miel, si l'on n'a pas sous la main du sel d'Epsom ou de la manne. On fera alterner ces lavements purgatifs avec des lavements huileux pour lesquels on préférera l'huile de ricin si l'on peut s'en procurer. C'est par la promptitude avec laquelle on provoquera soit le vomissement, soit les évacuations du ventre, qu'on procurera au malade le plus d'avantages, et lors même que l'empoisonnement aurait lieu depuis plusieurs heures, il ne faudrait pas se décourager et l'abandonner à son malheureux sort; car j'ai eu quelquefois le bonheur de guérir des personnes qui luttaient depuis plus d'un jour contre les effets de ce genre d'empoisonnement.

Le traitement que je viens d'indiquer exclut nécessairement toute substance alimentaire, jusqu'à ce que l'estomac et les intestins soient entièrement débarrassés de la matière vénéneuse; pendant longtemps encore ces organes exigeront des ménagements extrêmes, et ne pourront supporter que des bouillons légers, du lait et des boissons aqueuses.

La convalescence qui succède aux empoisonnements exige autant de soins que la convalescence du choléra ; le moindre écart de régime peut la troubler et déterminer une rechute mortelle, ce dont il convient que tout le monde soit prévenu.

CHAPITRE XXIV.

Epilepsie.

Cette maladie connue vulgairement sous les noms de *mal caduc, haut mal, mal de Saint-Jean, mal des enfants,* est une de celles qui inspire le plus d'effroi aux personnes qui en sont témoins, et le saisissement qu'elle leur cause les prive souvent de la présence d'esprit si nécessaire pour donner des soins utiles.

L'épilepsie éclate ordinairement par un cri ; le malade tombe comme s'il avait été frappé de la foudre, et des convulsions se manifestent avec des nuances extrémement variées et qui sont loin de se ressembler toujours.

Il est des accés qui surviennent brus· ·ement sans aucun phénomène qui puisse les faire prévoir ; mais dans un grand nombre de cas, les épileptiques, avant que de perdre connaissance, éprouvent la sensation d'une douleur, d'un froid ou d'une vapeur qui se progage le long des membres ou du corps vers la tête, et, lorsqu'elle y est arrivée, les malades perdent connaissance et les convulsions éclatent. Les épileptiques de cette classe ont quelquefois le temps de se mettre à l'écart, et de se coucher par terre ou sur un lit avant que l'accés commence ; les autres sont surpris par les convulsions partout où ils se trouvent, et tomberaient au feu, dans l'eau ou sur le pavé, si personne n'était à portée de les secourir.

La durée des accés est très variable ; il en est qui ne

durent que quelques secondes, que quelques minutes, mais d'autres durent quelques heures. La durée moyenne est, en général, de cinq à vingt minutes.

Ces accès sont sujets à retour, ce qu'il est bien important de savoir pour consulter, dans l'intervalle, des médecins expérimentés.

Il est inutile de donner la description d'un accès d'épilepsie d'une manière très détaillée, il suffit de dire qu'il y a toujours *perte de connaissance et convulsions*, mais ces convulsions sont extrêmement variées ; la physionomie présente un aspect repoussant, les lèvres se couvrent d'une salive écumeuse, la langue s'alonge, sort de la bouche, et se trouve exposée à être déchirée par les dents qui, elles-mêmes, se brisent souvent en éclats, et font entendre d'horribles grincements.

La tête, le tronc, les membres sont agités de mouvements extraordinaires et quelquefois présentent une roideur inflexible. La respiration est comme convulsive ; l'urine, la semence, les matières fécales s'échappent involontairement ; le sang coule souvent du nez, des yeux, des oreilles, et lorsque l'accès a atteint son plus haut degré d'intensité, la respiration devient plus facile, les convulsions diminuent, les yeux s'ouvrent, la connaissance revient plus ou moins promptement et d'une manière plus ou moins complète ; les malades sont disposés au sommeil, et restent languissants pendant quelque temps, mais ne conservent aucun souvenir de leur état.

Le premier secours à donner à un épileptique, au début d'un accès, c'est de le retenir au moment de sa chute, s'il est possible, et de le placer sur un lit, sur de la paille, du foin, ou sur la terre même si c'est à la campagne, afin qu'il ne puisse pas se blesser. C'est dans ce but qu'on s'empare de ses membres, mais il ne faut pas les serrer trop fortement. On cherchera aussi à placer un morceau de linge ou de bois entre les mâchoires, pour éviter que la langue soit coupée et que les dents se brisent dans les convulsions de la mâchoire. Ces précautions prises, il ne reste plus rien à faire dans l'intérêt du malade ; mais dans celui des assistants, il convient de faire retirer les enfants, les jeunes filles, les femmes et toutes les personnes inutiles, parce que la vue d'un épileptique suffit quelquefois pour faire naître une défaillance ou des convulsions chez les sujets nerveux et impressionnables.

Après l'accès, il faut laisser le malade se reposer loin du monde et du bruit. Il est communément triste et confus ; l'humanité veut qu'on le console et qu'on l'engage à suivre les avis d'un médecin éclairé pour prévenir, s'il est possible, le retour des accès ; mais, dès ce moment, ses parents et ses amis doivent le surveiller de près pour le préserver de tout danger à l'avenir.

CHAPITRE XXV.

Esquinancie, mal de gorge.

Le peuple connaît sous ces noms, l'inflammation de l:
gorge dont le signe caractéristique est une difficulté plu:
ou moins grande d'avaler, accompagnée de fièvre, de
chaleur et d'une rougeur plus ou moins prononcée qu'oi
remarque au fond du gosier, lorsque le malade ouvran:
la bouche, en face du jour ou de la lumière d'une bougie, l'observateur, placé convenablement, abaisse la
langue du patient avec le manche d'une cuiller.

Si la difficulté d'avaler s'accompagne de celle de respirer, la maladie est encore plus dangereuse, et la mor:
peut survenir en peu de jours.

Dans le cas où les angoisses du malade s'accompagnent d'un délire furieux, ou d'une inflammation qui
ne se borne pas à l'intérieur de la gorge et de la bouche,
mais qui se communique au dehors et qui donne lieu au
gonflement du cou, la suffocation est imminente, et, en
attendant l'homme de l'art, il faut appliquer au malade
un collier de sangsues qui s'étende d'une oreille à l'autre,
ce qui se compose de vingt sangsues au moins pour une
personne adulte ou d'un tempérament sanguin ; lorsqu'elles seront tombées, on couvrira le cou d'un cataplasme émollient et tiède, et l'on plongera les jambes
dans un bain tiède où l'on aura délayé de la moutarde en
poudre, ou une poignée de chaux vive et trois ou quatre
poignées de cendres de bois non lessivées.

On prolongera ce bain de jambes jusqu'à ce qu'elles commencent à rougir, et l'on renouvellera fréquemment le cataplasme du cou, pour favoriser l'écoulement sanguin des piqûres.

On fera boire au malade, s'il peut avaler, un mélange de lait et de tisane d'orge à peine tiède, et si la déglutition est impossible, on se bornera, en attendant du secours, à diriger vers le gosier, au moyen d'un cornet de papier fait en forme d'entonnoir et adapté à une cafetière, la fumée d'une forte infusion de fleurs de sureau dans laquelle on aura mêlé une cuiller de vinaigre. On aura recours aussi aux gargarismes avec le lait ou l'eau d'orge.

Les lavements d'eau miellée ne seront pas négligés, au début de l'esquinancie, et pendant toute sa durée, le malade sera tenu assis dans une chambre bien aérée où l'on aura soin de ne pas entretenir trop de chaleur. Si l'on en est privé et que l'appartement soit chauffé par un poêle en fer, on ne manquera pas d'y placer un vase à large surface, rempli d'eau tiède mêlée d'un peu de vinaigre, pour tempérer la chaleur sèche que dégage le poêle.

On se gardera bien surtout, au début de l'esquinancie, de faire boire du vin sucré, du thé de Suisse, ou des infusions échauffantes capables d'augmenter l'inflammation ou de provoquer des sueurs énervantes.

Quelquefois l'esquinancie a une singulière disposition à tourner promptement à la gangrène, et c'est particulièrement dans la *scarlatine* qu'on remarque cette funeste tendance. Elle a été très commune et constamment mortelle dans les épidémies de scarlatine qui ont ravagé quelques départements de l'Est en 1831, 1832 et 1833, et l'on a vu des malades succomber dans les vingt-quatre heures. Chargé de combattre un tel fléau dans plusieurs cantons du Jura, j'ai constamment prévenu la complication gangreneuse, toutes les fois qu'appelé au début même du *mal de gorge*, j'ai fait appliquer au col un nombre de sangsues proportionné à l'âge, à la force, au tempérament du malade, au degré de l'inflammation naissante, en faisant succéder à la saignée locale des cataplasmes saupoudrés de moutarde aux jambes, des lavements émollients, des boissons adoucissantes, et en ne négligeant aucune des précautions de salubrité que j'ai eu soin d'indiquer à l'article des maladies contagieuses.

CHAPITRE XXVI.

Evanouissement, défaillance, syncope, pâmoison.

On désigne sous ces différents noms toute suspension subite de l'action du cœur, accompagnée de la cessation de la respiration, des mouvements volontaires et des sensations. Le cœur a cessé de battre, on ne sent plus le pouls, le visage est pâle, les extrémités deviennent froides, la tête et le cou se couvrent de sueur, et le corps abandonné à son propre poids, tombe privé de sentiment et de mouvement.

Cet état de mort apparente ne dure ordinairement que quelques minutes, ou se borne même à quelques secondes; mais il est bon de savoir que dans quelques circonstances rares, il peut durer quelques heures et même des jours entiers, comme cela s'est vu quelquefois chez des femmes hystériques qu'on a regardées comme réellement mortes et qui ont été ensevelies vivantes.

La syncope est communément plus effrayante que dangereuse; une foule de causes physiques et morales peuvent donner lieu à cet accident; les plus communes sont les hémorragies abondantes, les saignées copieuses, une vive émotion, un état de pléthore ou de surabondance sanguine, l'inanition, toute évacuation excessive, un violent effort musculaire, une douleur excessive, l'impression de certaines odeurs, l'aspect d'un objet effrayant, le tournoiement prolongé, etc. Elle est familière aux femmes vaporeuses, à celles qui deviennent grosses, aux filles qui ont les pâles couleurs.

Le premier secours à porter à une personne qui est en syncope, consiste à la coucher horizontalement, la tête aussi basse que le reste du corps. Dans cette situation on desserre ses vêtements, on la débarrasse de la cravatte ou du col si c'est un homme, on la délace si c'est une femme revêtue d'un corset, et l'on jette de l'eau froide au visage. On porte sous les narines des liqueurs alcalines, acides ou aromatiques; on frictionne la poitrine avec des linges chauds; on brosse la plante des pieds, la paume des mains; on admet l'air extérieur en ouvrant les portes et les fenêtres, et bientôt la circulation et la respiration se rétablissent avec les sensations, et les mouvements volontaires.

La syncope a son utilité dans les hémorragies, et alors le premier soin doit être de les arrêter par l'emploi des moyens qui seront indiqués à l'article hémorragie. Ce ne sera qu'après s'en être rendu maître qu'on remédiera à la syncope.

Les évanouissements qui surviennent inopinément dans les maladies accompagnées de fièvre, sont de nature beaucoup plus grave et exigent les soins du médecin le plus éclairé.

La syncope qui survient chez une personne que le sang fatigue, indique la saignée qu'on pourrait remplacer, en l'absence d'un homme de l'art, par un grand nombre de sangsues appliquées sur la région du cœur.

La syncope qui paraît dans l'inanition, réclame l'usage d'un aliment facile à digérer lorsqu'elle est dissipée. C'est le cas de donner un bouillon, du vin, ou du café à l'eau.

CHAPITRE XXVII.

Fièvres continues, fièvres d'accès.

L'ÉTAT maladif qu'on appelle *la fièvre*, consiste essentiellement dans une accélération des mouvements du
cœur et des artères qu'accompagne un dérangement
quelconque de la santé. Lors donc que chez une personne
en repos, qui se plaint de malaise, de lassitude, de chaleur ou de refroidissement, de douleurs vagues ou cir-
conscrites, de soif ou de défaut d'appétit, la circulation
du sang présente plus d'activité que de coutume, on est
certain que cette personne a de la fièvre.

On juge de l'état de la circulation par les battements du
cœur ou des artères qui sont toujours concordants entr'eux.
Le mouvement de ces dernières constitue le *pouls* qu'on
explore plus commodément aux artères des poignets
que partout ailleurs. Mais pour savoir apprécier toutes
les modifications du pouls et leurs rapports avec les divers
états de l'économie animale, il faut une habitude et des
connaissances spéciales que ne peuvent avoir les personnes étrangères à l'exercice de la médecine. Elles sont
néanmoins dans le cas d'apprendre à tâter le pouls,
et de pouvoir, en s'exerçant souvent tant sur les malades que sur elles-mêmes, juger de sa fréquence, de sa
force, de sa régularité et de son égalité.

On sait que le pouls d'un adulte bien portant, et dans
l'état de repos, bat de soixante à soixante-quinze fois

par minute; que celui d'un sexagénaire ne bat plus
qu'une soixantaine de fois; que dans l'adolescence et aux
approches de la puberté, il y a de soixante et dix à quatre-
vingts pulsations par minute, et que les enfants qui en ont
plus de cent vingt en naissant, en ont encore de quatre-
vingts à quatre-vingt-dix à l'âge de sept ans. D'après ces
données, il est facile de juger si la circulation est beaucoup plus active qu'elle ne doit l'être, et pour peu qu'on
le soupçonne, on fera toujours bien de prescrire le repos,
la diète et des boissons tempérantes.

Lorsque l'état de fièvre se prolonge plus de deux jours,
malgré ces précautions, on doit craindre une fièvre
continue qui est presque toujours liée à une inflammation
interne dont le traitement doit varier selon le siége et le
degré de cette inflammation qui, pour être appréciée à sa
juste valeur, exige la présence du médecin, et ses soins
assidus pendant toute la durée de la maladie, et jusqu'à
sa parfaite guérison.

La fièvre continue précède aussi certaines éruptions,
comme celles de la petite vérole, de la rougeole, de la
scarlatine. Elle accompagne constamment les grandes
blessures et les inflammations extérieures qui sont portées
à un certain degré. Sa violence dénote toujours une affection sérieuse.

La fièvre peut se présenter aussi sous la forme d'accès
successifs, et il est nécessaire de savoir que ces accès
entraînent quelquefois un danger pressant qui réclame de
prompts secours.

Un accès de fièvre comprend trois stades successifs
caractérisés par le froid, par la chaleur, et par la sueur.

Le froid commence à se faire sentir soit aux extrémités, soit dans le dos d'où il se propage à tout le corps,
accompagné du tremblement des membres et du claque-

ment des dents. Les mains, le nez, les oreilles et surtout les pieds se refroidissent plus ou moins ; les lèvres et les ongles deviennent bleus ; la peau reste sèche et pâle, la tête est douloureuse, la respiration difficile et entrecoupée ; le pouls est quelquefois lent, ordinairement accéléré, mais toujours petit et serré ; l'urine est décolorée, il y a quelquefois des envies de vomir ou des vomissements, et le premier temps de l'accès peut durer depuis un quart d'heure jusqu'à deux ou trois heures.

Au frisson succède la chaleur ; alors la peau devient chaude et rouge, sans cesser d'être sèche ; les veines qui avaient disparu pendant le frisson se montrent plus dilatées que dans l'état de santé ; le pouls s'élève et se développe d'une manière remarquable, la douleur de tête augmente ainsi que la soif, le malade est brûlant, agité, et manifeste quelquefois du délire.

Cette période de chaleur sèche se prolonge plus ou moins, mais enfin la peau et la langue deviennent plus humides, le pouls se détend et se ralentit, une sueur universelle coïncide avec une diminution sensible de tous les symptômes, et l'accès se termine en faisant éprouver au malade un sentiment de lassitude et de faiblesse, et communément une tendance au sommeil. Les urines, qui pendant l'accès avaient été limpides et peu colorées, déposent, au déclin de l'accès, un sédiment rougeâtre qu'on a comparé à de la brique pilée.

Après l'accès tout rentre dans l'ordre ; il ne reste plus au malade qu'un sentiment de lassitude et de faiblesse qui diminue graduellement jusqu'au retour d'un nouvel accès.

On donne le nom d'intermission à l'intervalle qui règne entre deux accès. Cet intervalle est de vingt-quatre heures, ou à peu près, dans la fièvre *tierce* dont les accès reviennent de deux jours l'un; il n'est que de quelques heures dans la fièvre *quotidienne*, ainsi nommée parce que ses accès reviennent tous les jours, ainsi que dans la fièvre *double tierce*, tandis qu'il est de quarante-huit heures dans la fièvre *quarte* où les accès reparaissent régulièrement tous les trois jours.

Un premier accès caractérisé par le frisson, la chaleur et la sueur, suffit aux personnes prudentes pour qu'elles doivent se tenir sur leurs gardes, surtout dans les pays et dans les saisons où les fièvres intermittentes sont communes.

Le traitement à suivre pendant les accès est très simple. Pendant le frisson l'on s'attache à réchauffer le malade, en le tenant au lit, enveloppé de couvertures de laine, et en lui faisant boire, à très petits coups, de l'infusion tiède de fleurs de sureau ou de tilleul.

Si l'accès suit de près un repas copieux, et qu'il y ait des envies de vomir, on procure au malade un grand soulagement en favorisant le vomissement, au moyen d'une plume introduite dans le gosier, et en lui faisant boire abondamment de l'eau tiède. Si le vomissement n'entraîne pas d'aliments, et s'il fatigue le malade par sa fréquence, non-seulement il ne faut pas le provoquer, mais il faut chercher à le calmer en faisant prendre sous un petit volume, des boissons acidulées par le suc de citron, le jus de groseille ou le vinaigre.

Lorsque la chaleur est rétablie, on supprime par degrés les couvertures qui incommodent le malade et on lui permet de boire à sa soif des boissons fraîches et acidulées, comme la limonade, l'eau d'orge vinaigrée; et quand la sueur commence à se manifester, on revient aux infusions tièdes de tilleul ou de sureau, convenablement édulcorées au moyen du sucre ou du miel. Mais il ne faut provoquer la transpiration ni par les boissons vineuses, ni par le poids des couvertures.

Aussitôt que la sueur a cessé, le malade doit changer de chemise et de draps de lit, car en le laissant dans des linges mouillés et devenus froids, on l'expose à contracter de nouveaux frissons, ou un rhume, ou des douleurs rhumatismales.

Le premier accès passé, il ne faut pas se presser de nourrir le malade qui est presque toujours menacé d'un second accès; mais pour que l'accès attendu ne le surprenne pas pendant la digestion ou au milieu des travaux champêtres, il est prudent de lui conseiller le repos, et de ne lui accorder que des boissons tempérantes à prendre à sa soif, comme l'eau d'orge, l'eau de riz, l'eau panée, l'eau de réglisse; et ces boissons mucilagineuses lui suffiront jusqu'à ce que la marche de la fièvre intermittente soit bien connue, et qu'on ait, pour la traiter, les conseils d'un médecin.

Quoique les fièvres d'accès soient en général exemptes de danger, elles en présentent quelquefois, et il est d'autant plus important d'en être prévenu, qu'on est très rassuré communément sur les suites qu'elles peuvent avoir, et que dans beaucoup de pays humides et marécageux, les habitants des campagnes les portent souvent d'une année à l'autre, au grand préjudice de leur tempérament.

C'est un grand service à leur rendre que de leur démontrer le tort qu'ils se font, et de leur signaler les maladies consécutives auxquelles ils s'exposent, en ne se faisant pas guérir de la fièvre intermittente, particulièrement de celle qui survient en automne et qui, si l'on ne s'en délivre pas très promptement, se prolonge souvent jusqu'à l'été de l'année suivante; heureux encore les malades s'ils arrivent jusques là, sans lésions

22.

organiques connues vulgairement sous le nom d'obstructions, et qui conduisent plus ou moins rapidement à l'hydropisie !

On doit être très attentif aux accès de fièvre qui s'accompagnent de quelque symptôme grave et extraordinaire, lors même que tout rentre dans l'ordre dès que l'accès est passé; l'observation a appris, en effet, que l'accès suivant ramenait le symptôme alarmant avec encore plus de violence, et que la vie du malade pouvait être compromise dans le troisième accès qu'il faut prévenir à tout prix, ce que l'art, heureusement, est capable de faire quand il est bien dirigé.

Si donc un accès de fièvre qui est à son début, ou qui succède à des accès qui n'ont rien présenté d'extraordinaire, frappe les assistants par l'assoupissement profond dans lequel se trouve plongé le malade qu'on pourrait croire en apoplexie, ou si, au contraire, le malade est en proie au délire pendant l'accès, il ne faudra plus regarder cette fièvre d'accès comme bénigne. Il en sera de même si le malade éprouve, pendant l'accès, soit des défaillances, soit des vomissements opiniâtres, soit une difficulté extrême de respirer, soit des sueurs excessives, des selles sanguinolentes, des convulsions, un froid glacial prolongé, ou des douleurs atroces. Dans tous ces cas, l'on peut craindre que l'accès suivant ne fasse périr le malade, et si l'on est éloigné du médecin, il faut, dès le déclin de l'accès, avoir recours au quinquina, et l'employer à forte dose, car c'est le seul moyen de sauver la vie au malade.

On en donnera donc deux onces dans l'intervalle d'un accès à l'autre, si on l'emploie en poudre, ou quarante grains de quinine brute si l'on a sous la main ce fébrifuge plus facile à administrer que le quinquina en substance.

Dans tous les cas on partagera la dose du remède en huit portions égales, pour en donner une d'heure en heure, si l'on peut se flatter d'avoir un intervalle de huit heures entre le dernier accès et le prochain; mais on doublerait les doses, si l'on craignait le prompt retour de l'accès.

Le quinquina en poudre se prend délayé dans une tasse d'infusion de germandrée ou de petite centaurée, ou bien on le donne dans un mélange d'eau et de vin. On peut aussi l'administrer sous forme de bols ou de pillules en l'incorporant dans une petite quantité de miel, ou de sirop de gomme, pour le réduire en pâte qu'on divise en petites portions arrondies et faciles à avaler.

La quinine brute est plus commode encore parce qu'elle est moins amère et qu'on peut, chez les enfants, la donner associée à quelques confitures ou à du sirop. En outre, la quinine se ramollit en la pressant entre les doigts, et l'on peut la réduire en pillules aussi petites que l'on désire.

Enfin si l'on était dépourvu de quinquina, et trop éloigné des pharmaciens et des médecins pour obtenir à temps le précieux fébrifuge que nous fournit le Pérou, il faudrait avoir recours à l'écorce du saule blanc si commun dans nos prairies; mais on la donnerait à plus forte dose après l'avoir desséchée et pulvérisée, et l'on y joindrait l'usage de cette même écorce en décoction, et donnée aussi en lavements.

On est quelquefois réduit à employer le quinquina par cette voie lorsque le malade est tourmenté de vomissements qui lui font rejeter tout remède. Il faut alors, indépendamment des demi-lavements que l'on compose avec la décoction d'une once de quinquina à laquelle on ajoute un gros de quinine brute, couvrir le ventre du malade avec un large cataplasme de quinquina en poudre, bouilli dans du vin.

Tels sont les moyens qu'on doit employer pour *couper*, comme on dit, les accès d'une fièvre *pernicieuse*, car c'est ainsi qu'on nomme les fièvres intermittentes dont je viens de donner la description, et d'indiquer le traitement.

Dès qu'une fois l'accès a manqué, on diminue la dose du fébrifuge d'un tiers ou de moitié, mais on doit le continuer encore pendant qulques jours pour assurer la convalescence du malade, qu'un écart de régime, une indigestion, et surtout une purgation inopportune peuvent faire retomber dans son premier danger.

CHAPITRE XXVIII.

Hémorragie.

On distingue, dans la pratique, deux espèces d'hémorragie : l'une, appelée *traumatique*, reconnaît pour cause la division d'une artère ou d'une veine, comme cela s'observe si fréquemment lorsque l'on vient à se blesser avec un instrument tranchant, piquant ou contondant, dans les amputations des membres, enfin dans les coups violents et les chutes avec fracas des os ; l'autre, tenant à une disposition naturelle, se fait par exhalation, sans rupture de vaisseaux, à la surface des membranes muqueuses. Elle est due au concours de diverses causes occasionelles physiques ou morales.

Lorsqu'une artère d'un calibre un peu considérable est ouverte, et que la plaie qui y a été faite répond à celle des téguments, le sang en sort avec vitesse et fournit un jet inégal ; celui-ci s'élève et s'abaisse alternativement, et correspond aux pulsations du pouls. Le sang est rouge et vermeil, et l'on ne peut l'arrêter qu'en comprimant le vaisseau au-dessus de l'ouverture qui lui offre une issue.

Le premier moyen à opposer à une hémorragie de cette espèce est la compression, laquelle se fait avec un tampon de charpie un peu dur, un morceau d'amadou, la moitié d'une fève de haricot dont on applique la partie convexe sur l'ouverture de la plaie, ou une petite pièce de monnaie enveloppée de linge.

Dans le cas où la partie qui est le siège de l'hémorragie n'offrirait pas de point d'appui, on se servirait de charpie trempée dans de l'alcool ou de l'eau fortement saturée d'alun, laquelle serait contenue par un bandage légèrement compressif. Enfin, si ces premiers moyens étaient insuffisants, il faudrait cautériser l'ouverture du vaisseau au moyen d'une clef non forée rougie au feu. Dans tous les cas, on placera une ligature entre la plaie qui donne passage au sang et le cœur.

L'hémorragie veineuse est rarement dangereuse. Le sang fourni par une veine ouverte est d'un rouge obscur, et sort en nappe, sans former de jet comme celui qui vient des artères. On sera toujours sûr d'en arrêter le cours, au moyen de la compression directe faite avec un morceau de linge de toile plié en double, ou de la charpie, le tout contenu au moyen d'une bande modérément serrée.

Dans le cas où l'on serait obligé d'exercer la compression sur le vaisseau d'où vient le sang, il faudrait comprimer au-dessous de la plaie et non au-dessus comme dans le cas précédent ; car le sang veineux revient, comme on le sait, des extrémités au cœur, et non de celui-ci à la périphérie du corps.

Il arrive souvent encore que des piqûres de sangsues appliquées à de très jeunes enfants, ou coulant trop longtemps, compromettent directement l'existence des malades, et peuvent devenir pour eux une véritable cause de mort.

On arrêtera toujours sûrement l'hémorragie, en saupoudrant les piqûres avec de la colophane pulvérisée, de l'alun calciné, ou bien en appliquant sur elles l'extrémité d'une tige métallique rougie à blanc.

Enfin, si une hémorragie, résultant d'une blessure

extérieure, ne pouvait être arrêtée par ces divers moyens, on chargerait une personne intelligente et courageuse de comprimer, avec le pouce ou avec la main tout entière, le point d'où le sang jaillit, jusqu'à l'arrivée d'un homme de l'art.

Le traitement des hémorragies internes dont les causes occasionelles présentent de nombreuses différences, doit varier lui-même dans beaucoup de cas.

L'hémorragie est-elle modérée, le sujet jeune et robuste, on l'abandonnera à elle-même, surtout si elle soulage; on se bornera à placer le malade dans un lieu frais, on lui fera prendre des boissons rafraichissantes et acidulées, de la limonade, de l'eau légèrement vinaigrée, de l'orgeat, du sirop de groseille ou de framboise. L'hémorragie augmente-t-elle de gravité par sa répétition fréquente, ou par la trop grande abondance de sang qu'elle a fait perdre, on cherchera à diminuer et à faire cesser, par l'emploi des révulsifs et des sinapismes appliqués aux extrémités, l'espèce de concentration des forces vitales dans un point circonscrit de la membrane muqueuse.

On emploiera la saignée du bras comme le meilleur moyen d'arriver à ce but, toutes les fois que le pouls sera plein, dur, et l'individu pléthorique. Dans le cas contraire, et lorsque la personne affectée d'hémorragie est d'un tempérament faible, plus lymphatique que sanguin, il faut chercher à supprimer promptement l'écoulement du sang, en employant, à l'extérieur, l'application du froid.

A l'intérieur on administrera des boissons astringentes, comme l'infusion de quinquina, l'eau ferrée, une limonade préparée avec de l'eau, du sucre et quelques gouttes d'acide sulfurique; enfin lorsque l'hémorragie aura été causée par des chagrins ou de vives émotions morales, on cherchera à éloigner du malade tout ce qui peut produire sur lui une impression triste. Chez les femmes, le meilleur moyen de mettre fin aux diverses hémorragies dont elles peuvent être prises, consiste dans le rétablissement de la menstruation qui est ordinairement ou supprimée alors, ou irrégulière.

Le traitement de l'hémorragie qui se fait par le nez, lorsqu'elle est modérée, ne réclame aucun soin particulier, et doit être abandonnée à elle-même. Il serait même dangereux de s'opposer à cet effort salutaire de la nature chez les sujets vigoureux.

Quand le sang coule trop abondamment, il convient d'exposer le malade à l'air frais, de lui faire tenir la tête et le tronc dans une position verticale; des compresses imbibées d'eau froide et vinaigrée seront appliquées aux tempes, sur le front, à la racine du nez; enfin dans le cas où l'individu sujet à l'hémorragie du nez serait faible et d'une santé languissante, on le soumettrait à l'usage de la limonade sulfurique, de l'eau ferrugineuse, d'un régime nourrissant, et du vin vieux pris en petite quantité.

L'*hémoptysie* est l'hémorragie qui a lieu par la membrane qui tapisse les bronches et les vésicules pulmonaires; elle s'observe surtout pendant l'adolescence, l'âge adulte, et chez les personnes douées d'un caractère sensible et irritable, ou qui sont sujettes à des emportements de colère. Le sang expectoré alors, est vermeil, écumeux, et se rend en toussant. L'hémoptysie peut avoir une marche aiguë ou chronique, ou revenir périodiquement; elle est souvent le prélude de la phthisie pulmonaire.

Le traitement, pendant les attaques d'hémoptysie, consistera dans la diète, le repos, le silence, l'usage de l'eau gommée, légèrement acidulée avec le jus de citron, du lait d'amandes auquel on ajoutera dix ou quinze grains de nître par pinte; la saignée du bras est indiquée dans le cas de pléthore générale. Si l'hémoptysie ne s'était montrée qu'à la suite de la suppression d'une autre hémorragie moins grave, on s'efforcerait de rappeler celle-ci par les moyens les plus convenables; on aurait également recours avec succès à la rubéfaction des extrémités et de la région de la colonne épinière, au moyen de sinapismes et de vésicatoires volants.

On donne le nom d'*hématémèse* à l'hémorragie qui se fait par l'estomac, et dans laquelle le sang est rendu par le vomissement.

Les causes de cette hémorragie sont ordinairement une chute ou un coup sur la région de l'estomac, l'introduction d'une substance irritante, tel qu'un vomitif trop énergique ou donné mal à propos, une vive affection morale, une violente colère, la suppression du flux menstruel chez la femme, la suppression des hémorroïdes. On distinguera le sang venant de l'estomac à sa couleur foncée; il est rejeté par la bouche sans douleur et sans toux. On calmera l'irritation de l'estomac par des boissons froides et adoucissantes, rendues astringentes par l'addition de quelques gouttes d'acide sulfurique, du sirop de coings, ou du sirop de cachou. Des sangsues seront appliquées à l'épigastre ou à l'anus; enfin, chez les femmes, on rappellera l'éruption périodique de l'utérus.

Le même traitement sera mis en usage dans le cas d'hémorragie intestinale, ou *méléna,* en ajoutant toutefois des lavements d'eau vinaigrée et froide, ou bien préparés avec une décoction d'écorce de chêne.

L'hémorragie de la vessie, ou l'*hématurie,* s'observe chez les vieillards, surtout lorsque sujets au flux hémorroïdal, celui-ci est venu à se supprimer. Elle peut être la suite d'une chute ou de contusions sur la région des reins, mais elle est fréquemment causée par un régime trop excitant, et par la présence de pierres dans les reins ou dans la vessie.

Le sang, selon la violence du mal, peut sortir pur et en certaine quantité du canal de l'urètre, ou bien être mélangé avec l'urine. Dans tous les cas, on administrera des boissons émollientes et douces, telles que l'eau de gruau, la décoction de graine de lin; on donnera quelques légers laxatifs, on fera une application de sangsues au périnée ou sur le bas-ventre, on mettra le malade dans le bain tiède; enfin celui-ci étant âgé et affaibli, et l'écoulement sanguin fort abondant, on appliquera des compresses froides sur le bas-ventre, sur la partie supérieure des cuisses, et l'on soutiendra le malade par l'usage de la décoction de quinquina, et par un régime nourrissant et doux.

On suivra exactement la même marche dans le cas d'hémorragie utérine chez la femme, en ayant recours toutefois à la saignée du bras, surtout si la personne a atteint l'âge de retour et jouit d'une bonne santé habituelle.

CHAPITRE XXIX.

Hernie étranglée.

Les hernies que le peuple nomme ordinairement *descentes* ou *efforts*, consistent dans le déplacement de quelque partie des viscères abdominaux qui, poussés hors de la cavité qui les contient, se portent au dehors pour y former une tumeur plus ou moins saillante. Les hernies situées dans le pli de l'aine, et que, pour cette raison, on appelle *inguinales*, sont les plus communes de toutes. Elles doivent ordinairement leur origine à des efforts imprudents que l'on a faits pour soulever des fardeaux au-dessus de ses forces, pour sauter ou franchir un fossé; elles peuvent être déterminées aussi par des quintes de toux fatigantes, par des vomissements répétés, par l'acte même de rendre les excréments dans certains cas de constipation. Les enfants en bas âge qu'on laisse crier longtemps dans leur berceau, contractent fréquemment des hernies *inguinales* et *ombilicales*. Les femmes, à raison d'une organisation particulière, sont plus disposées à la hernie *crurale* qu'à celle de l'anneau *inguinal*. Toutes ces hernies, quand on n'a pas la précaution de les faire rentrer au plus tôt, et de les maintenir réduites au moyen d'un bandage particulier, sont susceptibles d'étranglement avec *engouement* ou avec inflammation.

Dans le premier cas, il s'est formé une accumulation de matières fécales, ou alimentaires, dans la portion d'intestin que contient la hernie; le canal s'est obstrué, les matières interceptées s'amassent de proche en proche entre l'obstacle et l'estomac. La tumeur herniaire augmente de volume sans être d'abord douloureuse. Plus tard elle le devient, le ventre se tend, le malade éprouve des nausées, ensuite des vomissements qui ont le goût stercoral; la fièvre survient, l'inflammation s'empare de la tumeur, et si l'on n'entrave pas sa marche, la mort est inévitable, mais cependant moins prompte que dans le cas d'étranglement avec inflammation.

Ce dernier vient de ce que les parties, formant hernie, sont trop serrées par l'ouverture qui leur a donné passage. La continuité du canal intestinal est interceptée, la douleur est vive, et l'inflammation qui ne tarde pas à s'établir, se propage de la portion d'intestin ou d'épiploon serrée par l'anneau, aux parties que la hernie comprend, ou à celles qui sont encore contenues dans le bas-ventre. Le malade vomit d'abord les matières renfermées dans l'estomac, ensuite celles que contiennent les intestins jusqu'à l'endroit pincé. La tumeur herniaire est dure, tendue et douloureuse; le pouls est petit, serré et très fréquent, le hoquet survient, la physionomie s'altère et ensuite se décompose, le pouls devient plus faible, les douleurs cessent; mais ce calme est trompeur, il annonce la gangrène de l'intestin que la mort suit de près.

Cette terminaison est d'autant plus rapide que le sujet est plus fort et plus vigoureux; ce sont aussi les individus les plus robustes qui sont le plus sujets à l'étranglement inflammatoire, et il ne faut souvent que douze ou quinze heures d'étranglement pour amener la gangrène et un état désespéré.

On voit, par cet exposé, combien il est urgent d'appeler

un chirurgien habile pour diriger le malade et entreprendre, à temps utile, l'opération de la hernie, dont le succès est presque toujours certain quand on la pratique avant la formation de la gangrène.

Mais en attendant l'homme de l'art, il faut donner au malade les secours suivants : au défaut d'une personne qui sache pratiquer la saignée du bras, on entourera d'une vingtaine de sangsues l'ouverture du ventre qui donne passage à la hernie ; et après la chute des sangsues, on plongera le malade dans un bain tiède. Il ne faut pas craindre qu'il y prenne une faiblesse, car on a remarqué que c'est dans ce moment là que les hernies étranglées rentrent avec le plus de facilité ; on ne craindra donc pas de le retenir au bain le plus longtemps possible en lui faisant prendre la position la plus favorable à la réduction de la hernie, et cette position consiste à avoir le tronc rapproché de la situation horizontale, les cuisses fléchies sur le tronc et les jambes sur les cuisses, la tête penchée sur la poitrine et maintenue ainsi par un oreiller. C'est dans cette position qu'on tentera de faire rentrer la hernie en l'embrassant avec les deux mains, et la comprimant latéralement, de bas en haut, et de dedans au dehors d'après la direction connue du canal inguinal. Mais il faut être circonspect dans ces tentatives de réduction qui, lorsqu'elles sont sans succès, peuvent augmenter l'inflammation et rendre sa marche plus rapide.

Lorsque le malade est sorti du bain, on l'essuie et on le remet au lit dans une position semblable à celle que je viens de décrire, la tête élevée par des oreillers, les cuisses un peu écartées, et maintenues dans la flexion par un sac rempli de paille et passé sous les jarrets. On recouvre la hernie d'un large cataplasme composé, soit de feuilles de mauves cuites, soit de mie de pain bouillie dans

du lait, soit de farine de graine de lin délayée et cuite
dans l'eau de mauves. Des lavements de même nature
seront donnés de temps en temps, et les boissons se com-
poseront de petit-lait, de limonade ou d'eau d'orge, mais
seront prises en très petite quantité pour ne pas fatiguer
l'estomac qui repousse tout ce qu'on y introduit, pendant
que l'étranglement subsiste.

Dans le cas d'*engouement* on se dispensera de la saignée,
des bains, et même des cataplasmes émollients; il vaut
mieux alors recouvrir la tumeur de linges trempés dans
l'eau vinaigrée froide, ou même de glace pilée, si l'on en
trouve sous la main. On insistera sur les lavements d'eau
miellée, dans chacun desquels on aura fait fondre un peu
de savon commun, et deux cuillers de sel de cuisine à
défaut de sel d'Epsom, et l'on donnera pour boisson de
l'eau miellée ou du bouillon de veau. Ce traitement sera
suivi jusqu'à l'arrivée du chirurgien qui appréciera le
véritable état des choses et jugera de ce qu'il restera à
faire.

CHAPITRE XXX.

Hystérie, Vapeurs hystériques.

L'HYSTÉRIE appelée vulgairement *mal de mère, suffocation de matrice, vapeurs,* est une maladie propre aux
femmes délicates et nerveuses, qui peut néanmoins se
rencontrer chez des femmes robustes, dans certaines circonstances, et qui procède par des accès quelquefois très
alarmants, surtout aux yeux des personnes qui en sont
témoins pour la première fois.

Les accès hystériques offrent une grande variété de
symptômes, quelquefois ils ressemblent à une *syncope.*
La malade est sans mouvement, et la respiration si faible
qu'elle est à peine sensible; mais le sentiment n'est pas
éteint pour cela, et quoiqu'elle ne puisse pas parler, elle
continue de voir, d'entendre, et de percevoir les odeurs.
D'autrefois il y a perte subite, mais rarement complète
des sens et de la connaissance, palpitations violentes, gonflement extraordinaire de la poitrine, du cou et de la
figure qui devient d'un rouge violet ou reste très pâle,
resserrement des mâchoires, difficulté d'avaler, respiration pénible, menaces de suffocation, baillements fréquents, grincement de dents, mouvements convulsifs
des muscles du visage et des lèvres qui sont quelquefois
couvertes d'une salive écumeuse, agitation convulsive
des membres, de la tête ou du corps; les malades se
frappent la poitrine, se tordent les bras, cherchent à dé-

23

chirer et à mordre, font entendre des sons inarticulés, des cris de joie ou de frayeur, des éclats de rire qui alternent souvent avec des pleurs et des gémissements.

Enfin, dans certains cas, aux convulsions les plus violentes succède la cessation des mouvements du cœur et de la respiration, le pouls est insensible, la chaleur animale s'éteint, les malades sont froides, pâles, inanimées, et restent dans un état plus ou moins prolongé de mort apparente, qui peut même se terminer par l'extinction totale de la vie.

Pendant les accès d'hystérie, il faut mettre les malades, autant que la chose peut se faire, dans l'impossibilité de se blesser. On les placera sur un lit qu'entoureront des personnes vigoureuses et capables de les contenir sans leur faire mal. On les débarrassera de leur corset, de leurs jarretières, de leur collier, et de tout ce qui pourrait gêner la circulation du sang ou la respiration, et on leur fera respirer certaines odeurs fétides, comme celle du cuir, de la corne ou des plumes brûlées. Les odeurs agréables ont une influence moins utile que celles que je viens de nommer et qui m'ont toujours réussi.

Si la malade peut avaler, on lui fait prendre au moyen d'une cuiller de bois ou d'étain, de l'eau sucrée dans laquelle on a mêlé trois ou quatre gouttes d'éther, de liqueur minérale d'Hoffmann, ou d'eau de fleurs d'oranger.

Dans le cas où les mâchoires se ferment instantanément, on profite d'un moment favorable pour placer entre les dents soit un bourrelet de linge, soit le manche d'une cuiller de bois, afin d'empêcher le grincement de dents qui souvent les brise en éclats.

S'il est possible de tenir les jambes plongées dans de l'eau tiède, il en résultera de bons effets, ainsi que de l'application sur la tête de linges imbibés d'eau fraîche, dans le cas où la figure est très colorée et le front très chaud.

Lorsque la maladie est parvenue au plus haut degré et fait craindre l'apoplexie, ce que l'on reconnaît au gonflement du cou, à la rougeur livide de la face, à l'assoupissement, à la respiration ronflante, et à la privation du sentiment et du mouvement; il faut alors appliquer une douzaine de sangsues à chaque tempe, couvrir de sinapismes les extrémités inférieures, faire des applications froides sur la tête, et donner des lavements préparés avec de l'eau tiède dans laquelle on a fait fondre deux bonnes cuillers de sel commun, gros comme une noix de savon ordinaire et une certaine quantité de miel.

Pendant qu'on administre ces différents secours, il faut éloigner de la malade toutes les personnes qu'on sait lui être désagréables; car leur aspect peut aggraver et prolonger l'accès; il faut en écarter aussi les jeunes filles et les femmes impressionnables, car l'expérience a prouvé nombre de fois, que les convulsions et les spasmes s'emparent facilement des femmes qui ont ce triste spectacle sous les yeux.

On a vu quelquefois les accès d'hystérie se prolonger sous l'apparence de la mort et donner lieu à de funestes méprises. C'est dans des cas semblables que la personne qu'on regarde comme morte doit être surveillée par des personnes intelligentes, et exposée à visage découvert, jusqu'à ce qu'un commencement de putréfaction vienne donner la preuve d'une mort réelle.

CHAPITRE XXXI.

Indigestion.

Il ne s'agit point ici de ces indigestions ordinaires qui trouvent leur remède dans le vomissement des aliments que leur quantité, leur qualité, leur apprêt, certaines dispositions particulières de l'estomac, ou d'autres circonstances souvent inappréciables ont transformés en substances nuisibles et comme vénéneuses. Il s'agit de ces graves indigestions qui sont quelquefois mortelles pour les personnes d'une constitution faible, pour les enfants, pour les vieillards, mais surtout pour ceux qui relèvent à peine de maladie.

Ces indigestions simulent quelquefois l'empoisonnement par les anxiétés qui les accompagnent, par les syncopes, les sueurs froides, les nausées, le hoquet, le tremblement et même les convulsions auxquelles elles donnent lieu surtout chez les jeunes sujets; mais le soulagement prompt que produit le vomissement des aliments, et l'absence de toute inflammation dans le gosier, l'estomac et les intestins, établissent une différence bien tranchée entre l'indigestion et l'empoisonnement. Celle-là, dans son début, peut simuler plusieurs maladies graves, et il est bon d'en être prévenu pour ne pas s'y laisser tromper. Quelquefois elle se montre sous l'apparence d'une syncope, d'un accès de fièvre intermittente, d'un accès d'asthme nerveux, d'une attaque d'apoplexie;

mais dans tous ces cas, on doit présumer l'indigestion lorsque les accidents qu'éprouve le malade ont été précédés d'un repas copieux, lorsque le malade a des renvois d'un odeur aigre, lorsqu'il éprouve des nausées, quand il lâche des vents, et que le ventre fait entendre des gargouillements. D'ailleurs, toute incertitude est dissipée quand on a sollicité le vomissement soit en faisant boire de l'eau tiède sucrée ou non, soit en chatouillant le gosier avec les barbes d'une plume trempée dans l'huile, et que le malade ayant repris connaissance, peut donner des éclaircissements sur les causes de son indisposition subite.

L'eau tiède pure ou sucrée est la boisson qui convient le mieux pour délayer les aliments frappés d'indigestion, en favoriser l'expulsion par le vomissement, ou les précipiter dans les intestins. Si l'on donne du thé, il faut qu'il soit des plus légers. Il convient aussi de placer le malade dans une situation qui rende le vomissement facile; si l'on ne peut le mettre assis et la tête penchée en avant, position qui est préférable à toute autre, il faut au moins l'étendre sur le côté droit et la tête en avant. En effet, on a vu des gens suffoqués par la matière des vomissements qu'ils n'avaient pu expulser complétement de la bouche, étant couchés sur le dos, et qui s'était introduite dans le canal de la respiration, au milieu des efforts de la toux.

C'est donc un service à rendre, que de placer sur le côté les gens mort-ivres qu'on trouve par fois, dans la rue, couchés sur le dos, car cette posture peut leur causer la mort.

Lorsque le vomissement a expulsé tout ce que renfermait l'estomac, il faut employer les lavements pour entraîner ce qui aurait pénétré dans les intestins, et ne pas craindre de fatiguer le malade en en donnant plusieurs successivement. L'eau tiède salée ou miellée est ce qui convient le mieux en pareil cas. Dans l'intervalle des lavements, on frictionne le ventre avec des linges chauds, ce qui favorise encore le dégagement des matières en excitant l'action des intestins.

Après les évacuations abondantes et la cessation des douleurs, on peut donner de l'eau fraîche pure ou acidulée qui est ordinairement désirée par le malade et qui calme les efforts du vomissement, mais à peu d'exceptions près dont les médecins peuvent seuls être jugés, il ne faut donner ni vin pur, ni liqueur spiritueuse, ni thériaque dans les indigestions.

Lorsque la crise est passée, on doit, pendant un jour ou deux, et quelquefois plus longtemps, s'abstenir de tout aliment solide, et ne donner que de loin en loin quelques doses légères de bouillon sans pain, jusqu'à ce que l'estomac soit parfaitement rétabli.

CHAPITRE XXXII.

Ivresse convulsive.

L'IVRESSE simple se dissipe ordinairement d'elle-même au bout d'un certain temps, et il est rare qu'elle mette la vie en danger et qu'elle cause assez de frayeur aux assistants pour qu'ils réclament du secours; mais il n'en est pas de même de *l'ivresse convulsive* dans laquelle tombent certains individus, après des excès de liqueurs fortes, de vin mêlé d'esprit de vin, mais particulièrement d'eau-de-vie chargée de poivre et d'autres aromates. Si l'ivresse ordinaire fait descendre l'homme au rang de la brute, *l'ivresse convulsive* le rend semblable aux bêtes féroces, lui en donne la force, les agitations, l'aspect et jusqu'à la cruauté. Le malheureux qui est surpris par une ivresse semblable, a le regard farouche, les yeux étincelants, il grince des dents, essaie de mordre ceux qui l'entourent, imprime ses ongles partout, se déchire lui-même, pousse d'affreux hurlements, se roule sur le plancher et se précipiterait par la fenêtre s'il n'était pas contenu.

La première précaution qu'on doit prendre, en arrivant auprès du malade, c'est de le faire tenir par des hommes vigoureux qui le renversent sur un lit, et lui assujétissent les jambes et le corps avec des draps passés en travers et dont les bouts soient fixés au bois de lit. Les pieds seront liés et non les mains que deux hommes robustes doivent saisir, pour lui permettre les mouvements favorables aux vomissements qu'il faut chercher à solliciter dès qu'on se sera rendu maître du malade.

Mais ce n'est pas avec l'émétique qu'on doit exciter l'évacuation de l'estomac, ce remède pouvant augmenter le délire et les convulsions; il faut commencer par donner de l'eau tiède dans un gobelet d'étain, de bois ou d'argent, parce qu'un vase fragile serait inévitablement brisé entre les dents du malade qui pourrait en avaler des fragments.

On cherchera, si l'on peut, à introduire, jusqu'au fond du gosier, une plume dont on aura trempé les barbes dans l'huile, mais on se gardera bien d'enfoncer son doigt dans la bouche du malade, car on s'exposerait à un danger inutile.

Si le malade avale bien, il faut ajouter à l'eau tiède de l'huile ou du beurre fondu et favoriser ainsi le vomissement qui, une fois bien établi, fait renaître peu à peu la connaissance.

Dans le cas où une boisson copieuse d'eau tiède, d'huile et de beurre fondu, ne déterminerait pas le vomissement, on aurait recours à l'ipécacuanha dont on administrerait quinze grains de quart d'heure en quart d'heure jusqu'à ce que le malade vomisse.

Tels sont les moyens auxquels la prudence prescrit de s'arrêter, dans un cas semblable, jusqu'à ce qu'on puisse mettre le malade sous la direction d'un médecin éclairé.

CHAPITRE XXXIII.

Péripneumonie ou fluxion de poitrine.

La péripneumonie vulgairement connue sous le nom de fluxion de poitrine, est une maladie très commune, pendant l'hiver et le printemps, surtout parmi les cultivateurs de la campagne exposés à toutes les intempéries des saisons. Elle est toujours grave, souvent mortelle, et réclame de prompts secours dès son début.

On la reconnaît à une gêne plus ou moins grande de la respiration, sans douleur poignante de la poitrine, à une fièvre continue qui redouble ordinairement le soir, ou dans la nuit, et à une toux accompagnée de crachats visqueux, écumeux, et plus ou moins teints de sang.

La péripneumonie est une de ces maladies qu'on ne prévoit point à l'avance, et qui survient brusquement au milieu de la meilleure santé, par l'impression subite d'un air froid, ou d'une boisson froide sur le corps échauffé par le travail, par un violent exercice ou par une marche forcée.

Elle débute ordinairement par un frisson suivi d'une chaleur plus ou moins vive, et des symptômes énoncés plus haut.

Les premiers soins à donner au malade, consistent à le mettre dans un lit chaud, et à rétablir la transpiration, quand elle a été supprimée, non pas en donnant du vin, mais au moyen d'infusions tièdes de fleurs de sureau ou de fleurs de tilleul qu'on trouve partout, même à la campagne.

Si le malade éprouve des envies de vomir, et qu'il y ait lieu de présumer que l'estomac contienne des aliments qui l'incommodent, il faut favoriser leur expulsion, en chatouillant le gosier avec les barbes d'une plume trempée dans l'huile, en faisant boire de l'eau tiède ou du thé fort léger. Du reste, la transpiration étant rétablie, il convient de la soutenir à un degré modéré, mais on se gardera bien d'accabler le malade de couvertures ni de lui faire respirer un air brûlant et non renouvelé, comme on le fait communément dans les campagnes.

On ne doit donner aucun aliment dans les premiers jours de la péripneumonie, mais il faut faire prendre au malade, fréquemment et à petits coups, des boissons émollientes et tièdes, comme de l'eau d'orge; de l'infusion de fleurs de mauves, de guimauve ou de violettes, de la dissolution de gomme arabique ou adragante, ou des émulsions associées à la gomme, telles que le look blanc si généralement employé.

La péripneumonie est une maladie perfide qui trompe fréquemment les assistants par une apparente bénignité qu'elle conserve pendant les premiers jours, et par une marche inégale qui fait succéder à une nuit laborieuse une journée paisible, pendant laquelle les personnes sans expérience se rassurent sur le danger que court le malade, et négligent d'appeler le médecin, que souvent on ne fait demander qu'à l'occasion d'un redoublement qui met le patient en péril, et qui ne laisse plus de ressources pour le sauver.

Dans cette maladie, je le répète, il ne faut pas se rassurer par la considération que le malade ne souffre pas dans l'intervalle des redoublements, et que sa respiration est peu gênée. La continuité de la fièvre et la présence du sang dans les crachats doivent suffire pour signaler le danger, et comme c'est dans les trois premiers jours que les secours de l'art sont le plus efficaces, il ne faut jamais dépasser ce terme sans appeler le médecin auquel on ne manquera pas d'exposer l'état du malade pendant les redoublements, dans le cas où il n'en serait pas témoin lui-même.

En supposant que la respiration fût très gênée, dès le début de la fluxion de poitrine, que les joues fussent très colorées et que le malade fût d'un tempérament sanguin et dans la force de l'âge, on n'hésiterait pas, si l'on n'avait personne qui pût le saigner au bras, de lui faire appliquer quinze ou vingt sangsues sur la poitrine, et particulièrement sur l'endroit qui serait le siége de quelque sensation de pesanteur ou de gêne. Une fois les sangsues tombées, on favoriserait l'écoulement sanguin des piqûres, en les fomentant avec de l'eau tiède, et l'on finirait par recouvrir la poitrine d'un cataplasme émollient et tiède qu'on renouvellerait de temps en temps.

Dans cette inflammation des poumons, il est très important que le malade observe le plus profond silence, ou qu'on ne le mette pas du moins dans la nécessité de parler à haute voix. Cette précaution est de rigueur dans tous les cas où les organes de la respiration sont irrités, et j'ai remarqué dans ma pratique, que les dimanches et jours de fête qui sont plus particulièrement consacrés aux visites, surtout dans les campagnes, étaient des jours fâcheux pour les maladies de poitrine. J'ai même à regretter des malades dont j'avais conçu beaucoup d'espérance le dimanche matin, et qui après avoir reçu, malgré mes conseils, beaucoup de monde dans la journée, ont éprouvé la nuit suivante un redoublement à la suite duquel ils ont succombé.

CHAPITRE XXXIV.

Pleurésie.

La pleurésie qui a beaucoup de rapports avec la péripneumonie, se reconnaît comme cette dernière, à la gêne de la respiration, à la fièvre, à la toux ; mais cette toux est communément sèche et sans crachats, et il y a en outre une douleur de côté vive et poignante, qui augmente lorsque le malade veut reprendre haleine, ce qui fait qu'il n'ose respirer complétement, ou qu'il se retient de tousser le plus qu'il peut.

Cette maladie qui est des plus dangereuses et des plus fréquentes parmi les agriculteurs, est occasionnée comme la péripneumonie, par l'interruption brusque de la transpiration, et par le passage subit du chaud au froid ; mais elle a une marche encore plus rapide, car elle donne quelquefois la mort en trois jours, souvent en cinq, et le plus communément en sept, quand elle n'est pas prise à temps, et traitée comme il convient. Il ne faut donc pas mettre le moindre retard à réclamer les secours de l'art.

Les premiers soins consistent comme dans la fluxion de poitrine commençante, à réchauffer doucement le malade qui a éprouvé un frisson plus ou moins marqué au début, et à rétablir la transpiration par des infusions tièdes de tilleul ou de sureau. Cette première indication étant remplie, il faut, si l'on est éloigné d'un homme de l'art, appliquer quinze ou vingt sangsues sur le côté douloureux, en faire saigner les piqûres et les recouvrir ensuite d'un cataplasme émollient et tiède qui tienne dans une douce chaleur tout le côté malade.

A la saignée locale qui ne dispense pas toujours de la saignée du bras, on joint l'usage des boissons émollientes indiquées en parlant de la péripneumonie, et l'on prescrit le silence, le repos, la diète, une douce chaleur. Le médecin qui, pour bien diriger le traitement de la pleurésie, doit visiter le malade tous les jours, et plutôt deux fois qu'une, appréciera l'indication de revenir aux saignées tant générales que locales, et n'abandonnera le malade à lui-même que lorsque la maladie sera complétement dissipée, car le danger subsiste jusqu'au dernier jour de la maladie qui, guérie incomplétement, dégénère en hydropisie de poitrine ou en phthisie pulmonaire.

CHAPITRE XXXV.

Phrénésie.

Les médecins connaissent sous ce nom l'inflammation du cerveau et de ses membranes que le vulgaire nomme ordinairement *transport au cerveau*, *fièvre chaude*. Cette maladie qui est commune parmi les enfants, les jeunes gens et les adultes qui sont d'un tempérament sanguin et d'un caractère irascible, se manifeste surtout pendant l'été à la suite des travaux champêtres, des courses, des marches forcées, et affecte un cours très rapide et une tendance fâcheuse. Elle est souvent produite aussi par des coups, des chutes sur la tête, une fracture du crâne, enfin ses causes sont des plus variées; mais on la reconnaît toujours aux symptômes suivants : douleur de tête plus ou moins vive, délire intermittent, agitation extrême, fièvre ardente, œil fixe, regard farouche, quelquefois assoupissement avec ou sans paralysie.

Le traitement de la phrénésie est absolument le même que celui que j'ai indiqué au chapitre des coups de soleil. Ainsi au début de la maladie il faut appliquer une douzaine de sangsues à chaque tempe, et autant derrière les oreilles, couvrir la tête de linges trempés dans l'eau vinaigrée froide, plonger les jambes dans l'eau tiède, donner des boissons rafraîchissantes, des lavements émollients, faire observer une diète sévère et appeler promptement le médecin.

CHAPITRE XXXVI.

Plaies, piqûres, morsures.

On nomme ainsi toute solution de continuité faite aux parties du corps par une cause qui agit mécaniquement. Les plaies sont en général d'autant plus dangereuses, qu'elles atteignent des parties plus essentielles à la vie ; celles de la tête sont les plus graves de toutes lorsque le crâne est divisé ; viennent ensuite celles qui pénètrent dans la poitrine et dans le ventre. En général, les plaies faites par un instrument bien tranchant qui a divisé nettement les parties, sont moins dangereuses que celles occasionnées par des instruments piquants, ou par des corps obtus dits *confondants*, qui mâchent et broient en quelque sorte les tissus qu'ils divisent. Toutes les plaies d'armes à feu sont dans ce dernier cas, et ce qui les rend encore plus graves, c'est qu'elles laissent ordinairement au sein des parties blessées, des corps étrangers dont l'extraction n'est pas toujours facile.

Lorsqu'une plaie vient d'être faite, la première attention consiste à examiner s'il n'y est point resté de corps étrangers, comme des fragments de bois, de verre, des morceaux d'étoffe, du plomb, de la boue, l'aiguillon d'un insecte, etc. Il faut, s'il est possible, retirer ces corps étrangers, pourvu qu'on puisse le faire avec facilité et sans accidents, faute de quoi l'on doit attendre l'arrivée de l'homme de l'art, et se contenter alors de placer la partie blessée dans la situation la moins douloureuse, en la recouvrant de charpie molle et de compresses imbibées d'eau de mauves ou de guimauve.

Si la plaie ne renferme aucun corps étranger et ne recèle aucun venin qui exige la cautérisation, il faut se borner à la laver à l'eau tiède et chercher à la réunir. On doit bien se garder d'écarter les bords de la plaie et de la remplir de sel, de tabac ou d'y verser des baumes, de l'eau-de-vie et autres liqueurs irritantes, comme le font souvent des personnes ignorantes, croyant par là favoriser la guérison qu'elles rendent au contraire beaucoup plus difficile.

Lorsqu'on réunit une plaie, on fait en sorte que ses deux bords soient mis en contact immédiat, et y soient maintenus pendant le temps nécessaire à la cicatrisation. Pour les plaies superficielles, on se sert de bandelettes en taffetas d'Angleterre, et quand on en est privé, on emploie des bandelettes couvertes d'une légère couche de poix, substance qu'on trouve communément partout. On recouvre le tout de compresses et de bandes qui ne doivent pas être trop serrées, et dont l'objet est de favoriser le rapprochement des lèvres de la plaie, et de la mettre à l'abri du contact de l'air. Il faut ensuite placer la partie blessée dans la situation la plus propre à prévenir le tiraillement de la plaie, ainsi le lit devient nécessaire quand la plaie est aux membres inférieurs; pour les mains et les bras, une écharpe qui soutient la partie malade est quelquefois suffisante.

Quand il résulte d'une plaie un écoulement de sang fort considérable, qui ne cède point à la réunion des bords de la plaie et à une compression plus ou moins forte, c'est le cas de remplir le fond de la plaie avec de la charpie serrée, et de maintenir cette charpie au moyen de compresses disposées de manière à ce que la plus étroite recouvre immédiatement la charpie, et soit recouverte à son tour par d'autres compresses graduellement plus larges, et formant une espèce de coin dont la pointe réponde au fond de la plaie, et dont la base soit fixée solidement par une bande suffisamment serrée. Mais comme, malgré ces précautions, l'hémorragie pourrait reparaître, on ne se dispensera pas, en pareil cas, d'appeler un homme de l'art, et en l'attendant, on préparera de la charpie, des bandes et des compresses.

On réclamera pareillement les secours d'un chirurgien, quand il s'agira de piqûres ou de morsures faites par des animaux venimeux ou suspects de l'être, parce qu'alors il sera nécessaire de cautériser les plaies, opération qui est souvent délicate, et dans laquelle une personne étrangère à l'art de guérir pourrait faire trop ou trop peu.

Cependant il est nécessaire de porter à la connaissance de tout le monde, l'utilité de la cautérisation pour les plaies faites avec des instruments imprégnés de matières putrides, comme lorsqu'on se pique ou qu'on se coupe en dépeçant un animal mort du charbon, de la gangrène, ou dont la putréfaction est fort avancée.

La morsure de la vipère, seul animal venimeux de nos contrées, n'est presque jamais mortelle, lors même qu'on a négligé de cautériser sa morsure ; mais une morsure qu'on ne doit jamais se dispenser de cautériser, c'est celle des animaux enragés ou suspects de la rage.

Si l'on était éloigné de tout secours, il ne faudrait pas hésiter de procéder à la cautérisation des plaies qui résulteraient de cette morsure ; mais il convient préalablement de les laisser beaucoup saigner et de les laver à grande eau pendant les premiers instants, après avoir pratiqué une ligature serrée au-dessus de la partie blessée, c'est-à-dire entre la plaie et le centre de la circulation.

24

La cautérisation consiste à porter dans la plaie un morceau de fer moins large qu'elle, pouvant pénétrer jusqu'à
son fond, et préalablement chauffé jusqu'à ce qu'il soit
d'un rouge blanc. Ce moyen est à la portée de tout le
monde, et c'est aussi le plus sûr.

Lorsque les dents de l'animal ont fait plusieurs déchi-
rures éloignées entre elles, il faut cautériser chacune
d'elles séparément et n'en négliger aucune, car l'expérience a appris que la plus petite plaie *non cautérisée*
pouvait recéler le virus de la rage, et donner lieu à cette
terrible maladie contre laquelle on ne connaît jusqu'à
présent aucun remède efficace, quand elle est une fois développée.

Si les petites plaies résultant de la morsure étaient très
rapprochées, il vaudrait mieux les réunir en une seule,
par une incision, afin que la cautérisation devînt plus
facile et plus exacte. Enfin, si la morsure avait produit
une plaie dont les bords fussent mâchés et détachés par-
tiellement en lambeaux, la prudence voudrait qu'on re-
tranchât ces lambeaux pour rendre la plaie plus régulière
et pour en cautériser plus exactement la surface; car, on
ne saurait trop le répéter, il est indispensable que la plaie
dans toute son étendue, dans toute sa profondeur et dans
toutes ses sinuosités, éprouve le contact, soit du fer
rouge, soit d'un caustique équivalent, pour qu'aucune
particule du virus ne puisse être absorbée, et passer ainsi
dans la circulation.

Lorsqu'au lieu du feu, l'on se sert de caustiques, il
convient de donner la préférence à ceux qui sont liquides,
afin qu'ils pénètrent jusque dans les moindres anfractuo-
sités de la plaie. On emploie, pour cette raison, l'hydro-
chlorure d'antimoine liquide, vulgairement connu sous
le nom de *beurre d'antimoine*, ou bien l'acide sulfurique,

huile de vitriol du commerce, l'acide nitrique ou l'*eau forte*, l'acide hydrochlorique, ou l'*esprit de sel marin*.

Dans tous les cas, après avoir bien lavé la plaie avec de l'eau tiède saturée de sel commun, de l'eau de savon ou de la lessive de cendres, on prend un petit morceau de bois, pointu dans une de ses extrémités, qu'on trempe dans le caustique liquide qu'on a pu se procurer, et qu'on porte dans le fond et sur tous les points de la plaie. Si celle-ci est superficielle, il suffit de la toucher avec un pinceau de charpie trempé dans le caustique, et de la recouvrir avec un emplâtre vésicatoire maintenu par une compresse et quelques tours de bande.

Si l'on n'avait sous sa main aucun des caustiques dont il a été question, on pourrait en préparer un sur-le-champ, en mêlant de la chaux vive et récente réduite en poudre, avec partie égale de savon tendre, ce qui forme une pâte caustique dont on remplit et recouvre la morsure.

Immédiatement après la cautérisation, il est prudent de recouvrir la plaie et ses environs avec un emplâtre vésicatoire qu'on panse à la manière ordinaire, et qu'on fait suppurer, ainsi que la plaie cautérisée, pendant quarante ou cinquante jours, au moyen d'un onguent irritant comme le *basilicum*, le *garou*, etc.

Quoiqu'il soit fort important de cautériser le plus tôt possible les morsures faites par des animaux enragés, il ne faut pas cependant regarder comme inutile une cautérisation qui serait faite quelques heures, quelques jours même après l'accident ; on doit la pratiquer tant que l'*hydrophobie* n'est point déclarée, au risque même de rouvrir les plaies déjà cicatrisées.

Une fois toutes ces précautions prises, il faut mettre tous ses soins à rassurer le malade et à lui persuader qu'il

n'a plus rien à craindre, car des exemples authentiques
ont prouvé que la crainte seule de la rage pouvait la développer. Il ne faut donc rien négliger de ce qui peut
dissiper ses terreurs, et, à cette occasion, je recomman-
derai expressément de ne point tuer, comme on le fait
tous les jours sans nécessité, l'animal qu'on croit enragé,
mais de le renfermer, s'il est possible, dans un lieu sûr
et inhabité, et de lui faire donner à boire et à manger. Je
crois avoir sauvé plusieurs personnes de l'hydrophobie,
en leur faisant revoir, en pleine santé, quelques jours
après une morsure suspecte, le chien qui les avait mordues
et que j'avais défendu qu'on tuât.

CHAPITRE XXXVII.

Pustule ou puce maligne, charbon.

On connaît sous ces différents noms une inflammation gangreneuse de la peau, provenant ordinairement du conctact des animaux attaqués du charbon, ou de leurs dépouilles ; aussi sont-ce les tanneurs, les corroyeurs, les bouchers, les vétérinaires, les bergers et les gens de la campagne habitués à prendre soin du bétail, qui en sont le plus fréquemment affectés.

Au début, on sent une démangeaison incommode sur un point de la peau. Il s'y forme une petite vésicule que le malade déchire en se grattant, et de laquelle il s'écoule quelques gouttes d'une eau rougeâtre.

On aperçoit ensuite, au centre de la vésicule ouverte, un petit tubercule dur, mobile, semblable à une lentille et d'une insensibilité complète lorsqu'on y enfonce la pointe d'une épingle. C'est le signe certain de l'existence de la pustule maligne qui s'accompagne bientôt d'une chaleur brûlante et d'un engorgement rapide et toujours croissant, dans la partie qui est le siége du mal, laquelle devient tendue, luisante, présentant une espèce de bourrelet autour du point gangreneux qui parait enfoncé. A ces symptômes locaux, il se joint vers le quatrième ou le cinquième jour, des maux de cœur, des défaillances, des anxiétés ; le malade a la peau sèche, le pouls accéléré et faible, il ressent à l'intérieur un feu qui le dévore, la soif est inextinguible, le ventre se tend, le délire survient, des sueurs froides annoncent l'extinction des forces et le malade ne tarde pas à succomber.

Telle est la marche rapide de la maladie, lorsqu'on n'y remédie pas à temps. Mais dès que la pustule maligne est reconnue, ou même soupçonnée, il faut réclamer de prompts secours, et si l'on ne pouvait les obtenir de suite, il ne faudrait pas hésiter de porter au centre de la tumeur, et jusqu'à ce que le malade en sentit l'impression douloureuse, un fer d'une forme appropriée, et rougi jusqu'au blanc. On recouvrirait ensuite la partie malade d'un cataplasme émollient, l'on donnerait pour boisson de l'eau d'orge acidulée avec le vinaigre ou le suc de citron, et pour aliments de simples bouillons de viandes et des jus d'orge jusqu'à ce que le danger fût passé, et la suppuration bien établie autour du point gangreneux.

CHAPITRE XXXVIII.

Rage.

On connaît sous le nom de rage ou d'*hydrophobie* qui signifie l'horreur de l'eau, une maladie qui, heureusement, n'est point naturelle à l'homme, mais qui se développe spontanément chez le chien, le loup, le renard, le chat, et que ces animaux peuvent communiquer à l'espèce humaine par une sorte d'inoculation, au moyen de la morsure qui fait pénétrer la bave de l'animal enragé dans l'intérieur des chairs, ou qui la dépose sur une partie dénuée d'épiderme.

Du reste, la plaie d'une personne mordue par un animal enragé n'offre rien de particulier, et se guérit aussi rapidement qu'une plaie ordinaire; mais si l'on n'a pris aucune précaution dans ce cas dangereux, et qu'on ait abandonné la blessure à elle-même, au bout d'un intervalle dont le terme moyen est de vingt à quarante jours, la partie mordue devient douloureuse, la cicatrice rougit, se gonfle et se rouvre quelquefois; d'autrefois aucun changement n'a lieu du côté de la cicatrice. Mais dès lors le malade devient triste, rêveur, sa physionomie s'altère; son sommeil est troublé par des songes effrayants, il éprouve une chaleur pénible, des alternatives de chaud et de froid; bientôt la fièvre s'allume, le visage se colore, les yeux deviennent étincelants, le regard farouche, la voix forte, la respiration laborieuse. Le malade pousse de profonds soupirs, refuse de boire, ou ne boit qu'avec difficulté ; la vue de l'eau et des choses qui, par leur transparence et leur éclat, ont quelque rapport avec l'eau, lui occasionne une angoisse extrême et quelquefois des convulsions. A ces symptômes se joignent une salivation presque continuelle, le délire, et des envies de mordre dont quelques malades préviennent les assistants en les conjurant de se retirer, et en implorant la mort.

Ordinairement deux ou trois accès suffisent pour faire succomber le malade qui s'éteint au milieu des angoisses, couvert d'une sueur froide et saisi d'une terreur profonde.

L'effroi qu'inspire l'hydrophobie a porté quelquefois des hommes ignorants et barbares à abandonner les malades à leur malheureux sort, et même à les étouffer entre des matelas. L'humanité se révolte au souvenir de cette cruauté d'autant plus inutile qu'aucun exemple n'a prouvé, jusqu'à présent, que la rage pût se communiquer d'homme à homme ; et d'ailleurs l'hydrophobie présente des moments de calme, pendant lesquels les malades eux-mêmes demandent que l'on prenne, contre leurs transports, toutes les précautions que l'on emploie et qui suffisent ordinairement avec les autres aliénés.

La rage est une maladie si redoutable, qu'on ne saurait donner trop de publicité aux signes auxquels on peut reconnaître un chien affecté ou même suspect d'*hydrophobie*, afin de se garantir de sa dent, s'il est possible, et de le détruire si l'on n'a pas quelque intérêt à surveiller l'animal, pendant quelques jours, dans un lieu sûr, pour mieux juger de son état.

Le chien qui a été mordu par un animal enragé, ou chez lequel la rage se développe spontanément, devient triste, fuit son maître, se cache et cherche la solitude.

Il a de l'aversion pour toute nourriture et pour toute boisson. Il attaque quelquefois les étrangers et les mord, mais il reconnaît et respecte encore son maître. Il a l'oreille et la queue basses, et marche comme s'il était endormi. Ensuite sa respiration devient haletante, son poil se hérisse, surtout le long du dos. Il tire la langue et rend une bave écumeuse ; sa gueule est béante ; tantôt il marche comme s'il était à moitié assoupi, tantôt avec précipitation et sans suivre la ligne droite. Enfin il ne reconnaît plus son maître, il a l'œil abattu, larmoyant, couvert de chassie pulvérulente, maigrit promptement, devient furieux, tombe en convulsions, et périt trente ou quarante heures après les premiers symptômes de la rage.

C'est pendant les chaleurs de l'été que les chiens sont le plus disposés à devenir enragés, et que l'on doit surveiller davantage leur santé. Dans tous les pays policés on ne devrait laisser sortir ces animaux que muselés, et munis d'un collier qui fasse connaître le nom de leur maître. Cette mesure salutaire préviendrait bien des malheurs.

CHAPITRE XXXIX.

Vomissements excessifs.

Dans tout vomissement excessif il faut s'informer si le malade a pris un remède pour vomir, et lequel ; s'il a mangé ou bu quelque chose de suspect, et ce que ce pourrait être ; s'il est affecté de hernie, et si cette hernie y est pour quelque chose ; s'il est en état de constipation opiniâtre, et s'il n'a point eu de selles depuis quelques jours.

Le vomissement peut dépendre d'une infinité d'autres causes, mais je veux fixer l'attention du lecteur sur les plus communes.

Dans le cas de hernie, le vomissement ne cessera que lorsque celle-ci sera rentrée, et pour la réduire on aura recours, à défaut de médecin, aux soins que j'ai indiqués à l'article : *hernie étranglée.*

Le vomissement compliqué de constipation, cède ordinairement aux remèdes dirigés contre elle, comme les lavements, les suppositoires, les bains tièdes, peu de boissons, mais acidulées. Les lavements d'huile pure, ceux à l'eau de savon, à la manne, au miel, aux feuilles de pêcher, de baguenaudier, à la mercuriale, ont été souvent fort utiles, mais il faut les donner coup sur coup, et ne pas se décourager.

Si le vomissement a été provoqué par l'émétique, il faudra faire boire au malade de la décoction de quinquina, ou à son défaut de la décoction d'écorce de chêne ou de saule qu'on peut préparer partout.

Si l'on soupçonne que le malade ait avalé avec ses aliments quelques substances vénéneuses, on se conduira comme il est prescrit à l'article *empoisonnement*.

CHAPITRE XL.

Des signes qui présagent une mort prochaine, ou qui annoncent du moins un grand danger.

Il est souvent, dans les maladies, de la plus grande importance de connaître très exactement le danger dans lequel se trouvent ou peuvent se trouver les malades, afin de mettre à profit les instants quelquefois très courts pendant lesquels ils peuvent remplir des devoirs religieux, ou vaquer aux soins de leurs affaires domestiques quand ils ont négligé d'y mettre ordre tandis qu'ils jouissaient de la santé.

C'est dans ce double intérêt que j'ai réuni dans ce chapitre tous les signes qui font présager une fin prochaine, ainsi que ceux qui annoncent la présence ou même l'approche du danger. Je n'ai pas besoin de prévenir, je pense, que tous les signes dangereux ne sont pas nécessairement mortels, et que beaucoup de malades sont susceptibles de guérison quoiqu'ils montrent ces signes ; mais la prudence veut qu'à leur apparition on prenne, relativement aux malades, toutes les précautions que l'on aurait à prendre si l'on avait la certitude de les perdre ; car il vaut mieux être trompé, dans sa prévoyance, par une guérison inespérée, que surpris par une mort qu'on jugeait n'avoir pas à craindre.

La première chose qui frappe l'observateur le moins exercé, lorsqu'il approche d'un malade, ce sont ses mouvements, la manière dont il se tient dans son lit, l'aspect de son visage, le caractère de sa physionomie, l'état de ses facultés intellectuelles et de ses sens, le son de sa voix, l'état de sa respiration. Voilà déjà beaucoup d'éléments pour le pronostic; je vais les reprendre un à un.

§ Ier.

Mouvements et position du malade.

Les mouvements automatiques ou ceux qui ne sont plus dirigés par l'influence de la volonté, sont tous de mauvais augure; ainsi on doit regarder comme étant en grand danger, le malade qui après avoir montré sa langue oublie de la retirer; celui qui ayant ouvert la bouche pour prendre quelque chose, oublie de la refermer; celui qui porte ses mains çà et là, comme pour chercher quelque chose sur son lit, ou pour ramasser ses couvertures et en arracher les poils; celui qui se couche en travers du lit, ou qui place sa tête où d'habitude il avait les pieds.

On regardera aussi comme étant en grand danger le malade qui se découvre sans être dans une grande chaleur, et qui repousse toujours les couvertures à mesure qu'on les rajuste; celui qui cherche le bord de son lit, ou qui retombe vers le pied du lit; celui qui s'efforce toujours d'en sortir et qu'on est obligé d'y retenir; celui qui reste couché sur le dos, le col, les mains et les jambes étendues.

Lorsqu'un malade se couche sur le ventre, contre ses habitudes, c'est aussi un signe pernicieux.

Les convulsions et l'agitation involontaire des membres annoncent du danger, à quelque époque des maladies qu'elles se manifestent.

§ II.

État de l'âme et des facultés intellectuelles.

On doit mal augurer du malade qui se laisse aller à la frayeur et au découragement, qui n'a que des pensées tristes et qui désespère de sa guérison.

On doit mal augurer aussi de tout malade qui, étant gravement attaqué, répond à toutes les questions qu'on lui adresse sur sa santé, *qu'il se trouve bien.*

La mort est souvent précédée par un calme trompeur qui peut en imposer aux personnes étrangères à l'art de guérir, mais qui se décèle au médecin par l'état du pouls, de la respiration, de la chaleur animale, de la physio-nomie, qui annoncent un changement funeste.

Le délire est toujours un signe de gravité dans les maladies. Il se présente sous une multitude de formes, et imite même quelquefois un calme parfait.

Il n'est pas nécessaire que les malades tiennent des propos déraisonnables, pour qu'on les juge en délire. Tout changement survenu dans la voix, dans les gestes, dans les discours, dans les procédés, dans les habitudes, dans le caractère, dans les affections, indique une pre-mière nuance de délire.

Il est des signes qui précèdent constamment le délire, et sur lesquels j'appelle l'attention des personnes inté-ressées à mettre à profit les moments lucides que présente encore le malade. Ces signes qui présagent d'autant plus sûrement le délire qu'ils sont plus nombreux, sont les suivants : insomnie opiniâtre, inquiétude continuelle, violent mal de tête, vertiges ou étourdissements, sensibilité très grande de la vue et de l'ouïe, regard farouche, les yeux brillants, grincement des dents, tremblement de la langue, tension du ventre dans la région de l'estomac et sur les côtés de cette région, urine rougeâtre, claire et quelquefois décolorée et limpide comme de l'eau de roche, vomissement de matières verdâtres, préoccupation de choses auxquelles le malade n'est point accoutumé de penser, perte subite de la mémoire.

Le délire est beaucoup moins dangereux lorsqu'il est léger, gai et intermittent, que lorsqu'il est violent et continuel, et surtout quand il s'accompagne de la diminution des forces, de tremblement des mains, d'assoupissement, de convulsions, de soubresauts des tendons, et lorsque le malade *marmote*, comme on dit trivialement, ou parle entre ses dents.

Si le délire furieux cesse tout à coup, et que les autres signes fâcheux persistent, la mort n'est pas éloignée.

Le délire taciturne dans lequel les malades s'obstinent à garder le silence est dangereux; il en est de même, si les malades sont calmes, s'ils parlent seuls et à voix basse, si leur regard est fixe, étonné, inquiet.

Le délire qui survient dans les inflammations aiguës de la poitrine, comme la pleurésie et la péripneumonie appelée vulgairement *fluxion de poitrine*, est un signe de mort; il en est souvent de même du délire qui se manifeste dans le cours des inflammations aiguës du bas-ventre, et même des inflammations extérieures.

Le retour de la raison après le délire, mais avec une exaltation remarquable des facultés intellectuelles, exaltation qui donne au malade le ton d'un inspiré, est ordinairement un signe de mort prochaine.

§ III.

Etat de la physionomie et des sens.

Le visage et les organes des sens fournissent des signes importants : tant qu'ils conservent leur état naturel on peut conserver l'espoir de la guérison; mais dès qu'ils s'en écartent, on doit craindre. Les yeux demi-fermés et dont on ne voit que le blanc, ou dont l'un paraît plus petit que l'autre, sont d'un présage très fâcheux; il en est de même lorsque les malades deviennent louches dans leur maladie.

Les yeux qui paraissent comme renversés, ceux qui semblent éteints, enfoncés ou de couleur livide, ceux qui sont affectés d'un larmoiement involontaire, sont de fort mauvais signes; mais lorsque la cornée transparente, la partie brillante de l'œil ou *le miroir* comme l'appelle le vulgaire, paraît trouble et comme couverte de poussière et de filaments *glaireux,* la mort est très prochaine.

Le clignotement ou l'agitation des paupières est presque toujours un mauvais signe; les lèvres exécutent plusieurs mouvements qui sont de mauvais augure, comme lorsque le malade rit, chante, siffle, parle ou crache sans avoir la conscience de son état.

Le ris sardonique, espèce de convulsion ou de spasme convulsif dans lequel les joues sont retirées de manière que le malade semble rire, est un symptôme très dangereux.

On voit des malades qui ont un penchant à exécuter des mouvements continuels avec la langue; cette disposition annonce que le bon sens n'est pas présent. La couleur

brune ou noire de la langue accompagnée de la sécheresse et du tremblotement de cet organe, annonce une
maladie dangereuse. Un signe presque toujours mortel
est le resserrement de la langue qui se racornit en quelque sorte, et se retire dans le fond de la bouche; cet
aspect de la langue ne se rencontre guère que dans le
typhus contagieux, où l'on trouve aussi les dents et les
gencives recouvertes d'un enduit noirâtre.

C'est dans la même maladie qu'on observe assez constamment l'affaiblissement graduel de l'ouïe qui ne se
rétablit que dans la convalescence, et, chose remarquable,
cette lésion nerveuse qu'on peut regarder comme un des
symptômes caractéristiques des affections typhoïdes, n'est
point un signe fâcheux dans ces maladies où les autres
lésions nerveuses sont d'un mauvais présage.

Mais de tous les mauvais signes qui se tirent de l'aspect
du visage, le plus grave est celui que présente l'expression de la figure qu'a si bien décrite Hippocrate, et à
laquelle on a consacré le nom de *face hippocratique;* le
nez est pincé dans le bout, les yeux sont enfoncés, les
tempes creusées, les oreilles froides et retirées, la peau
du front dure, tendue, terreuse et sèche, la couleur du
visage plombée, les lèvres pendantes et froides; cette
expression du visage est le signe assuré d'une mort très
prochaine.

§ IV.

Etat de la respiration.

La gêne et la précipitation de cette fonction vitale est
toujours un signe fâcheux dans les maladies aiguës, car il
est certaines maladies chroniques, l'asthme, par exemple,

23

dans laquelle la gêne habituelle de la respiration n'annonce point un danger pressant.

La respiration rare et petite, avec l'haleine froide, est un signe mortel.

La respiration très rare, et dont les intervalles deviennent à chaque instant plus prolongés, est un signe avant-coureur de la mort.

L'irrégularité des mouvements d'inspiration et d'expiration, avec l'haleine froide, annoncent le plus grand danger, surtout si le pouls est inégal, intermittent, et si la défaillance ou syncope s'y joint.

La respiration entrecoupée est un signe des plus fâcheux.

La respiration difficile dans laquelle on observe l'action laborieuse des muscles de la poitrine et du cou, ainsi que le mouvement des ailes du nez, annonce un grand danger dans les maladies aiguës.

La respiration qui s'accompagne de *râle*, bruit assez semblable au bouillonnement de l'eau, est un signe d'agonie qui ne trompe presque jamais.

J'ai eu le bonheur, une seule fois, de guérir une chanoinesse âgée de quatre-vingt-deux ans, qui, au huitième jour d'un catarrhe aigu de la poitrine, avait présenté ce terrible symptôme et l'avait conservé pendant quarante-huit heures.

Le hoquet annonce presque toujours une terminaison fâcheuse de la maladie, et même les approches de la mort, quand il survient dans les maladies accompagnées de fièvre.

Le hoquet et la rougeur des yeux sont d'un très mauvais présage quand ils surviennent après le vomissement, ou dans les inflammations des intestins.

Il annonce le même danger après une purgation trop

violente, une grande hémorragie, l'inflammation du foie, la dyssenterie, et lorsqu'il succède à des blessures graves.

La voix qui devient tremblante dans une longue maladie, avec un flux du ventre, est un mauvais signe.

§ V.

État du ventre, vomissements, déjections, urines.

Le ventre tendu, ballonné, est un signe grave dans les maladies aiguës. Une violente douleur du ventre que suit le refroidissement des extrémités, est de mauvaise augure.

Lorsqu'un malade a les hypocondres élevés, brûlants, tendus et douloureux, et une voix aiguë, sans saignement de nez, le cas est dangereux.

Les déjections abondantes abattent les forces très promptement et deviennent souvent des causes de mort.

On doit mal augurer des déjections qui ont une couleur très foncée; les noires et les vertes sont fort dangereuses.

Les diarrhées abondantes qui commencent avec les maladies aiguës et qui persistent pendant longtemps, doivent, en général, faire présager un grand danger; mais c'est surtout dans les maladies chroniques qu'elles sont de fâcheux augure, car elles précèdent ordinairement la mort dans ces sortes d'affections.

Ceux dont les déjections sont écumeuses, dans les maladies fébriles, ne sont pas sans danger.

Lorsque dans une maladie fort aiguë on rend les aliments comme on les a pris, ou à demi-digérés, c'est un signe dangereux.

25.

La diarrhée qui survient dans les fluxions de poitrine ou les pleurésies, est souvent très dangereuse.

Des déjections qui, dans les maladies aiguës, ont lieu sans que le malade s'en aperçoive, sont un signe suspect.

Il en est de même des déjections, accompagnées de dégoût, qui persistent longtemps.

Les déjections semblables à du sang noir qui sont spontanées avec ou sans fièvre, sont très suspectes.

La diarrhée qui survient chez les phthisiques, annonce la mort prochaine.

La dyssenterie dans laquelle on rend comme des morceaux de chair, est dangereuse.

La dyssenterie est souvent mortelle chez les vieillards, ainsi que chez les personnes épuisées par de longues maladies.

La dyssenterie dans laquelle se manifeste le hoquet, est presque toujours mortelle.

Le dégoût des aliments est un signe fâcheux quand il est porté trop loin et qu'il dure depuis longtemps. Dans la convalescence il fait présager une rechute.

La voracité dans les maladies est toujours du plus fâcheux augure.

L'ardeur ou l'absence totale de la soif sont des symptômes graves.

Si un malade qui, du reste, n'est point affecté de mal de gorge, éprouve beaucoup de gêne en avalant, et si les liquides tombent dans l'œsophage, comme dans un tube inerte, on peut annoncer la mort.

Tout vomissement de sang est dangereux. Il en est de même des vomissements de matières noires, livides, rouillées ou fétides.

Tout vomissement qui dure longtemps, sans être provoqué, est dangereux.

Le malade qui vomit tout ce qu'il prend, qui éprouve
de la soif, de l'oppression, et qui a le ventre tendu, est
en danger.

Le vomissement auquel le hoquet, les crampes ou les
convulsions viennent se joindre, est très dangereux.

Lorsque les malades rendent les urines sans s'en apercevoir, c'est un mauvais signe.

L'urine annonce une maladie grave lorsqu'elle est
rouge, ou rousse, fort claire, et qu'elle présente, pendant longtemps, ces qualités. Il en est de même lorsqu'elle est décolorée et limpide comme de l'eau;
lorsqu'elle est trouble, sans déposer; lorsqu'elle est en
très petite quantité et qu'elle ne répond pas à la quantité
des boissons, sans toutefois qu'il y ait de la sueur; lorsqu'elle est comme huileuse, chargée de graisse, et qu'il
paraît dessus comme une toile d'araignée qui reflète les
couleurs de l'arc-en-ciel.

L'urine colorée au point d'être brune ou noire comme
de la lessive de cendres ou du café à l'eau, annonce du
danger si elle conserve plusieurs jours ce caractère.

§ VI.

Signes tirés du sommeil et de la veille.

Le sommeil est de mauvais augure lorsqu'il est agité,
laborieux, et que le malade se trouve plus mal après qu'a-
vant. Il en est de même quand il est trop profond, trop
prolongé, surtout chez les vieillards et les personnes menacées d'apoplexie. Il devient d'autant plus inquiétant
qu'il s'éloigne davantage de l'état naturel, surtout lorsque

les paupières à moitié fermées laissent voir le blanc des yeux, à moins que le malade ne soit ainsi dans l'état de santé. Un assoupissement profond avec faiblesse du pouls, délire et froid des extrémités, annonce une mort prochaine.

Lorsque, dans les maladies aiguës, l'insomnie est opiniâtre, sans qu'il y ait de vives douleurs, on doit présager le délire.

§ VII.

Signes tirés des sueurs.

Les sueurs partielles comme celles qui paraissent à la paume des mains ou sur la poitrine, à la tête, au visage, autour du cou, annoncent la gravité ou bien la longue durée de la maladie.

Les sueurs froides, visqueuses ou fétides, sont de très mauvais augure dans les maladies aiguës. Les sue r excessives, soit spontanées, soit provoquées, sont dangereuses.

§ VIII.

Signes tirés des éruptions, de l'état de la peau, et de l'habitude extérieure du corps.

Lorsque, dans les maladies aiguës, on voit la peau couverte de taches rouges ou pourprées, semblables à des morsures de puces, cela annonce de la gravité, et quand elles deviennent livides ou noires, c'est du plus fâcheux augure.

Parmi les maladies aiguës dans lesquelles il se fait nécessairement une éruption de boutons ou de taches rouges, comme la petite vérole, la rougeole et la scarlatine, la première est toujours dangereuse quand elle est *confluente*, c'est-à-dire quand les boutons sont tellement rapprochés au visage, qu'ils se touchent les uns les autres. Elle est presque toujours mortelle, alors, quand elle attaque des jeunes gens dans la force de l'âge, des sujets adultes et surtout des vieillards.

L'apparition de taches violettes ou noires, et la couleur livide des boutons annoncent une mort prochaine.

Le flux de sang, l'écoulement du sang par les urines, l'hémorragie du nez, sont des signes fâcheux dans la petite vérole.

Le délire qui se manifeste vers le septième ou le huitième jour, dans cette maladie, présage la mort vers le onzième.

La rougeole est toujours une maladie dangereuse pour les personnes âgées, et grave pour celles qui s'éloignent de l'adolescence. La gêne de la respiration, le flux de ventre, les taches pourprées, le délire, sont d'un funeste présage dans cette maladie.

La scarlatine n'est jamais une maladie sans conséquence dans nos climats. Elle est souvent très meurtrière par sa complication avec le mal de gorge gangreneux qui emporte le malade en peu de jours. Elle offre encore beaucoup de danger dans la convalescence, où le contact de l'air froid occasionne quelquefois brusquement une oppression et une enflure qui deviennent fréquemment mortelles.

La peau terreuse au visage ou ailleurs, est d'un mauvais présage dans une maladie de langueur.

Le relâchement et la grande mollesse de la peau sont un mauvais signe, ainsi que sa rudesse ou sa sécheresse extrême. Il en est de même lorsque la peau change de couleur, devient pâle, plombée, et que ces couleurs paraissent aux extrémités et particulièrement aux ongles.

Ceux dont la peau est successivement chaude et froide sont gravement malades.

La gangrène se manifeste par une teinte bleuâtre, livide ou noire de la peau, avec ou sans douleur. C'est toujours un signe très dangereux, surtout chez les enfants et les vieillards qui succombent promptement, si le délire, les défaillances et les convulsions surviennent.

La gangrène, qui s'empare des plaies, des ulcères, des cautères, ou qui survient après l'application des vésicatoires ou durant le cours d'un érysipèle, est souvent mortelle.

Elle l'est presque toujours quand elle s'empare d'une tumeur formant hernie dans le pli de l'aine, et qu'elle a été précédée de vomissements, de hoquets et de sueur froide.

L'enflure des pieds et des jambes, dans les maladies aiguës, est un signe suspect. Dans la phthisie pulmonaire, cette enflure des extrémités inférieures annonce que le terme fatal approche.

L'enflure des mains, qui se manifeste dans les maladies où la respiration est gênée, est un signe ordinairement mortel.

La maigreur excessive, dans une maladie chronique, ne laisse presque jamais d'espoir.

Le refroidissement des extrémités qu'on ne peut réchauffer, et auquel se joignent des sueurs froides, des défaillances, la petitesse, l'intermission et l'inégalité du pouls, annonce une mort prochaine.

La roideur des membres et leur agitation convulsive, dans le cours d'une maladie aiguë, sont du plus funeste présage.

Le desséchement subit d'un ulcère, d'une plaie ou d'un cautère, est un signe dangereux. Il en est de même lorsqu'à l'occasion de blessures considérables, il ne survient pas d'inflammation locale et d'enflure.

Toute plaie qui pénètre dans le crâne, dans le canal vertébral, dans la poitrine ou dans le ventre, est très dangereuse, et le plus souvent mortelle.

Les plaies du cerveau, des poumons, du cœur, du diaphragme, de l'estomac, des intestins, du foie, de la rate et des gros vaisseaux sanguins, sont ordinairement mortelles.

§ IX.

Signes tirés de l'état de la circulation et du pouls.

Une circulation très active et qui injecte de sang les plus petits vaisseaux de la peau, des membranes muqueuses, et ceux des yeux, annonce toujours du danger quand elle se soutient plusieurs jours au même degré.

Les palpitations du cœur sont dangereuses quand elles s'accompagnent de la gêne de la respiration, de la coloration violette du visage avec bouffissure, de la dureté du pouls et de l'enflure des jambes.

Ceux qui tombent fréquemment en défaillance sont menacés de mort subite.

Le pouls qui bat plus de cent cinquante fois par minute, dans les maladies aiguës, annonce le plus grand danger.

Il en est de même du pouls inégal, irrégulier, intermittent, ou tout à fait défaillant et presque insensible. Il faut toutefois être prévenu que, dans la vieillesse, le pouls devient naturellement intermittent, sans cause grave.

§ X.

Signes tirés des hémorragies.

L'hémorragie causée par l'ouverture d'un gros vaisseau, est très dangereuse lorsqu'on n'en peut faire la ligature.

La lésion d'une artère extérieure, même médiocre, est plus dangereuse que celle d'une grosse veine.

Les hémorragies internes sont infiniment plus graves que celles qui ont lieu par les vaisseaux de l'extérieur du corps.

L'hémorragie du nez est rarement dangereuse par son abondance, si ce n'est chez les personnes débiles, pâles, *anémiques*, affectées du scorbut. Elle est de fâcheux augure dans les maladies fébriles avec éruption de taches pourprées, dans la petite vérole confluente et de mauvais caractère.

Le pissement de sang est aussi d'un funeste présage dans ces maladies. Le vomissement de sang et le flux de sang soit rouge, soit noir, sont des accidents très graves ; et ces hémorragies, par leur abondance, peuvent amener une mort prompte.

Il en est de même de l'hémoptisie qui, en se répétant, conduit presque toujours à la phthisie pulmonaire.

L'issue du sang par les oreilles, à l'occasion d'une chute sur la tête avec perte de connaissance, est presque toujours un signe mortel.

Les convulsions et le hoquet, après une hémorragie considérable, sont des signes très dangereux.

La présence du sang dans les crachats, rendus par l'expectoration, avec toux, oppression, fièvre, douleur sourde ou poignante, annonce une inflammation des organes de la respiration, et cette maladie est toujours grave et souvent dangereuse.

CHAPITRE XLI.

Soins à donner aux mourants.

Ce n'est pas tout que d'avoir prodigué à l'être souffrant tous les soins qu'inspirent à la fois l'humanité, l'art et la religion; il faut persévérer dans ce touchant ministère, et épargner au malade, jusqu'à la fin, toute sensation pénible. Dans les campagnes, on ne respecte pas assez les derniers moments d'un malade; ses regards, qui ne s'éteignent pas toujours en même proportion que ses forces, peuvent être souvent blessés par les apprêts de ses funérailles; ses oreilles, dont la sensibilité s'affaiblit moins promptement encore que la vue, recueillent trop fréquemment encore des impressions douloureuses. On ne sait point assez qu'un agonisant peut voir et surtout peut entendre, lors même qu'il ne peut plus parler, et qu'aux approches du dernier moment, la vie se ranime souvent, comme par un dernier effort, et de manière à rendre instantanément au malade toute l'activité de ses sens et quelquefois même une intelligence au-dessus de sa raison accoutumée. Il faut donc que toutes les personnes qui entourent un mourant, soient attentives à ne rien faire et ne rien dire qui puisse faire une impression pénible sur le malade dont on doit soutenir le courage et l'espérance jusqu'au dernier moment.

Dès qu'une fois la respiration s'embarrasse, il faut être fort circonspect en faisant boire le malade qui bien souvent alors a de la peine à avaler. Un zèle mal entendu fait qu'à chaque instant, on lui met quelque liquide dans la bouche sans s'inquiéter s'il avalera ou non. Presque toujours la déglutition s'opère imparfaitement, le liquide tombe dans le conduit qui transmet l'air aux poumons, et alors aux anxiétés de l'agonie on ajoute encore celles de la suffocation ou d'une toux douloureuse qui achève d'épuiser les forces. Je suis persuadé que beaucoup de personnes meurent au milieu des efforts qu'elles font pour se débarrasser du liquide qui est tombé dans la trachée artère, et que la dernière sensation qu'on leur fait éprouver est une sensation douloureuse qui n'était pas dans l'ordre naturel des choses, et qu'on leur eût épargnée avec un peu de prudence et de réflexion. Que l'on cesse donc d'importuner les mourants par des soins indiscrets. Que l'on se borne à réchauffer leurs extrémités qui tendent à se refroidir; qu'on leur donne de l'air frais à respirer et qu'on les mette dans la situation la plus favorable pour que la respiration puisse encore s'exécuter. Si le malade a soif, qu'on lui présente une boisson agréable et qui soit dans ses goûts, quelques cuillerées d'eau sucrée vineuse, de vin, de liqueur, de sirop étendu d'eau, de café à l'eau, et qu'on lui épargne toute boisson désagréable, tout remède répugnant. Il faut surtout, pour ne pas dissiper l'illusion dans laquelle il est peut-être encore, qu'aucune physionomie affligée, aucun spectacle lugubre ne frappent ses regards; que la voix de l'amitié, de la tendresse, parvienne encore à son oreille et lui fasse entendre des paroles d'espérance; qu'il ne se voie pas abandonné des personnes qu'il chérit, et qu'au défaut de la parole et du regard, il puisse encore s'assurer de la présence de ceux qui l'affectionnent, en pressant leurs mains de ses mains défaillantes.

CHAPITRE XLII.

Soins à donner aux morts.

Les soins imposés par le devoir ne se terminent pas avec la vie de ceux qui en sont l'objet. Un homme qui vient d'expirer doit, pendant quelques heures encore, être considéré comme pouvant être rendu à l'existence, et l'on ne doit rien négliger de toutes les précautions capables de ranimer le flambeau de la vie qui, quelquefois, n'est pas entièrement éteint comme l'ont prouvé un grand nombre d'exemples.

C'est surtout après les morts subites, après les diverses asphyxies, les maladies nerveuses comme l'hystérie, après les convulsions, les grandes hémorragies qui ont amené une syncope, l'assoupissement dû à l'usage de l'opium, et après toutes les maladies qui ont présenté une marche rapide, qu'on doit le plus douter de la réalité de la mort, et ménager encore à la vie la faculté de se ranimer sous l'influence d'une douce chaleur, d'un air pur, et de tous les stimulants les mieux éprouvés.

On renoncera donc à ces pratiques aussi barbares que superstitieuses, en usage encore dans quelques campagnes, où l'on attend à peine que le malade ait rendu le dernier soupir, pour l'enlever de son lit, le déposer à terre, lui fermer la bouche et les narines, et l'ensevelir à l'instant, afin, dit-on, que ses membres encore flexibles se prêtent mieux à l'attitude qu'on doit lui donner pour le mettre au cercueil.

Le mort doit être laissé dans son lit, le visage découvert et le corps entouré de linges chauds et de couvertures qui ne serrent ni la poitrine ni surtout le col. Une
personne intelligente et dévouée remplira le devoir sacré
de veiller à la vue du lit dont tous les rideaux doivent
être ouverts, afin d'être prête à donner du secours, si la
mort n'était qu'apparente.

Du reste on prendra toutes les mesures capables d'entretenir la salubrité du local où sera déposé le mort; ainsi
l'on y ménagera un courant d'air, et l'on y fera des fumigations désinfectantes, s'il y a de l'odeur, ou si la maladie
qui a précédé était de nature contagieuse ou suspecte de
contagion.

On continuera pendant les deux premières heures d'entretenir de la chaleur autour du mort, et de lui brosser de
temps en temps la paume des mains et la plante des pieds;
on soumettra même ses jambes à l'épreuve du feu, en
promenant sur les mollets l'extrémité d'un fer rouge, et
ce ne sera, définitivement, que lorsque les premiers signes
de putréfaction se manifesteront, qu'on ensevelira le corps
pour l'enterrer.

Actuellement, dans toutes les villes bien policées, un
médecin est chargé de constater la mort, et aucun corps
n'est enseveli sans que sa visite ait précédé; mais dans les
campagnes on néglige toutes ces mesures, et je suis persuadé qu'on y enterre encore souvent des personnes dont
la mort n'était qu'apparente.

Espérons que de semblables abus ne se renouvelleront
plus, dès qu'on saura partout qu'ils n'ont été que trop
réels et qu'il est aussi facile qu'il est humain de les prévenir.

CHAPITRE XLIII.

Médicaments nécessaires pour les cas urgents, et formulaire usuel pour préparer ceux dont on a le plus souvent besoin.

Les médicaments dont il convient que soient pourvues les personnes charitables qui se dévouent au soulagement des malades, dans les lieux où l'on ne trouve pas de pharmacie, sont les suivants :

Alkali volatil (carbonate d'ammoniaque liquide), dans un
  flacon de cristal bouché à l'émeri. . . . . une demi-once.
Ether sulfurique, dans un flacon semblable. . . . . une once.
Emétique ou tartre stibié (tartrate antimonié de potasse). . un gros.
Ipécacuanha en poudre. . . . . une demi-once.
Laudanum liquide. . . . . id.
Sulfate de quinine. id.
Quinine brute. . . . . id.
Manne en sorte. . . . . une livre.
Sel d'Epsom (sulfate de magnésie). . . . . id.
Huile de ricin. . . . . une demi-livre.
Cantharides en poudre, dans un vase bien bouché. . . . . deux onces.
Moutarde en poudre, dans un vase bien bouché. . . . . . une livre ou deux.
Extrait de Saturne (acétate de plomb). . . . . — . . quatre onces.
Manganèse pour les fumigations. . . . . une livre.
Acide sulfurique (huile de vitriol du commerce). . . . . deux livres.
Gomme arabique en sorte, ... une livre.
Sangsues dans un bocal dont on renouvelle l'eau. . . . . une cinquantaine.
Eau de Cologne ou de mélisse alcoolisée. . . . . un flacon.
Eau de chaux. . . . . un litre.

Tous ces remèdes et les flacons qui les renferment doivent être soigneusement étiquetés crainte d'erreur. On se munira d'une petite balancé ou trébuchet ordinaire pour peser très exactement l'émétique, ou bien on le fera diviser par grains chez le pharmacien.

Les plantes médicinales dont il est utile de s'approvisionner, quand on habite la campagne, sont les suivantes :

Racines de réglisse, de chiendent, de guimauve, de bardane, d'asperges, de gentiane, de chicorée.

Feuilles de mauve, de guimauve, de bourrache, de pariétaire, de sauge, de mélisse, d'absinthe, de tanaisie.

Feuilles et fleurs de petite centaurée, de germandrée, de millepertuis, de polygala, d'hysope.

Fleurs de mauve, de guimauve, de bouillon-blanc, de tussilage, de coquelicot ou pavot rouge, de violette, de tilleul, de sureau, de camomille romaine, d'oranger, têtes ou capsules de pavot.

Semences de fenouil, de lin, d'anis, amandes douces.

Les tisannes se préparent par infusion ou par décoction. Par l'infusion on extrait les parties solubles des plantes, en conservant la saveur et l'odeur particulières des substances sur lesquelles on agit.

Infusion de violette. Prenez fleurs de violette, une pincée : mettez dans un vase propre et versez dessus un litre d'eau bouillante ; couvrez le vase et laissez infuser huit ou dix minutes. Passez ensuite et conservez pour l'usage du malade.

La décoction se prépare en faisant bouillir dans l'eau ou tout autre liquide, les substances dont on veut extraire les principes solubles qui n'ont rien de volatil.

Décoction d'orge ou *tisane commune.* Prenez : orge mondée, une cuiller à bouche ; faites bouillir dans un litre et demi d'eau commune jusqu'à réduction à un litre. Ajoutez sur la fin de l'ébullition : racine de réglisse un quart d'once ; on passe ensuite à travers un linge ou un tamis de crin. On prépare de même les autres décoctions, comme celles de guimauve, de chicorée, de chiendent, de riz, de graine de lin, etc.

Solution aqueuse. La solution consiste à faire fondre une substance solide dans un liquide qu'on ne soumet pas à l'ébullition.

Solution gommeuse : Prenez gomme arabique une once; sucre ou miel deux onces; eau chaude ou infusion de violette, un litre. Faites fondre, en remuant, jusqu'à solution. Aromatisez, si vous voulez, avec une cuiller à café d'eau de fleurs d'oranger.

Solution gélatineuse de fécule de pomme de terre. Prenez: fécule de pomme de terre, une once ou une bonne cuillerée; eau commune, un demi-litre. Délayez la fécule dans un quart de l'eau froide; faites bouillir les trois quarts restant; au moment de l'ébullition versez la fécule délayée, en ayant soin d'agiter; donnez quelques bouillons, et ajoutez deux onces de sucre et une cuillerée d'eau de fleurs d'oranger.

Cette gelée, très nourrissante, peut remplacer celles qu'on prépare avec les fécules étrangères les plus estimées et les plus chères.

On peut faire cette fécule au bouillon gras ou maigre, et au lait. En mettant un litre, au lieu d'un demi-litre d'eau, on obtient une tisane fort utile dans la diarrhée, la dyssenterie, le choléra, etc.

Lorsqu'on n'a pas de fécule de pomme de terre, on se sert de tubercule, de la manière suivante : on prend une pomme de terre de moyenne grosseur, on la pèle, on la réduit en pulpe au moyen de la rape à sucre, on la presse dans un linge serré, mais légèrement, pour enlever une partie de l'eau de végétation; deux ou trois cuillerées suffisent pour produire le même effet qu'une de fécule.

Emulsion ou lait d'amandes. Prenez douze ou quinze amandes douces, huit amandes amères; versez dessus de l'eau bouillante; après que l'eau est refroidie, pelez les amandes. Broyez dans un mortier de marbre avec un pilon de bois et un peu d'eau. Lorsque les amandes sont réduites en pâte, on ajoute, en délayant, un litre environ d'eau commune. On passe ensuite la liqueur à travers un linge, et l'on édulcore avec une once de sucre.

Petit-lait. Prenez : lait de vache un litre; ajoutez une cuiller à café de vinaigre, faites bouillir et coaguler : séparez le fromage du liquide au moyen d'un tamis; battez ensuite un blanc d'œuf avec une partie du petit-lait, et ajoutez le tout, en continuant de bien mêler. Faites bouillir de nouveau, et au moment de l'ébullition jetez un peu d'eau froide. Ramenez le liquide au bouillon; retirez du feu, et filtrez à travers une étoffe de laine, ou mieux un entonnoir garni intérieurement de papier sans colle, plié en cône. Dans la campagne, on peut se servir du lait de beurre ou du petit-lait qui reste après la séparation du fromage; on le clarifiera comme ci-dessus avec le blanc d'œuf et un peu de vinaigre.

Potion gommeuse. Prenez : infusion de violette ou de guimauve, un verre; gomme arabique un quart d'once; sirop simple, une once. Faites fondre la gomme et ajoutez le sirop. On fait prendre cette potion par cuillerée pour calmer la toux.

On peut préparer, suivant ces formules, des boissons fort utiles dans toutes les maladies aiguës et qui ont le mérite de pouvoir être faites partout où l'on se trouve.

Les lavements destinés à fomenter, à calmer les intestins irrités, se composent avec la décoction de feuilles de mauves ou avec la graine de lin, et l'on rencontre partout, à la campagne, l'une ou l'autre de ces choses

Quand on veut rendre les lavements laxatifs, on y fait fondre deux ou trois onces de manne ou cinq ou six cuillerées de miel. Quand on désire qu'ils purgent un peu plus fortement, on les prépare avec une décoction de mercuriale ou de feuilles de pêcher, et l'on y ajoute un peu de savon commun et deux cuillers de sel de cuisine ou de sel d'Epsom. Si l'on a besoin d'exciter davantage l'action des intestins, on ajoute au dernier lavement deux grains d'émétique.

FIN DE LA TROISIÈME ET DERNIÈRE PARTIE.

26.

EXPLICATION

DES TERMES SCIENTIFIQUES EMPLOYÉS DANS CET OUVRAGE.

Abdomen. C'est une des trois grandes cavités du corps, appelée vulgairement le ventre.

Affection. Terme synonyme de maladie.

Appareil. Ensemble d'organes qui concourent à l'exercice d'une fonction.

Artères. Ordre de vaisseaux qui naissent du cœur et portent à toutes les parties du corps le sang rouge et aéré qui revient au cœur, par les veines, noir et non aéré.

Assimilation. Fonction commune à tous les êtres organisés, en vertu de laquelle ils transforment en leur propre substance les matières qu'ils puisent au dehors.

Atonie. Défaut de ton, de ressort, relâchement des fibres.

Capillaires (vaisseaux). Vaisseaux extrêmement déliés.

Congestion. Accumulation de sang ou de lymphe dans quelque partie du corps.

Circulation. Mouvement du sang qui décrit une espèce de cercle en se portant du cœur à toutes les parties du corps, et en revenant de toutes les parties au cœur.

Contagion. Transmission d'une maladie d'un individu à un autre, au moyen du contact médiat ou immédiat.

Déjections. Évacuations des matières contenues dans les intestins.

Digestif. Se dit des organes où s'opère la digestion.

Economie animale. Dénomination par laquelle on désigne l'ordre et l'enchaînement des phénomènes vitaux, l'ensemble des lois qui régissent l'organisation.

Eréthisme. Exaltation des phénomènes de la vie dans un organe.

Excrétion. Action en vertu de laquelle un organe creux se vide des matières auxquelles il sert de réservoir.

Eruption. Sortie de taches, de rougeurs, de boutons à la peau.

Epidémie. Maladie qui affecte un grand nombre d'individus et qui tient à l'influence de l'air.

Exutoire. Inflammation que l'on suscite à l'extérieur du corps, e qui a pour objet d'établir une suppuration qu'on juge utile à l'économie animale; les vésicatoires, les sétons, les cautères sont des exutoires.

Fibre. Corps alongé et mince qui compose la trame de tous les êtres organisés.

Fibrine. Substance qui entre dans la composition du sang et qui forme en grande partie la chair musculaire.

Flatuosités. Substances aériformes ou gaz qui s'échappent par fois de l'estomac et des intestins, et que dans le langage vulgaire, on appelle *des vents.*

Gastrite. Inflammation lente ou aiguë de l'estomac.

Hémorroïdes. Ecoulement par l'anus d'un sang ordinairement rendu avec des excréments endurcis.

Hypertrophie. Excès de nutrition, de consistance, de force d'un organe.

Irradiation. Mouvement qui s'exerce du centre à la circonférence.

Irritation. Accroissement de sensibilité, de chaleur, dans un organe.

Laxatif. On nomme ainsi tout ce qui lâche doucement le ventre, comme les pruneaux cuits au miel, les tamarins, la casse, la manne, etc., etc.

Leucorrhée. Ecoulement muqueux auquel les femmes sont sujettes et qu'elles appellent *fleurs blanches.*

Lymphe. La partie aqueuse du sang.

Lymphatique. Se rapporte à la lymphe et à sa prédominance.

Méconium. Matière noire dont les nouveau-nés ont les intestins remplis, et dont l'évacuation est nécessaire.

Miasmes. Exhalaisons nuisibles à la santé.

Morbide. Qui tient à la maladie.

Muscles. Faisceaux charnus au moyen desquels s'exécutent tous nos mouvements.

Nerfs. Cordons blancs formés de filets entrelacés qui communiquent avec le cerveau ou la moëlle épinière, et qui sont les conducteurs des sensations et des déterminations.

Névralgie. Douleur qui a son siége dans le tissu des nerfs, ou qui suit du moins leurs ramifications.

Organe. Partie du corps capable d'exécuter une action.

Organisme. L'ensemble des forces qui régissent un être organisé.

Pléthore. Surabondance de sang ou d'une autre humeur, relativement à l'état habituel du sujet.

Pylore. Orifice inférieur de l'estomac dont l'engorgement et l'oblitération empêchent le passage des aliments dans les intestins.

Sécrétion. Action par laquelle un organe glanduleux ou folliculeux extrait du sang un fluide particulier.

Sensibilité. Faculté de recevoir les impressions avec ou sans conscience de ces impressions.

Spasme. Action forcée, irrégulière, quelquefois douloureuse des fibres musculaires.

Squirre. Endurcissement lent d'un tissu organique qui précède ordinairement le cancer.

Sympathie. Rapport qui existe entre l'action de deux ou plusieurs organes éloignés l'un de l'autre.

Système. Disposition d'un tout dont les parties sont liées ensemble et dépendent les unes des autres. C'est dans ce sens qu'on dit : le *système nerveux*, le *système sanguin*.

Viscères. Organes situés à l'intérieur du corps et nécessaires à la vie.

TABLE ALPHABÉTIQUE

DES MATIÈRES.

T

V

FIN DE LA TABLE DES MATIÈRES.

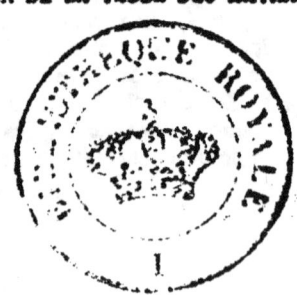